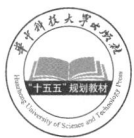

高等职业教育"十五五"规划护理专业"双元制"融媒体新形态教材

供护理、助产等专业使用

精神障碍护理

JINGSHEN ZHANG'AI HULI

主　　编　　王　松　邓菲菲　黄　路

副主编　　黄　辛　王　鹏　刘朋勃　李莉萍

编　　者　　（以姓氏笔画为序）

王　松　陕西能源职业技术学院

王　鹏　西安市中心医院

邓菲菲　重庆三峡医药高等专科学校

邝仕源　广州卫生职业技术学院

刘朋勃　云南工商学院

李莉萍　广西壮族自治区江滨医院

张　敏　陕西省核工业二一五医院

苗　玲　白城医学高等专科学校

聂　荔　重庆三峡医药高等专科学校

黄　辛　广西卫生职业技术学院

黄　翔　广西卫生职业技术学院

黄　路　湖北职业技术学院

解　璇　陕西能源职业技术学院

镇雪婷　湖北职业技术学院

编写秘书　　张　希　陕西能源职业技术学院

华中科技大学出版社

http://press.hust.edu.cn

中国·武汉

内 容 简 介

本教材为高等职业教育"十五五"规划护理专业"双元制"融媒体新形态教材。

本教材涵盖绪论、精神障碍基本知识、精神障碍护理技能、精神障碍患者的治疗与护理、焦虑与恐惧相关障碍患者的护理、强迫症患者的护理、抑郁障碍患者的护理、双相障碍患者的护理、精神分裂症患者的护理、神经认知障碍及相关疾病患者的护理、物质使用与成瘾行为所致精神障碍患者的护理、应激相关障碍患者的护理、心理生理障碍患者的护理、神经发育障碍患者的护理、精神障碍患者的社区护理及家庭护理十五个项目,每个项目细分为若干个任务。

本教材可供护理、助产等专业学生使用,也可供精神卫生机构从业人员在职培训、继续教育等使用。

图书在版编目(CIP)数据

精神障碍护理 / 王松,邓菲菲,黄路主编. -- 武汉 : 华中科技大学出版社,2025. 8. -- ISBN 978-7-5772 -2219-6

Ⅰ. R473.74

中国国家版本馆 CIP 数据核字第 2025A8J569 号

精神障碍护理
Jingshen Zhang'ai Huli

王　松　邓菲菲　黄　路　主编

策划编辑:居　颖

责任编辑:李艳艳　张宏赐

封面设计:原色设计

责任校对:李　弋

责任监印:曾　婷

出版发行:华中科技大学出版社(中国·武汉)　　电话:(027)81321913

　　　　　武汉市东湖新技术开发区华工科技园　　邮编:430223

录　　排:华中科技大学惠友文印中心

印　　刷:武汉市籍缘印刷厂

开　　本:889mm×1194mm　1/16

印　　张:16.25

字　　数:464 千字

版　　次:2025 年 8 月第 1 版第 1 次印刷

定　　价:49.80 元

高等职业教育"十五五"规划护理专业
"双元制"融媒体新形态教材

编写委员会

主任委员　胡　野

委　　员（以姓氏笔画为序）

万齐元	湖北健康职业学院	杨桂荣	湖北职业技术学院
马瑜红	南阳医学高等专科学校	杨晓波	广西卫生职业技术学院
王　冰	天门职业学院	吴俊端	广西卫生职业技术学院
王　芳	咸宁职业技术学院	张俊玲	广州卫生职业技术学院
王苹芳	张家界学院	张艳秋	云南新兴职业学院
申社林	邢台医学院	张健泓	广州华商职业学院
兰小群	广东创新科技职业学院	张淑娟	陕西能源职业技术学院
刘朋勃	云南工商学院	胡英君	博尔塔拉职业技术学院
刘端海	枣庄科技职业学院	钟　飞	张家界学院
李小山	重庆三峡医药高等专科学校	黄贺梅	郑州铁路职业技术学院
李玉荣	湖北职业技术学院	路风贤	石家庄人民医学高等专科学校
李海艳	白城医学高等专科学校	谭　工	重庆健康职业学院

编写秘书　居颖

网络增值服务

欢迎进入华中科技大学出版社图书中心

① 教师使用流程

（1）登录网址：**http://bookcenter.hustp.com**（注册时请选择教师用户）

注册 〉 登录 〉 完善个人信息 〉 等待审核

（2）**审核通过后，您可以在网站使用以下功能：**

下载教学资源　　建立课程　　管理学生　　布置作业　　查询学生学习记录等

教师

② 学生使用流程

（建议学生在PC端完成注册、登录、完善个人信息的操作）

（1）**PC 端学生操作步骤**

① 登录网址：http://bookcenter.hustp.com（注册时请选择普通用户）

注册 〉 登录 〉 完善个人信息

② **查看课程资源：**（如有学习码，请在"个人中心—学习码验证"中先通过验证，再进行操作）

选择课程

首页课程 〉 课程详情页 〉 查看课程资源

（2）**手机端扫码操作步骤**

手机扫码 → 登录 → 查看数字资源

注册

总　序

Introduction

近年来,以习近平同志为核心的党中央高度重视教材建设,加强了党对教材工作的全面领导,明确教材是国家事权,专门成立了国家教材委员会,充分体现出教材建设的重要性和紧迫性。《国家职业教育改革实施方案》《国务院办公厅关于加快医学教育创新发展的指导意见》《"健康中国2030"规划纲要》《全国护理事业发展规划(2021—2025 年)》等文件明确要求,要以人民为中心,为人民提供全方位全周期健康服务,加快补齐护理领域短板弱项,增加妇儿、老年、康复、中医等领域护理服务供给,发展社区和居家护理、安宁疗护等服务,护士队伍结构要进一步优化,护理服务要更加贴近群众和社会需求。

面对新时代的要求,高等卫生职业教育顺应形势调整目标。根据医学发展整体化的趋势,医疗卫生服务体系需要全方位、多层次、各种专业的专门人才。护理专业与临床医学专业互为羽翼,在维护人民群众身体健康、提高生存质量等方面发挥了不可替代的作用。为了进一步贯彻落实文件精神,适应护理专业职业教育改革发展的需要,服务于"健康中国"对高素质技能人才的需求,充分发挥教材建设在人才培养中的基础性作用,华中科技大学出版社经过调研,在全国卫生健康职业教育教学指导委员会专家和国家"双高"院校建设核心团队的指导下,组织全国 30 余所高职高专医药院校的近 300 位老师共同编写了本套高等职业教育"十五五"规划护理专业"双元制"融媒体新形态教材。

本套教材体现教材的信息化建设水平,打造具有时代特色的"融合教材",服务并推动教育信息化。本套教材充分反映了各院校的教学改革成果和研究成果,教材编写体系和内容均有所创新,在编写过程中重点突出以下特点。

1.专家指导,铸造精品　在全国卫生健康职业教育教学指导委员会专家的指导下,紧跟医学教育改革的发展趋势和精品教材建设工作,具有鲜明的高等卫生职业教育特色,旨在打造一批精品教材。

2.岗课赛证,融通协同　对接健康中国战略,面向基层医疗确定教学内容,聚焦"岗课赛证"融通,以校企双元为依托,以案例为载体,以项目为导向,突出实用性,根据最新颁发的国家标准、规范、政策、准则要求,基于岗位胜任力进行编写,重点强调培养学生用理论去解决实际问题的能力,打造"书-岗-课-网"新形态一体化教材。

I

3.课程思政,德育并举　落实立德树人的根本任务,注重医德医风教育,着力培养学生"敬佑生命、救死扶伤、甘于奉献、大爱无疆"的精神,以"融盐于水"的理念体现课程思政。教学中的思政元素注重体现职业素养、创新素养、科学精神、人文伦理、安全意识、规范意识、工匠精神、团队精神等。

4.创新形态,理念先进　采用"互联网＋"思维编写教材,配套类型多样的数字资源,构建信息量丰富、学习手段灵活、学习方式多元的新形态一体化教材体系,推进教材的数字化建设。

本套教材得到了许多专家和领导的大力支持与高度关注,我们衷心希望本套教材能在相关课程的教学中发挥积极作用,并得到读者的青睐。我们也希望本套教材在使用过程中,通过教学实践的检验和实际问题的解决,能不断得到完善和提高。

高等职业教育"十五五"规划护理专业"双元制"融媒体新形态教材
编写委员会

　　随着社会快速发展转型以及生活压力的增大,精神健康问题日益成为影响国民生活质量的公共卫生问题。近年我国精神障碍患病率呈上升趋势,对具备专业素养的精神障碍护理人才需求迫切。精神障碍护理不仅是症状管理与治疗依从性的保障,更是促进患者社会功能恢复、维护其人格尊严、帮助其重返社区生活的关键。本教材立足我国精神卫生服务现状,系统介绍精神障碍护理的核心知识与技能,旨在帮助学习者深刻理解精神障碍的本质,掌握科学、规范、富有同理心的护理方法,为患者提供全面、连续、高质量的护理服务。

　　本教材编写严格遵循科学性、实用性与易学性原则,既适用于护理、助产等专业的学生,也可作为精神卫生机构从业人员在职培训、继续教育的教材。本教材以精神障碍护理岗位的核心工作任务为导向,基于临床护理工作流程进行情景化构建,通过案例分析和数字化资源,深化理论认知与临床实践的转化;以知识的系统性与实用性为特色,紧扣教育部高等卫生职业教育相关教学大纲与标准,结合精神卫生服务发展趋势,着力提升学习者的岗位适应能力与职业竞争力。本教材由省内外多所院校的资深教师共同编撰,并邀请精神卫生临床专家参与指导,旨在推动"产教融合、校企协同"的新形态课程教材建设。

　　本教材涵盖绪论、精神障碍基本知识、精神障碍护理技能、精神障碍患者的治疗与护理、焦虑与恐惧相关障碍患者的护理、强迫症患者的护理、抑郁障碍患者的护理、双相障碍患者的护理、精神分裂症患者的护理、神经认知障碍及相关疾病患者的护理、物质使用与成瘾行为所致精神障碍患者的护理、应激相关障碍患者的护理、心理生理障碍患者的护理、神经发育障碍患者的护理、精神障碍患者的社区护理及家庭护理十五个项目,每个项目细分为若干个学习任务。为提升学习效能,每个项目开篇依据护士执业资格考试大纲明确学习目标,并附思维导图,方便学习者快速梳理知识框架;结合职业教育特点,以案例导入、微课呈现临床典型护理情境,促进理论与实践融合,激发学生学习主动性;增加能力测验模块,让学生学有所用,增强学习的获得感和自信心;通过知识链接补充学科前沿动态,拓宽专业视野;设置育心铸魂坊模块,培养学生的人文关怀与职业素养,落实"三全育人"理念。

本教材在编写过程中,参考了国内多部教材及学术著作,在此谨致谢忱!此外,本教材得到陕西省中华职业教育社、陕西省职业技术教育学会的大力支持,在此一并感谢。

由于精神卫生领域知识不断更新,加之编写时间仓促及编者水平有限,疏漏之处在所难免。恳请广大读者不吝赐教,以便我们进一步修订完善。

编　者

目 录

MULU

项目一　绪　论

学习目标

知识目标:

1.掌握精神障碍、精神护理的概念;掌握精神障碍护理的伦理原则。

2.熟悉精神障碍护理的工作内容及要求;熟悉精神健康的概念及标准。

3.了解精神的概念;了解精神障碍护理的发展及发展趋势。

能力目标:

正确认识精神障碍及精神障碍护理的工作内容,明确精神障碍护理的工作任务及精神障碍护理的要求。

素质目标:

具有培养良好的职业道德及精神障碍护理人员的专业素质的意识。

2019年全国性精神障碍流行病学调查结果在北京发布。此调查显示,中国成人任何一种精神障碍(不含老年期痴呆)12月患病率为9.32%。焦虑障碍患病率最高,为4.98%;心境障碍其次,患病率为4.06%;酒精药物使用障碍第三,患病率为1.94%。《2022年国民抑郁症蓝皮书》显示,50%抑郁症患者为在校学生,18岁以下的抑郁症患者占抑郁症患者总人数的30%。以上显示我国精神卫生事业面临巨大挑战。因此,学好精神障碍护理具有重大的现实意义。精神障碍护理是以护理学为基础,以临床精神病学为指导,对精神障碍患者实施特殊护理及康复指导,预防精神障碍发生,促进个体精神健康的专科护理,与护理学、精神病学、心理学、社会学、医学伦理学、法学等学科有十分密切的联系。

案例导入

李某,35岁,其家属发现其近半年来,经常胡言乱语。常说"广播响了,村主任又在骂我呢,不行,我得找他算账去"。有时突然钻到桌子底下,说:"有警察要抓我,我得藏好!"家属劝说无果,让其去医院也不去。无奈之下,家属趁其不备让李某服下安眠药,将患者送到精神病院,并要求住院治疗。

请思考:

(1)该患者家属的做法是否正确?

(2)精神病院应将该患者收治入院吗?

任务一 精神障碍护理的基本概念

一、健康概念

健康是人类永恒的主题,它不仅关系到个人的生存与发展,更关系到社会的和谐与进步。在神灵主义医学模式时期,人们认为健康是神灵赐予的;实验医学(生物医学模式)时期,人们认为健康就是无病和无伤残;随着现代社会的发展,医学科学有了更大的进步,出现了综合考虑生理、心理和社会因素对人类健康与疾病影响的医学观(生物-心理-社会医学模式),提出了三维健康观,即健康是身体、心理和社会适应的平衡。

1948年,世界卫生组织(WHO)提出:健康(health)不仅是没有疾病或虚弱,还是指身体的、心理的和社会的良好状态。1989年又将健康的概念调整为:健康应包括躯体健康、心理健康、社会适应良好和道德健康。躯体健康,一般指人体生理的健康。心理健康,一般有三方面的标志:人格完整,情绪稳定,有较好的自控能力,能保持心理上的平衡;有充分的安全感,且能保持正常的人际关系;对未来有明确的目标,能结合实际、不断进取。社会适应良好指一个人的心理活动和行为能适应复杂的环境变化,为他人所理解和接受。道德健康主要是不以伤害他人的利益来满足自己的需要,有是非观念,能按社会规范和准则约束自己的行为。

| 育心铸魂坊 |

一视同仁,平等对待

从健康的概念中可知,躯体健康与心理健康同等重要。因此,躯体障碍与心理障碍(又称精神障碍)均需得到重视。在现实生活中,却存在很多对精神障碍患者刻意回避、瞧不起、嘲讽等歧视现象。这门课就是让大家对精神障碍有基本的了解,能正确认识和看待精神障碍患者,减少对精神障碍患者的误解,真正能够一视同仁、平等对待躯体障碍和精神障碍患者。

二、精神

精神(mentality)又称心理,指客观事物在大脑中的主观反映,通常指人的意识、思维活动和一般心理状态。精神活动是大脑在反映客观事物时所进行的一系列复杂的功能活动,因此,大脑功能结构健全是产生精神活动的基础,如果脑组织被破坏或发生改变,精神活动也随之发生障碍。

三、精神健康

精神健康(mental health)又称心理健康,是指个体的生理、心理与社会处于相互协调的和谐状态,是自我与他人之间一种良好的人际关系的维持。在精神健康状态下,个体不仅能获得自我安定感和安全感,还能为他人的健康做贡献和提供服务。精神健康的标志包括以下几种。

1.对自我的肯定态度 精神(心理)健康的人能客观地看待自我,准确地认识到自身的价值,能对自我的能力、体验、情感和欲望等做出正确的判断和具有合理的认知。

2.具有健全的人格　精神健康者人格结构的诸多方面都能平衡发展,如有较好的思考问题的能力和反映自身特色的精神风貌;待人接物时具有恰当的态度;平时保持良好的情绪和行为;能够与社会的节奏合拍。当自己的欲望或要求未能得到满足时,具有较强的抗压力和忍耐力。

3.不断地成长和发展,达到自我实现　精神健康的人总能乐观地面对人生,对未来充满希望和信心,不怕困难和挫折,踏踏实实地向着自己既定的目标前进,平稳地度过人生的每个发展阶段,努力去发挥自己内在的潜能。

4.具有一定自我调控能力　精神健康的人具有较强的独立性以及判断和决定的能力,不盲从、依附他人,能果断地决定自己的发展方向。

5.具有良好的社会适应能力　精神健康的人能够面对现实,适应环境,审时度势,客观地认识和评价周围的环境和事物,并以积极的态度面对现实环境。乐于与他人交往,保持良好的人际关系,能有效地处理和解决问题,并从中体会人生的快乐。当发现自己处于不利境地时,能够冷静地面对和处理困难。

考点提示　*精神障碍概念。*

四、精神障碍

精神障碍(mental disorder)是指在各种生物、心理以及社会环境因素作用下大脑功能失调,出现感知觉、思维、情感、意志行为等精神活动的异常。它是生物、心理、社会学的概念,而不是单纯生物学疾病的概念。

考点提示　*精神障碍护理概念。*

五、精神障碍护理

精神障碍护理是研究对精神障碍患者实施护理以及研究和帮助健康人保持精神健康和防治精神障碍发生的一门科学。它是建立在护理学基础上的一门专科护理学,即以护理学的理论原则为基础,从生物、心理、社会三方面研究如何帮助精神障碍患者,促进全人类的身心健康。精神障碍护理作为一门专科护理,具有其特殊性,具体表现如下。

1.它更加强调护患沟通以及沟通技巧的运用　有效的护患沟通不仅有利于促进护患关系的和谐,更有助于防范可能发生的医患矛盾和与患者相关的安全风险,如自伤、攻击等。

2.它更加注重对患者的心理体验和为其提供必要的心理支持　精神障碍患者的心理体验一部分围绕精神病理现象,如幻觉、妄想、强迫、焦虑等;另一部分则围绕现实的烦恼,如升学、就业、人际关系和生活问题等。两者既相互关联,又相互影响。护理人员在临床接触患者的过程中,对前者应当无争辩地倾听患者诉说,对后者则可以采取必要的积极措施,给患者以适当的帮助。

3.它更加需要深入了解患者的社会、家庭以及个人生活的背景　提供健康教育与咨询,切实帮助患者更好地适应生活。精神障碍的发生、发展与表现比其他任何障碍都更容易受患者生活背景的影响,应激原也更容易影响患者病情的发展与转归。只有切实了解患者及其家庭真正关注的焦点问题,才能最大限度地影响和帮助患者。

4.它更加着重于对患者躯体状况、攻击行为、自伤(杀)等风险因素进行评估　精神障碍患者合并其他躯体疾病的现象是非常常见的,但往往因为其突出的精神病理现象而被掩盖或者忽视。精神障碍患者,尤其是急性期住院患者,都存在程度不等的冲动、自伤或者自杀风险的可能性。因此,在精神障碍患者的临床护理中对患者的躯体状况、攻击行为、自伤(杀)等风险的评估应该是常规工作内容。

Note

知识拓展

世界精神卫生日

世界精神卫生日是由世界精神病学协会在 1992 年发起的,时间是每年的 10 月 10 日。创设世界精神卫生日的目的是提高公众对精神卫生问题的认识,促进对精神疾病进行更公开的讨论,鼓励人们在预防和治疗精神疾病方面进行投资。世界各国每年都为精神卫生日准备丰富而周密的活动,包括宣传、拍摄促进精神健康的录像片、开设 24 小时服务的心理支持热线、播放专题片等。2000 年我国首次组织世界精神卫生日活动。

任务二　精神医学与精神障碍护理发展简史

精神医学是临床医学的一个重要分支,它的任务是研究各类精神疾病的病因、发病机制、临床表现、诊断、治疗和预防,是研究社会心理因素对健康和疾病影响的一门学科。精神疾病伴随人类社会的发展而一直存在,但是精神疾病留给人类的大多数是痛苦且与社会文明相背离的印象。因此,精神医学的发展历史漫长而曲折,这是一部与精神疾病做斗争的历史。

一、国外精神医学起源与发展

(一)国外精神医学起源

国外精神医学起源于公元前。古希腊最伟大的医学家希波克拉底(Hippocrates,公元前 460—前 370 年)提出脑是思维活动的器官,提出精神障碍的体液病理学说。他认为人体存在四种基本体液,即血液、黏液、黄胆汁和黑胆汁,四种体液平衡即为健康,如果其中某一种过多或过少,或它们之间平衡关系失常,人就生病。他认为,精神障碍是人脑的产物而非鬼神作祟,在精神障碍治疗上,主张等待精神障碍自然痊愈,不主张过多的干预。他的这些理论至今都还对现代精神医学有着深远的影响。

(二)近代精神医学发展

随着 17 世纪工业兴起,精神医学出现了重大转折,精神疾病被认为是一种需要治疗的疾病。18 世纪末,法国大革命后,法国精神疾病学家皮内尔(Pinel,1745—1826)是第一个被任命为"疯人院"的院长。他去掉精神障碍患者身上的铁链,主张人道地对待患者,这也被公认为精神医学的首次革命运动。从此,精神障碍的治疗模式进入医院模式。

19 世纪末至 20 世纪初期,精神医学得到真正的发展,精神障碍患者开始进入医院接受照护与治疗。现代病学之父克雷佩林创立了"描述性精神医学",提出了精神疾病现代分类的框架。犹太裔奥地利人西格蒙德·弗洛伊德创立了精神分析理论,将精神医学带入"心因性病因论"。他认为要探究内心动力的精神分析。精神分析理论的出现被认为是精神医学的第二次革命运动。英国医生琼斯推行治疗性社区模式,以缩短患者住院时间,推广非机构化服务,促进患者回归社会。对精神障碍患者的防治工作从医院扩大到社区,被认为是精神医学的第三次革命运动。

20 世纪,精神医学的许多专家对精神障碍的病因、发病机制分别从神经解剖学、生理学、神经生物学、认知科学和心理学等不同角度进行了大量的探究,形成了精神医学的各种学派。

(三)现代精神医学发展

现代精神医学史上最为重要的革命性事件是氯丙嗪抗精神疾病作用的发现和应用,不仅极大地促进了临床精神障碍防治工作的开展,还使人们对精神障碍的生物学机制有了更为深刻的了解。越来越多的人主张精神医学应向"生物-心理-社会"三合一的现代医学模式转变,并且这种新的医学模式在精神医学中显得最恰当、最实用,也最需要。精神医学不仅要服务于精神病院内,还要面向社区精神卫生服务,更要着眼于全社会的精神健康。

| 育心铸魂坊 |

精神障碍护理专家:佩普劳

佩普劳于 1909 年 9 月 1 日出生于美国宾夕法尼亚州。她早年接受护理教育,并在职业生涯中不断深造,获得了哥伦比亚大学的教育学硕士学位和博士学位。她的学术背景为她在护理理论领域的创新奠定了坚实基础。

佩普劳于 1952 年出版了代表作《护理中的人际关系》(*Interpersonal Relations in Nursing*),首次系统阐述了护患关系的动态过程及在护理实践中的重要性。她提出,护理不仅是技术操作,更是一种人际互动的过程,强调护理人员在患者康复中的角色功能。佩普劳在精神障碍护理领域的研究和实践尤为突出。从 1960 年起,佩普劳在全球范围内进行演讲,传播她的护理理论。她的著作被翻译成多种语言,影响了世界各地的护理实践和教育。佩普劳的理论为现代护理学科提供了重要的理论框架,特别是在护患关系和心理健康护理领域。

佩普劳的学术成果和实践经验不仅丰富了护理学的理论体系,还为护理教育和实践提供了重要指导,至今仍在全球护理领域发挥着重要作用。佩普劳是护理学科发展史上的里程碑式人物。

从以上内容中,我们可以明显感受到佩普劳刻苦学习、认真钻研、敢于探索和从一而终的科学家精神。

二、我国精神医学的起源与发展

公元前 11 世纪,我国已有"狂"这一病名。我国最古老的医典《黄帝内经》中就将人的精神活动归结为"心神"活动的功能,并对情志与精神障碍进行了较为系统的论述,如"怒伤肝、喜伤心、思伤脾、忧伤肺、惊伤肾"等。东汉时期的《伤寒杂病论》等医学著作中对诸多精神障碍做了相对详细的描述,如将精神障碍归类为"狂""躁""谵妄"等,并以其独特的理论和实践对这些精神障碍的病因、发病原理和症状进行了论述。此后,我国精神医学基本上沿着这条思路缓慢地向前发展。

从 19 世纪末开始,现代精神医学随着外国传教士的传教活动进入我国,随后各地大城市建立了精神障碍患者的收容机构或精神医学的教学机构。中华人民共和国成立以后,我国精神疾病的防治工作主要由卫生行政部门、民政部门和公安部门管理,相继在各省建立了新的精神病院及康复医院,主要工作是收容和治疗无家可归或影响社会治安的精神障碍患者。改革开放以来,精神医学取得了长足的进步,精神卫生服务已基本覆盖全国各地,上海、北京的精神健康三级防治网络逐渐推广,与国际精神病学界的交流逐渐增多,各种抗精神疾病药物与新治疗方法和理论

Note

的引进,丰富了国内精神医学的临床与研究,其主要任务已由收容性质转变为向社区居民提供优质的精神卫生服务,且逐渐与国际精神医学的发展趋势接轨。

《全国精神卫生工作规划(2015—2020)》要求,到2020年,省、市、县三级普遍建立精神卫生工作政府领导与部门协调机制。70%的乡镇(街道)建立由综治、卫生计生、公安、民政、司法行政、残联、老龄等单位参与的精神卫生综合管理小组。健全省、市、县三级精神卫生专业机构,服务人口多且地市级机构覆盖不到的县(市、区)可根据需要建设精神卫生专业机构。其他县(市、区)至少在一所符合条件的综合性医院设立精神科。常见精神障碍和心理行为问题防治能力明显提升。公众对抑郁症等常见精神障碍的认识和主动就医意识普遍提高,医疗机构识别抑郁症的能力明显提升,抑郁症治疗率在现有基础上提高50%。各地普遍开展抑郁症等常见精神障碍防治,每个省(区、市)至少开通一条心理援助热线电话,100%的省(区、市)、70%的市(地、州、盟)建立心理危机干预队伍;发生突发事件时均能根据需要及时、科学地开展心理援助工作。

三、精神障碍护理学的发展

正式的精神障碍护理的形成相对比较晚,国外有关精神障碍护理的文字记载于1814年,由受过专门训练的女性护理人员在精神病疗养院对患者进行专门的看护。随后,南丁格尔在《人口卫生管理原则》一书中强调注意患者的睡眠和对患者的态度,防止精神障碍患者伤人、自伤,从此开始要求护理人员在临床医学各科工作中,不能忽视精神问题。1873年,理查兹提出了要以对内科疾病患者护理同等水平来护理精神障碍患者,重视患者躯体和精神方面的护理和生活环境的改变。理查兹的贡献及影响,奠定了精神障碍护理的基础规模,因此,她被称为美国精神障碍护理的先驱。

美国最早专门为培训精神障碍护理人员而开办的护理学校创设于1882年,在马萨诸塞州的马克林医院,它包含两年的课程,但是课程中很少有精神障碍方面的内容。当时精神障碍护理人员的主要工作仍然是集中在躯体护理方面,如给药、提供个人护理、个人卫生等。在当时的课程内容中,只提到要有耐心及亲切地照护精神障碍患者。

直到20世纪中叶,精神障碍护理职能拓展到协助医生观察精神症状、运用基础护理技术协助对精神障碍患者进行治疗等。1954年出版的《精神病护理》中详细阐述了精神障碍患者的症状护理和基础护理,强调对该类患者应保持体贴、爱护、尊重的态度。随着1977年生物-心理-社会医学模式的提出,现代精神障碍护理学也逐渐从责任制护理模式发展到兼顾生物、心理、社会三方面的整体护理模式。罗伊、奥瑞姆等是这一护理模式的代表人物,现代临床护理路线不仅满足了患者的高效优质护理服务需求,也迎合了医疗保险公司降低护理成本的要求,并被迅速应用于精神障碍护理。这种模式要求在非精神科也要重视精神方面的护理,以及在精神科要注重躯体方面的护理,同时更关注患者社会功能的康复。

我国一直有"三分治疗,七分护理"的说法,古代精神障碍患者虽然有机会得到依据中医理论做出的诊断与相应治疗,但是关于精神障碍护理的记载极少。清末民初,随着精神医学随传教士传入我国,修女们提供了大量非专业的护理服务。随着广州、天津、上海、长沙等大城市陆续建立专门的护理人员培训机构与精神障碍患者收容机构,护理服务逐渐过渡到由受过专门培训的护理人员进入收容机构提供专业的护理服务的模式。中华人民共和国成立后,精神障碍护理医学事业逐渐受到重视,全国各地相继建立了各级精神病院,部分地区(如上海、南京等)陆续建立起系统的精神障碍防治网。1958年,我国各主要精神病院实行了开放式和半开放式管理制度。1990年成立了中华护理学会精神科护理专业委员会,定期举行全国性精神障碍护理工作的学术交流。随着改革开放的深入推进,我国精神障碍护理界与国际护理界的交流日益增多,精神障碍护理理念、临床实践及技术研究逐渐与国际接轨,先后引进了责任制护理、整体护理、临床路径护理模式,并取得了丰硕的成果。

任务三　现代精神障碍护理工作的内容与要求

一、精神障碍护理工作内容

微课 1-1

精神障碍护理工作的对象是有各种精神障碍的患者,关注的是精神与行为方面的异常,还要解决精神障碍与躯体疾病相互影响的问题。因此,精神障碍护理的工作内容与要求有其特点。精神障碍护理工作的内容一般包括基础护理、危机状态的防范与护理、特殊治疗的护理等。本书均列专项介绍,此处仅强调几项精神障碍护理的特殊内容。

（一）安全护理

安全护理是精神障碍护理中最重要的环节。患者因精神症状的影响,在思维紊乱、情绪不稳、心理状态失常的情况下,常出现冲动、伤人、自杀、自伤等行为,有的可导致严重后果。因此,精神障碍护理人员要有高度的安全意识,需严格执行各项护理常规和工作制度,加强安全管理,做好安全检查。另外,护理人员应密切观察巡视,掌握患者病情和心理动态,并能运用风险评估技能动态评估患者的风险级别。做到有针对性地防范,谨防各种意外发生,保障患者的安全。

（二）心理护理

心理护理的重点是启发和帮助患者以正确的态度认识和对待疾病,护理人员不仅要知道患者的哪些表现是异常的,还要通过各种心理护理技术让患者认识到自己的这些表现是异常的,若有可能,还要利用现有的相关理论和知识帮助患者认识到为什么会有这些异常的表现,如何以坚强的意志和乐观的精神去战胜疾病过程中出现的各种困难。对于有躯体疾病的患者,还要通过心理护理来减少躯体疾病对心理的影响,预防精神障碍的发生。

（三）睡眠护理

睡眠障碍在临床各科都是常见的问题,护理人员不仅要有安全意识,还要掌握正确睡眠的基本知识。首先要为患者入睡创造良好的环境。当发现患者有睡眠障碍时,要耐心介绍正确的睡眠方法,如睡眠不好时不要烦躁,尽可能安心;白天尽可能不要睡觉,以避免影响晚上的睡眠;不要睡在床上看电视等;建议患者尽可能找到自己的睡眠"时点",养成良好的生活规律和掌握自己的"生物钟"。

（四）保证医嘱的执行

有一些精神障碍患者缺少对疾病的认知,不认为自己有病,从而无治疗要求,甚至强烈反对接受各种必要的治疗;还有一些患者可能因为意识障碍或智力问题而无法料理自己的日常生活。因此,如何使医嘱得以执行,让患者接受及时、必要的治疗是精神障碍护理的一项重要内容。

服药是最常用的治疗方法,必须时刻关注并保证患者按医嘱服药。在治疗效果不佳时,需考虑患者是否按医嘱服药。如果是在精神科病房,发药给患者后,还要确定患者服下了药物,要严防患者吐药或藏药,服药后要检查口腔并观察患者饮用了水后才能离开。对于拒不服药者,应及时向医生报告,改换给药途径或治疗方法。如果是在非精神科病房,也需要关注患者是否遵守了医嘱。

考点提示　精神障碍护理人员基本要求。

Note

二、精神障碍护理人员基本要求

由于精神疾病的临床特点,精神障碍护理人员应具备良好的素质,并遵守规范化的行为准则。这就要求护理人员必须以生物-心理-社会医学模式为导向,以治疗护理程序为框架,针对不同患者的躯体、心理和社会特点提供最佳治疗护理。为此,精神障碍护理人员应具备以下素质。

(一)职业道德素质

许多精神障碍患者在病态下无法控制自己的行为,有的患者生活不能自理,还有的患者合并躯体疾病,进行护理时工作量和难度较大,所以在精神障碍患者的护理工作中,要有同情心、责任感和奉献精神,面对患者的异常行为,要耐心劝导,不厌其烦。这就要求护理人员不断努力提高自身道德素质,充分认识到精神障碍护理工作对社会和患者的价值。

(二)心理素质

护理人员的工作繁杂,精神障碍患者的病情时常变化,要求护理人员具有较强的心理素质,才能保持稳定的情绪和清醒的大脑,才能善于发现患者的瞬间变化。同时,要具有准确的判断力,能根据情况的变化,立即做出决定,从而采取积极有效的措施,这样才能较好地保证患者和自身的安全。诸多精神障碍患者在症状的支配下,不能很好地配合治疗,严重者可能拒绝治疗,甚至出现对护理人员的暴力行为。这些都需要护理人员及时接纳和包容患者,具有较强的抗压、抗挫折能力,以温和的态度、平稳的心态面对护理工作,具有随时调整心态、积极面对的心理素质。

(三)专业素质

精神障碍护理工作对于护理人员的专业素质要求更高。首先,要具有扎实的理论基础和娴熟的护理技能。在理论知识上,应具备广博的医学知识和专业的精神学知识;在操作上,要达到稳、准、快、好四个标准。其次,要正确了解精神障碍患者的正常和异常内心体验,及时发现病情变化,据此做出护理诊断,制定护理方案,实施护理措施。要针对具体患者开展综合性(包括躯体、心理、康复)护理和全程(包括疾病早期、发展期、恢复期和康复期)护理,注意患者的清洁卫生。患者住院时要做好其日常生活护理,尤其是对年老体弱卧床患者的护理,悉心照料患者饮食。要注意患者的睡眠情况。最后,在工作中严格执行各项规章制度,逐步实施开放管理制度,与患者保持良好护患关系。积极发展康复护理,防止一切不良因素给患者带来的躯体和精神痛苦。

(四)敏锐的观察能力和科学的分析能力

精神障碍护理人员应具备敏锐的观察能力和科学的分析能力,在实际工作中通过与患者的密切接触,从患者的言谈举止、姿态表情、情感变化中,弄清患者的意图,准确判断出患者的需求,协助医生尽快做出诊断,防患于未然。在护理过程中还要树立整体护理观念,通过合理的护理计划,科学的护理程序,正确的护理评价,及早预测可能发生的问题,解决患者现存和潜在的健康问题,有效地制止意外事故的发生。

(五)良好的沟通能力

精神障碍护理人员应具备良好的沟通能力,善于运用沟通技巧,与精神障碍患者建立和谐的护患关系,最大限度地调动患者的主观能动性,使患者始终保持良好的状态,尽快得到康复。精神障碍护理人员除具备一般沟通技巧外,还应掌握对待患者的特殊沟通技巧,如避免对偏执型人格障碍者过于热情等。

(六)较强的护理科研和教学能力

目前,由于精神障碍的复杂性,精神障碍护理工作还有很多不完善的地方,需要护理人员刻苦钻研业务,勇于创新,不断探寻新的有利于患者康复的护理方法和措施。同时,精神障碍护理人员还应具备一定的教学能力,能为患者及其家属开展健康教育,普及精神卫生知识,具有临床带教能力,能为精神障碍护理工作培养后备人才。通过科研和教学扩充新知识,创立新方法,掌握新技能,以适应现代护理工作的需要和发展,为患者提供先进的、有效的护理。

考点提示 **精神障碍护理工作相关的伦理原则。**

三、精神障碍护理工作相关的伦理原则

精神障碍护理工作较其他护理工作具有更高的伦理道德要求,一方面,精神障碍患者及其家属遭受社会歧视,身心承受着巨大的压力;另一方面,由于治疗的需要,护理人员有更多的机会走进患者内心,了解其难以示人的内心感受和体验,给予他们更多的关怀和尊重。这也使得精神障碍护理人员在护理过程中需了解并遵守更多的伦理要求。

护理伦理基本原则是指调整护理实践中观察和处理各种人与人之间、人与社会之间关系的行为准则。它是护理人员在护理工作中面对各种人际关系时应遵循的根本原则,也是衡量的基本原则,也是护理人员道德品质及道德行为的最高标准。精神障碍护理工作中必须遵守的基本伦理原则主要有以下几个方面。

(一)不伤害原则

在精神障碍护理工作中,不伤害原则非常重要,尤其面临违背患者意愿而采取临床措施以控制病情及保证患者和他人安全时,"不伤害"是不能逾越的底线,一旦逾越,就有可能导致某些治疗措施(如保护性约束、隔离等)的滥用,进而给患者造成伤害,并产生社会负面影响。所以不伤害原则对精神障碍护理人员的要求包括不滥用护理措施、注重伤害评估、重视患者的意愿、提供最佳护理服务。

(二)公正原则

公正原则包括平等对待患者、公平分配医疗资源两方面的内容。护理人员应对有相同护理需求的患者提供相同的护理服务,平等对待患者是建立良好的治疗性护患关系的基本前提,也是对护理人员职业道德的基本要求。目前社会上对精神障碍的认识存在较大偏颇,对精神障碍患者普遍存在歧视,精神障碍患者在疾病的影响下会出现暴力、冲动等危险行为,导致人们对他们有一定的疏离。但他们长期遭受疾病折磨,自身及其家庭承受着身体、心理等各方面的压力,更加需要来自外界的关怀,精神障碍护理人员在与他们接触过程中应该给予充分的尊重和理解。

(三)尊重原则

尊重是指完全尊重某人或某物的价值。尊重本应是双向的,但精神障碍的特殊性导致精神障碍护理工作中的尊重更加强调护理人员对患者的尊重。尊重原则包括尊重患者的人格及自主性两个方面。尊重患者的人格最重要的是尊重患者的生命权和健康权,尊重患者自主性的先决条件是患者必须自己有能力做决定,所以精神障碍护理人员必须在公正原则下,及时对患者的行为能力和自主性进行评估,对于完全没有自主性的患者应由其家属代为做决定。

(四)行善原则

精神障碍护理人员在提供护理服务过程中,应该结合最有利于患者的证据支持、医学判断以及患者或其监护人的主观意愿做出基于善意的决定。要关心患者的主观利益和客观利益,在条件允许的情况下尽量实现患者利益最大化。

(五)保密原则

保密是建立护患信任的核心,不恰当地公开患者信息会触犯我国法律中关于护理人员有责任保证患者信息得到有效保护的规定。保密原则要求护理人员即使在依法需要提供患者信息的

情况下,也要最大限度对患者信息保密,仅提供与法律需要相关的内容。在临床护理工作中,若有需要对患者的治疗和护理进行讨论或临床教学,必须要提前征得患者或其监护人的同意。

任务四　现代精神障碍护理发展趋势

一、社区、家庭化护理发展趋势

精神障碍是一种慢性病,患者若长期住院,既不利于康复,又会因脱离社会而导致其社会功能减退;同时,精神障碍患者比躯体障碍患者更需要家庭的温暖,也更喜欢在社区及家庭接受治疗及护理。因此,应让患者尽量回归社会,与社会人群生活在一起,提高其社会适应能力,促进疾病的康复。大力发展社区精神卫生工作,使精神障碍患者回归社会、回归家庭已成为必然趋势。

二、联系照会护理发展趋势

联系照会护理是一种护理工作模式,指由具有专才的护理人员对有特殊需要的单位提供协助,以解决该单位所面临的问题。当综合医院患者有精神方面的问题,在照护方面存在困难时,主动邀请精神障碍资深护理人员来协助解决问题。工作范畴不只限于医院,还可以扩展到社区内其他机构。

三、开放型护理发展趋势

开放型护理是指精神障碍患者在住院期间根据病情,可自由进出病区,或节假日回家或外出度假,与家人团聚,与社区接触,促进社会功能的恢复。实行开放型护理可以增加患者与社会的联系,能促进患者精神康复和重返社会,实行开放型护理是精神专科医院发展的必然方向。

四、康复护理发展趋势

精神障碍会导致患者精神残疾及社会功能减退,这既是一个医疗问题又是一个社会问题。训练患者的工作、学习、生活、社交技能是治疗精神障碍的重要途径,因此,康复护理是精神障碍护理发展的一个方向。

五、综合性临床护理发展趋势

精神健康服务与躯体健康服务融为一体是发展的必然趋势,重视患者的心理问题将是护理发展的重点。西方国家趋向于发展包含精神科的综合医院,目前我国也趋向于朝以下方面发展:一是发展包含精神科的综合医院;二是精神科机构内设立多种学科,如神经科、内科等;三是精神科临床管理多样化,如家庭化、开放化、整体化等。

六、重视轻症精神障碍及特殊群体的精神卫生服务

进入21世纪,一些轻度精神障碍如神经症、抑郁症、人格障碍、神经性厌食、应激相关障碍等发病明显增多,这些轻症精神障碍的预防及治疗将会得到更多的关注。老年人、妇女、留守儿童、农村居民及无家可归者等特殊群体,也将在政府的大力支持下得到更多的精神卫生服务。

学习小结

本项目从精神障碍护理的基本概念、发展简史、护理工作内容和要求及现代精神障碍发展趋势这四个方面展开,主要是让学生对精神障碍及其护理有一个基本的了解,对其工作任务和要求原则形成整体认识。通过对其发展简史的介绍,让学生深切感受到一个学科的曲折发展历程,促使学生更加珍惜现有的知识,并沿着现今精神障碍护理的发展趋势和方向进一步努力。

能力测验

扫码看答案

一、单项选择题

1.1948 年,世界卫生组织(WHO)对健康的定义是(　　)。

A. 无疾病或虚弱

B. 身体、心理和社会的良好状态

C. 躯体健康、心理健康、社会适应良好和道德健康

D. 仅躯体健康

E. 仅心理健康

2. 精神健康(心理健康)的标志不包括以下哪一项?(　　)

A. 对自我的肯定态度　　　　B. 健全的人格　　　　C. 良好的社会适应能力

D. 躯体健康　　　　E. 自我实现

3. 精神障碍护理的特殊性不包括以下哪一项?(　　)

A. 强调护患沟通技巧　　　　B. 忽视患者的心理体验

C. 评估患者的躯体和精神状况的风险因素　　D. 了解患者的社会和家庭背景

E. 提供心理支持

4. 精神医学的"首次革命运动"是指(　　)。

A. 皮内尔去掉精神障碍患者身上的铁链　　B. 弗洛伊德创立精神分析理论

C. 氯丙嗪的发现和应用　　　　D. 现代病学的建立

E. 治疗性社区的推广

5. 精神障碍护理专家佩普劳的代表作是(　　)。

A.《精神病护理》　　　　　　B.《护理中的人际关系》

C.《人口卫生管理原则》　　　D.《生物-心理-社会医学模式》

E.《整体护理理论》

6. 精神障碍护理学的起源可以追溯到(　　)。

A.1814 年,由受过训练的女性护理人员在精神病疗养院对患者进行专门的看护

B. 南丁格尔的护理理论

C.1954 年出版的《精神病护理》

D.1977 年生物-心理-社会医学模式的提出

E.1990 年中华护理学会精神科护理专业委员会成立

7. 精神障碍护理工作中最重要的环节是(　　)。

A. 心理护理　　　　B. 睡眠护理　　　　C. 安全护理

D. 保证医嘱的执行　　　　E. 健康教育

8. 精神障碍护理人员应具备的素质不包括(　　)。

Note

A.良好的职业道德素质　　　B.敏锐的观察力　　　C.强大的抗压能力

D.较弱的专业技能　　　　　E.良好的沟通能力

9.精神障碍护理的伦理原则中,强调"不滥用护理措施"的是(　　　)。

A.不伤害原则　　　　　　　B.公正原则　　　　　　C.尊重原则

D.行善原则　　　　　　　　E.保密原则

10.精神障碍护理的"开放型护理"模式的主要目的是(　　　)。

A.增加患者的治疗强度　　　B.促进患者社会功能的恢复　　C.减少患者的医疗费用

D.提高护理人员的工作效率　E.隔离患者以防止暴力行为发生

11.精神障碍护理的最终目标是(　　　)。

A.仅关注患者的精神症状　　　B.帮助患者保持心理健康和防治精神障碍的发生

C.仅关注患者的躯体健康　　　D.仅关注患者的社会适应能力

E.仅关注患者的道德健康

12.精神障碍护理人员在护理过程中应特别注意(　　　)。

A.忽视患者的隐私信息　　　B.平等对待所有患者　　　C.仅关注患者的躯体疾病

D.忽视患者的自主性　　　　E.过度使用约束措施

13.精神障碍护理工作中,护理人员需要密切观察患者的(　　　)。

A.仅躯体症状　　　　　　　　　　　　B.仅精神症状

C.言谈举止、姿态表情、情感变化等　　　D.仅睡眠情况

E.仅饮食情况

14.精神障碍护理的发展趋势之一是(　　　)。

A.长期住院治疗　　　　　　B.社区和家庭化护理　　　C.完全依赖药物治疗

D.隔离患者　　　　　　　　E.忽视心理护理

15.精神障碍护理人员在护理过程中应遵循的伦理原则不包括(　　　)。

A.不伤害原则　　　　　　　B.公正原则　　　　　　C.尊重原则

D.行善原则　　　　　　　　E.追求经济利益原则

二、名词解释

1.精神障碍

2.精神障碍护理

三、简答题

1.简述精神障碍护理的工作内容。

2.简述精神障碍护理人员的基本素质。

3.简述精神障碍护理遵循的基本伦理原则。

4.简述精神障碍护理的发展趋势。

(王　松)

项目二　精神障碍基本知识

学习目标

知识目标：

1. 掌握精神症状的概念；掌握感知觉障碍、思维障碍、情感障碍、意志行为障碍和自知力障碍的症状表现和评估意义。

2. 熟悉注意障碍、记忆障碍、智能障碍和定向障碍的症状表现和评估意义。

3. 了解精神障碍的病因和分类。

能力目标：

能描述某些表现相似的精神症状的异同点；知道如何区分正常和异常的精神活动；能运用所学知识对常见精神障碍案例进行症状分析。

素质目标：

1. 具有良好的职业道德、高度的责任心和慎独精神。

2. 具有同情心、同理心，能接纳和尊重患者。

精神障碍是一个广泛的概念，既包含常见的精神疾病，如精神分裂症、双相障碍，也包括精神障碍，如感知觉障碍、思维障碍、情感障碍、意志行为障碍、意识障碍。精神障碍的干预模式从神灵宗教的模式到现在的生物-心理-社会医学模式，走过了一段漫长的发展历程。在精神障碍病因研究方面，虽然说从实验室基础研究到临床实践已经取得了很大进步，但是仍然有许多假说未被证实。人的精神活动是一个复杂、相互联系又相互制约的过程，许多精神障碍至今病因未明，尚缺乏有效的诊断性、生物学指标，临床诊断主要是依靠医生收集患者病史和精神症状，进行综合分析和判断而得出。因此，精神障碍症状学是精神医学和精神障碍护理学的重要基础，对精神症状的了解及正确判断有助于护理人员对精神障碍患者进行正确的诊断评估及护理，对于初学者而言也是最为重要的。本项目将对精神障碍患者的病因和常见症状进行详尽的描述。

案例导入

梁某，15岁，中学生。无明显原因突然出现兴奋话多，爱管闲事，行为忙乱，见人就打招呼，唱歌跳舞，待人热情慷慨，花钱大方。说自己的脑子好使，能考上北京大学。又说自己很伟大，要当联合国主席，维护世界和平。自觉心情非常愉快。

请思考：该患者可能的精神症状有哪些？

扫码看课件

护考直通车
在线答题

项目二
思维导图

Note

任务一　精神障碍的病因

考点提示 精神障碍病因。

一、生物学因素

(一)遗传因素

目前已经证明,遗传因素是导致异常精神活动发生的重要原因之一,如精神分裂症、躁狂抑郁症、人格障碍、精神发育迟滞的某些类型和偏执性精神障碍等,常具有明显的遗传倾向,并且血缘关系越近,发病率越高。

(二)神经发育异常

神经发育异常逐渐成为精神障碍发病机制研究中的重要领域。科学家们认为,神经发育异常可能是重大精神障碍的共同发病机制,这些精神障碍共同表现为脑结构和功能可塑性的改变。

(三)感染

感染包括急、慢性躯体感染和颅内感染,细菌、病毒、寄生虫等感染也可引起精神障碍。

(四)躯体障碍因素

1. 颅脑疾病　颅脑损伤、脑血管障碍、颅内感染、颅内肿瘤等是引起脑器质性精神障碍的主要原因,特别是脑的弥漫性损害以及额叶、顶叶、胼胝体、基底节和边缘系统的病变,更易引起精神障碍。

2. 内脏器官障碍　全身其他系统的障碍均可引起精神障碍,如肺性脑病、肝性脑病、肾性脑病等。

(五)化学物质

各种对中枢神经系统有害的化学物质都可引起精神障碍,常见的有:①成瘾物质,如海洛因、吗啡、苯丙胺、大麻等;②酒精;③药物,如阿托品、异烟肼、利血平、糖皮质激素等;④工业毒物,如苯、有机汞等;⑤农药,如有机磷农药等;⑥有毒食物,如毒蘑菇等;⑦一氧化碳等。

(六)神经生物化学改变

研究证明,神经生物化学改变与精神障碍有一定的关系。如精神分裂症患者的多巴胺有过度活跃现象;抑郁症可能与5-羟色胺、去甲肾上腺素和多巴胺系统的失衡有关;躁狂症与多巴胺能活动增强相关;更年期及产后易发生抑郁症,可能是雌激素与孕激素水平的失衡所致。

二、心理因素

心理分析理论认为,未能解决的心理冲突,可引起不正当的心理防御机制,使情绪等心理活动异常,进而影响躯体的健康。

(一)人格特征

人格是个体比较稳定的心理特征。面对压力时,如何对待、理解和处理事件,都受到人格特征的影响。人格特征与精神障碍有着密切的关系。尽管人格类型各异,但总体来讲,外向型的人善于表达自己的情感,喜欢与人交往,缓解压力的途径与方式较多,不易患精神障碍;内向型的人则相反。另外,有完美倾向的人感知到的压力更大,更容易出现精神障碍;通常,宽容、大度的人格特点有利于人的精神健康,而多疑、嫉妒、自责、悔恨、怨恨等人格特点容易导致精神障碍。

(二)心理应激事件

心理应激又称精神刺激或精神创伤,来源于重大生活事件,如地震、水灾、火灾、车祸、亲人猝死等,可引起短暂或持久的精神障碍。

三、社会因素

社会因素与精神卫生有着密切的关系。由于社会结构的改变(如工业化、都市化)以及随之而来的家庭类型与家庭关系的变化,可引起社会文化状况与人们生活方式的变动,从而引起精神状态的变化。此外,社会各阶层的特征、人的社会经济地位和文化差异、突出的生活事件、社会动荡等社会因素,也可导致异常精神活动的产生和发展。

(一)环境因素

环境因素是指社会上或环境中应激事件的影响,如大气污染、交通混乱、居住拥挤等,可增加心理和躯体应激反应,使人们长期处于烦闷、紧张、兴奋或焦虑、抑郁、不安等状态下,易患神经症或其他精神障碍等。

(二)文化因素

民族文化、社会风俗、宗教信仰、生活习惯等与精神障碍的发生有着密切关系,不同的文化背景下所产生精神障碍的病种、症状亦不相同。从症状上的差异来看,妄想或幻觉的内容、结构、性质等受文化、地域和民族的影响而显著不同。从病种上来看,以偏执性精神障碍、妄想性精神分裂症和强迫症、神经衰弱、疑病性神经症等多见。

综上所述,对精神障碍病因学的探讨,生物因素(内在因素)及心理、社会因素(外在因素)在精神障碍发生、发展中均起着重要作用。实际上,生物因素与心理、社会因素不能截然分开,其相互作用、相互影响,共同影响人类精神活动。

任务二　精神障碍症状学

异常的精神活动通过人的外显行为,如言谈、书写、表情、动作等表现出来,称为精神症状。研究精神症状及其产生机制的学科称为精神障碍症状学,又称精神病理学,它是精神医学的重要基础。掌握精神症状在临床工作中具有非常重要的意义。

微课 2-1

每一种精神症状均有明确的定义,并具有以下特点:①症状的出现不受患者意志的控制;②症状一旦出现,难以通过转移注意力令其消失;③症状的表现与周围客观环境不相称;④症状会对患者的社会功能有不同程度的损害。

要判定某一种精神活动是否属于精神症状,一般应从三个方面来分析:①纵向比较,即与当事人过去一贯的表现相比较,其精神状态是否发生了明显的改变;②横向比较,即与大多数正常人的精神状态相比较,差别是否明显,持续时间是否超出了一定限度;③应结合当事人的心理状态和处境进行具体分析和判断。

精神障碍的症状按心理过程概括为感知觉障碍、思维障碍、记忆障碍、智能障碍、情感障碍、意志行为障碍、意识障碍等类别。

一、感知觉障碍

感知觉障碍主要包括感觉障碍、知觉障碍和感知综合障碍。

Note

（一）感觉障碍

感觉（sensation）是大脑对客观刺激作用于感觉器官时所产生的对事物个别属性的反映，如形状、颜色、大小、音调、气味、重量等。感觉障碍是大脑对客观物体的部分属性产生了错误的感知，多见于神经系统器质性障碍和分离（转换）性障碍。

1. 感觉过敏　对外界刺激的感受性增高，感觉阈值降低。如感到阳光特别刺眼，声音特别刺耳，轻微地触摸皮肤即感到疼痛难忍等，多见于神经症、更年期综合征等。

2. 感觉减退　对外界刺激的感受性减低，感觉阈值增高。如患者对强烈的刺激感觉轻微或完全不能感知（后者称为感觉缺失），见于抑郁状态、木僵状态和意识障碍；感觉缺失见于转换性障碍如失明、失聪等。

3. 感觉倒错　感觉倒错指对外界刺激产生了与正常人不同性质或性质完全相反的感觉。如对凉刺激产生灼热感，用棉絮轻触皮肤时产生麻木感或疼痛感，多见于癔症。

4. 内感性不适　内感性不适又称体感异常，是躯体内部产生的各种不舒适和（或）难以忍受的异样感觉，如牵拉、挤压、游走、蚁爬感等。性质难以描述，没有明确的局部定位，可继发疑病观念，多见于神经症、精神分裂症、抑郁状态和躯体化障碍。

> **考点提示**　错觉与幻觉的概念。

（二）知觉障碍

知觉（perception）是客观事物的各种属性作为一个整体的综合印象在大脑中的反映。

1. 错觉　错觉是对客观事物歪曲的知觉。正常人在光线黯淡，恐惧、紧张和期待等心理状态下可产生错觉，但经验证后可以认识错误并纠正，常见类型为错听和错视，如将地上的绳索看成蛇。病理性错觉常在意识障碍时出现，常带有恐怖色彩，多表现为错视和错听，多见于器质性精神障碍的谵妄状态。如一名6岁女童，因急性肺炎住院，半夜惊醒并大喊"大熊在房间里"，当妈妈将灯打开后，看清楚"大熊"原来就是挂在输液架上的外套，她才放心。

> **考点提示**　幻听、幻视。

2. 幻觉　幻觉指没有现实刺激作用于感觉器官时出现的知觉体验，是一种虚幻的知觉。幻觉是临床上常见的精神障碍症状之一。幻觉根据其感官器官不同而分为以下几种。

（1）幻听：临床上最常见且具有诊断意义的幻觉。幻听分为言语性幻听和非言语性幻听，其中最常见的是言语性幻听，可以是单个词语、一段话或几个句子。非言语性幻听可以是风声、鸟鸣声等。患者听到各种不同种类和性质，但实际并不存在的声音，并可产生相应的情绪和行为反应，如与幻听对骂或侧耳听，或以棉花塞耳等。如果言语内容是评论患者的，称为评论性幻听；如果是几个声音在争论且争论的内容以患者为中心，有的在揭露患者的错误，有的则为患者辩护，称为议论性幻听；如果幻听内容是命令患者做某事，称为命令性幻听。幻听可影响患者的思维、情感和行为，使其产生兴奋、冲动、自伤、自杀或出走行为等。可见于多种精神障碍，其中评论性幻听、议论性幻听和命令性幻听是诊断精神分裂症的重要症状。

（2）幻视：也较常见，患者能看到外界并不存在的事物，可以是单调的光、色，也可以是人物、景象等，内容丰富多样，形象可清晰、鲜明、具体，也可模糊，可伴有相应的恐惧、焦虑等情绪及相应的行为表现。在意识清晰状态下的幻视常见于精神分裂症，在意识障碍时的幻视多见于器质性精神障碍的谵妄状态。

（3）幻嗅：患者能闻到一些难闻的气味，如腐败的尸体气味、物品烧焦味、浓烈刺鼻的臭味等，往往引起患者产生不愉快的情绪体验，常与其他幻觉和被害妄想结合在一起。如患者坚信他所闻到的气味是他人故意释放的，从而做出掩鼻或捏鼻动作，可见于精神分裂症。单一出现的幻嗅,需考虑嗅觉器官受损和癫痫发作。

(4)幻味:患者尝到食物内有某种特殊的、令人不愉快的怪味,因而拒食,常继发被害妄想,主要见于精神分裂症。

(5)幻触:在没有任何刺激的情况下,患者感到皮肤或黏膜上有某种异常的感觉,如虫爬感、针刺感等,可见于精神分裂症或器质性精神障碍。

(6)内脏性幻觉:患者对躯体内部某一部位或某一脏器的异常知觉体验,如感到肠扭转、肝破裂、心脏穿孔、腹腔内有虫爬行等,常与疑病妄想、被害妄想伴随出现,多见于精神分裂症。

幻觉按体验的来源又可分为真性幻觉和假性幻觉。

(1)真性幻觉:患者体验到的幻觉形象鲜明,如同外界真实事物一样,存在于外部客观空间,是通过相应感觉器官获得的。

(2)假性幻觉:幻觉内容比较模糊、不清晰、不完整,产生于患者的主观空间(如脑内、体内),不是通过相应感觉器官获得。如患者听到肚子里有说话的声音;可以不用自己的眼睛就能看到大脑里有一个人像。

(三)感知综合障碍

感知综合障碍指患者对客观事物的整体属性感知是正常的,但对这一事物的某些个别属性,如形状、空间位置、大小、距离及颜色等感知错误。多见于精神分裂症、癫痫所致精神障碍、抑郁症等。

1. 视物变形症 患者感到外界事物的形状、大小、体积等发生变化。若感到外界事物变大,称为视物显大症;若感到事物变小,称为视物显小症。

2. 时间感知综合障碍 患者对时间的快慢出现错误的感知,如似曾相识症、旧事如新症等。

3. 空间感知综合障碍 患者对周围事物的空间位置、距离等感知障碍,如近处的物体觉得特别远,不能准确判断周围事物与自己之间的距离;如患者想把书放在凳子上,但由于离凳子的实际距离远,因而使书掉在地上。

4. 自身感知综合障碍 患者感到自己身体的某一部分在大小、形状等方面发生了变化。如感到自己腿变长,一伸手就能够到二层楼的窗户。

5. 非真实感 患者感到周围事物和环境变得不真实,犹如隔了一层窗纱。如感到周围的房屋、树木等像是纸板糊成的,毫无生气;周围人就像没有生命的木偶一样等,可见于抑郁发作、精神分裂症等。

幻觉、错觉与感知综合障碍的区别见表2-1。

表 2-1　幻觉、错觉与感知综合障碍的区别

类型	客观事物	错误感知	举例
错觉	存在	整体属性	把绳子看成蛇
幻觉	不存在	整体属性	凭空看见一个人
感知综合障碍	存在	个别属性	看见某人的鼻子变大,皮肤变黑

二、思维障碍

思维(thinking)是人类精神活动的重要特征,是人脑对客观事物间接概括的反映,是认识活动的最高形式。思维障碍的临床表现多种多样,主要包括思维形式障碍和思维内容障碍两大类。

考点提示 思维奔逸、思维迟缓、思维贫乏的表现及临床意义。

微课 2-5

微课 2-6

典型案例 2-3

微课 2-7

Note

（一）思维形式障碍

思维形式障碍是指在联想过程中思维活动的速度、数量、目的性和连贯性等方面的障碍。

1. 思维奔逸 思维奔逸又称观念飘忽，指思维联想速度加快、数量增多，转换速度加快，内容丰富生动。患者表现为语量增多，说话滔滔不绝、口若悬河、出口成章，自觉反应特别灵活，"脑子就像抹了油的机器，转得太快了"，思维敏捷，概念一个接一个地不断涌现出来，说话的主题极易随环境而改变（随境转移），也可有音韵联想（音联），或字意联想（意联），多见于躁狂发作。

2. 思维迟缓 思维迟缓即联想抑制，思维联想速度减慢、数量减少和联想困难。患者表现为言语缓慢、语量减少，语声甚低，反应迟缓，但思维内容并不荒谬，能够正确反映现实。患者自觉"脑子不灵了""脑子像生锈的机器"，多见于抑郁发作。

3. 思维贫乏 联想数量减少，概念与词汇贫乏，大脑空洞无物。患者感觉"脑子空空的"，表现为沉默少语，缺少主动语言，答话时内容大致切题，对问话多用"是"等简单词语来回答。重要的特征是患者对此种情况往往漠然处之，常伴情感淡漠、意志缺乏。多见于精神分裂症、脑器质性精神障碍。

4. 思维散漫 患者意识清晰，但联想松弛、内容散漫、缺乏主题，话题转换缺乏必要的联系，对其言语的主题及用意也不易理解，使人感到交谈困难。多见于精神分裂症及智力发育障碍。

5. 思维破裂 患者在意识清晰的情况下，概念之间的联想断裂，思维缺乏内在意义上的连贯性和应有的逻辑性。患者言语或书写内容的前后语句之间的含义互不相关，严重时变成词语的堆积，形成语词杂拌，令人难以理解，多见于精神分裂症。

6. 思维不连贯 患者在意识障碍背景下出现的言语支离破碎和杂乱无章状态，多见于谵妄状态。

7. 思维中断 患者在意识清晰的情况下，又无外界干扰时，思维联想过程突然中断，思维变成空白，停顿片刻再开始时已经转换主题。多见于精神分裂症。

8. 思维被夺、思维插入和强制性思维 思维被夺、思维插入是感到自己思想被某种外力突然抽走，强制性思维表现为患者感到有某种不属于自己的思想被强行塞入自己脑中。如果患者体验到强制进入的思想是大量涌现的，为思维云集或强制性思维。以上均不受个人意志所支配，对诊断精神分裂症有重要意义。

9. 思维化声 当患者在思考时，感到自己的思想在大脑里变成了言语声，自己和他人均能听到。多见于精神分裂症。

10. 思维扩散和思维被广播 患者体验到自己的思维一旦出现，即人尽皆知，感到自己的思维与人共享，毫无隐私可言，此为思维扩散。如果患者认为自己的思维是通过广播而扩散出去，此为思维被广播，多见于精神分裂症。

11. 病理性赘述 患者思维活动停滞不前，迂回曲折，描述事件时过分详细，拘泥于细节，特点是"拖泥带水"，患者行为也拘泥于细节。思维进行虽慢，但说话的主题还隐约可见，最终能够达到既定的目的。多见于癫痫、脑器质性精神障碍及老年期精神障碍。

12. 病理性象征思维 患者以无关的具体概念或行动代表某一抽象概念，不经患者解释，别人无法理解，如患者经常反穿衣服，以表示自己为人"表里合一、心地坦白"，常见于精神分裂症。

13. 语词新作 语词新作指概念的融合、浓缩以及无关概念的拼凑。患者自创一些新的符号、图形、文字或语言，并赋予特殊的含义，不经患者本人解释，他人难以理解，如"才市"代表狼心狗肺。多见于精神分裂症。

14. 逻辑倒错性思维 主要特点为推理缺乏逻辑，患者的推理既无前提，也无根据，或因果倒置，推理离奇古怪，不可理解。如患者说，"因为电脑感染了病毒，所以我要死了"，见于精神分裂症等。

15. 强迫思维　患者脑中反复出现同一内容,明知不合理、没有必要,但总是挥之不去,因此常痛苦不堪,可伴有仪式动作来减轻内心痛苦。多见于强迫症,也可见于精神分裂症。

> **考点提示**　各种妄想具体表现及临床意义。

(二)思维内容障碍

思维内容障碍主要表现为妄想和超价观念。

1. 妄想　妄想是一种病理性的歪曲信念,具有以下特征:①妄想内容无事实根据,但患者坚信不疑,不能被事实所纠正;②妄想内容受个人经历和时代背景的影响,带有浓厚的文化背景和时代色彩;③妄想内容涉及患者本人,且与个人利益有关;④妄想具有个人独特性,是个体的心理现象,不是集体信念。常见的妄想有以下几种。

(1)被害妄想:最常见的妄想。患者毫无根据地坚信周围某些人或某些团体会对自己进行打击、陷害、谋害等不利的活动,如下毒、监视、跟踪、造谣诽谤等,患者因此可出现拒食、控告、逃跑、报警、自伤、伤人等行为。常见于偏执型精神分裂症等。

(2)关系妄想:患者认为环境中所发生的与他无关的事情都与他有关,如认为周围人的谈话、吐痰等举动都在嘲讽他、嫌弃他。关系妄想往往是其他妄想产生的基础和前提,常与被害妄想伴随出现,多见于精神分裂症。

(3)物理影响妄想:又称被控制感。患者觉得他自己的思维、情感、意志行为受到某种外界力量的控制而不能自主,如患者经常描述被红外线、超声波控制等。多见于精神分裂症。

(4)夸大妄想:患者坚信自己有至高无上的地位、非凡的才智、巨大的财富和无数的发明创造,或是名人的后裔,如患者声称自己是世界顶级科学家,拥有多项发明,飞机、原子弹都是他发明的。多见于躁狂发作、精神分裂症。

(5)罪恶妄想:又称自罪妄想。患者毫无根据地坚信自己犯了严重错误或有不可宽恕的罪行,认为自己罪大恶极、死有余辜,要求劳动改造以赎罪,或坐以待毙,或拒食自杀。多见于严重的抑郁症、精神分裂症。

(6)疑病妄想:患者毫无根据地坚信自己患有某种严重躯体障碍或不治之症,因而到处求医,即使通过一系列详细检查和反复多次的医学验证都不能纠正。多见于精神分裂症、更年期及老年期精神障碍。

(7)钟情妄想:患者坚信自己被异性钟情。因此,患者采取相应的行为去追求对方,即使遭到对方严词拒绝,仍会毫不质疑,而认为对方在考验自己对爱情的忠诚度,反复纠缠不休。多见于精神分裂症。

(8)嫉妒妄想:患者坚信自己的配偶对自己不忠诚、有外遇,因此对配偶进行跟踪、盯梢,暗中检查配偶的衣服、包及手机以寻觅证据。见于精神分裂症、阿尔茨海默病等。

(9)被洞悉感:又称内心被揭露感,患者觉得自己的思想还未表达就已被人知道,即使患者说不清自己的思想是如何被探知的。

(10)非血统妄想:指患者坚信父母不是自己的亲生父母,虽经反复解释和证实,仍坚信不疑。多见于精神分裂症。

2. 超价观念　超价观念指在意识中占主导地位的错误观念,其发生一般有事实根据,往往带有强烈的情感色彩,影响患者的行为及其他心理活动。超价观念的发生多与切身利益有关,若了解患者的生活背景则可以理解。它与妄想的区别在于没有逻辑推理错误,可以被事实纠正,具有社会可接受性,其信念可与其他人所共有。多见于人格障碍或心因性障碍。

三、注意障碍

注意(attention)是指个体的精神活动集中地指向于一定对象的过程。注意可分为被动注意

微课 2-8

典型案例 2-7

典型案例 2-8

典型案例 2-9

典型案例 2-10

典型案例 2-11

典型案例 2-12

Note

和主动注意,所谓的注意通常是指主动注意。注意障碍通常有以下几种。

1.注意增强　注意增强指主动注意的增强,过分地关注某些事。如有被害妄想的患者对环境保持高度的警惕,认为别人的一举一动都是针对他的;有疑病妄想的患者过分注意身体的各种细微变化,过分关注自己的健康状态。见于神经症、偏执型精神分裂症、更年期抑郁症等。

2.注意涣散　注意涣散指主动注意不易集中,注意的稳定性降低,易被外界干扰。多见于神经症、精神分裂症和注意缺陷与多动障碍。

3.注意减退　注意减退指主动及被动注意兴奋性减弱,注意的稳定性也显著下降,注意难以唤起和维持。多见于神经症、脑器质性精神障碍及意识障碍。

4.注意转移　注意转移指主动注意不能持久,注意稳定性降低,很容易受外界环境的影响而使注意的对象不断转换。可见于躁狂发作。

5.注意狭窄　注意狭窄指注意广度和范围的显著缩小,当注意集中于某一事物时,不能再注意与之有关的其他事物。见于意识障碍和智能障碍。

四、记忆障碍

记忆(memory)为既往事物经验在大脑中的重现,包括识记、保持、再认或重复、回忆四个基本过程。临床上常见的记忆障碍有以下几种。

1.记忆增强　病态的记忆增强,能将病前不能够回忆且不重要的事都回忆起来。主要见于躁狂发作和偏执状态。

2.记忆减退　记忆减退指记忆的四个基本过程普遍减退,早期往往是回忆的减弱,如记不住刚见过面的人和刚吃过的饭;严重时远期记忆力也减退,如回忆不起个人经历等。可见于神经症、脑器质性精神障碍,也可见于正常老年人。

3.遗忘　遗忘指不能回忆以往的部分或全部的经历。一段时间的经历全部丧失称为完全性遗忘,仅是对部分经历或事件不能回忆称为部分性遗忘。临床上按照遗忘与意识障碍的关系分为以下几种。

> **考点提示**　遗忘的分类和各种表现。

(1)顺行性遗忘:即紧接着意识障碍发生后一段时间的经历不能回忆,遗忘的产生是由意识障碍导致的,不能感知外界事物和经历,如脑震荡、脑挫伤的患者回忆不起受伤后一段时间内的事。

(2)逆行性遗忘:回忆不起意识障碍发生之前某一阶段的事件,多见于脑外伤、脑卒中发作后,遗忘时间的长短与外伤的严重程度及意识障碍持续时间长短有关。

(3)进行性遗忘:随着意识障碍的发展,患者的遗忘逐渐加重。多见于阿尔茨海默病。

(4)界限性遗忘:对生活中某一特定时间段的经历完全遗忘,通常与这一阶段发生的不愉快事件有关,又称心因性遗忘。见于应激相关障碍和分离性障碍。

| 育心铸魂坊 |

学习有方,插上翅膀

德国著名心理学家赫尔曼·艾宾浩斯针对人的记忆和遗忘规律进行了一系列的研究,强调对所学知识进行及时复习和自测,正是对应了记忆中的"再认或重复"环节,这也恰恰就是学习的真谛。当我们还是小学生时,就已经开始学习汉语。生活中说的汉语,所到之处均可以看到汉语，手机软件里面全是汉语。就是因为多年的积累，到现在，当我们拿到一本中文书，里面的汉字基本都认识，堪称"认字大师"。只有不断重复，不断精进，才能让学习插上翅膀。

4.错构 在遗忘的基础上，对过去曾经历过的事件，在发生的地点、情节，特别是在时间上出现错误回忆，并深信不疑。多见于各种原因引起的痴呆和酒精中毒性精神障碍。

5.虚构 由于遗忘，患者以想象的、未曾经历过的事件来填补记忆缺损。由于患者存在严重的记忆障碍，虚构的内容自己也不能再记住，所以其叙述的内容常常变化，且容易受暗示的影响。多见于各种原因引起的痴呆和酒精中毒性精神障碍。

五、智能障碍

智能（intelligence）是智慧与能力的合称，是一个复杂的综合精神活动的功能。智能是运用既往获得的知识、经验解决新问题、形成新概念的能力，与先天素质和后天训练密切相关，涉及感知、记忆、注意和思维等一系列认知过程。可以通过了解患者的理解力、分析概括力、判断力、计算力、记忆力等，判断智能是否受到损害。另外，可通过智能测验方法得出智商（intelligence quotient，IQ），对智能进行定量评价。智能障碍可分为精神发育迟滞和痴呆两大类型。

（一）精神发育迟滞

精神发育迟滞指先天性、围产期或在生长发育成熟以前（18岁以前），遗传、感染、头部外伤、内分泌异常、中毒或缺氧等各种致病因素，使大脑正常发育受阻或发育不良，智能发育停留在一定阶段，随年龄增长其智能明显低于正常的同龄人，并伴有明显的社会适应障碍。

（二）痴呆

痴呆指大脑智能发育成熟以后，各种后天因素，如感染、中毒、外伤、神经退行性病变等所导致的以智能严重减退为主的综合征。根据大脑病理变化的性质和所涉及的范围大小的不同，可分为全面性痴呆及部分性痴呆。

1.全面性痴呆 主要表现为大脑弥散性器质性损害，智能活动的各个方面均受到损害，从而影响患者全部精神活动，常出现人格的改变、定向障碍及自知力缺乏。可见于阿尔茨海默病和梅毒性痴呆等。

2.部分性痴呆 大脑的病变只侵犯脑的局部，如侵犯大脑血管的周围组织，患者只产生记忆减退、理解力减弱等，但其人格仍保持良好，定向力完整，有一定的自知力，可见于脑外伤后痴呆的早期及血管性痴呆。

> **考点提示** 心因性假性痴呆。

3.假性痴呆 在强烈精神创伤后患者可出现一种类似痴呆的表现，而大脑组织结构无任何器质性损害，临床上称为假性痴呆，是一种功能性障碍。假性痴呆预后较好，常见于分离（转换）障碍及应激障碍。

（1）心因性假性痴呆：又称 Ganser 综合征（即甘瑟综合征），即患者对一些简单问题给予近似的错误回答。例如，患者对简单的计算，如 2＋4 回答等于 7；将钥匙倒过来开门；但对某些复杂问题反而能正确回答并解决，如能下象棋、打牌等。

（2）童样痴呆：患者有类似儿童的稚气表现，学幼儿说话的声调，逢人就叫阿姨、叔叔。

六、情感障碍

情绪（emotion）和情感（affection）都是指个体对客观事物的态度体验。心境（mood）是指一种较微弱而持续的情感状态,为一段时间内个体精神活动的基本背景。情感障碍通常有三种表现形式,即情感性质的改变、情感稳定性的改变及情感协调性的改变。

考点提示 情感高涨、情感低落和情感淡漠。

(一)情感性质的改变

1.情感高涨 患者情感活动明显增强,表现为与环境不相符的自我感觉良好、过分地兴高采烈、喜笑颜开、眉飞色舞,并且患者的乐观情绪具有感染性,可引起周围人的共鸣。但这种情感高涨不稳定,患者易激惹。常见于躁狂发作。

2.欣快 欣快为一种病态的愉快体验。患者经常面带微笑,似乎十分满意和幸福愉快,但表情单调刻板,难以引起周围人共鸣,给人呆傻、愚蠢的感觉。多见于脑器质性精神障碍。

3.情感低落 患者情绪低沉,整日忧心忡忡、愁眉不展、唉声叹气,重则忧郁沮丧,悲观绝望,甚至出现自杀观念及企图,常伴有思维缓慢、言语及动作减少。多见于抑郁发作。

4.焦虑 在缺乏相应的客观刺激情况下,患者表现为顾虑重重、紧张恐惧、搓手顿足,似有大祸临头,惶惶不可终日,伴有心悸、出汗、手抖、尿频等自主神经功能紊乱症状。多见于焦虑症。

5.恐惧 患者面临某事物或处境时出现惧怕的情绪反应。表现为超乎异常的紧张、害怕、提心吊胆,伴有明显的自主神经功能紊乱症状,如心悸、气急、出汗、四肢发抖,甚至大小便失禁等,常出现回避行为。多见于恐惧症。

(二)情感稳定性的改变

1.情感淡漠 患者对外界任何刺激均缺乏相应情感反应,即使发生重大事件,如生离死别、久别重逢等也泰然处之,无动于衷,即使与自身利益相关的事情也如此。多见于精神分裂症衰退期。

2.情感脆弱 在外界轻微刺激或无刺激情况下患者表现为情绪易波动,反应迅速,有时也较强烈,常因无关紧要的事件而伤心流泪或兴奋激动,情绪无法克制,喜怒无常。常见于脑器质性精神障碍。

3.易激惹 患者极易因极小的刺激引起较强烈的情感反应,持续时间较短暂,表现为激动、愤怒甚至大发雷霆。见于癔症、神经衰弱、躁狂发作。

4.情感不稳 表现为情感反应(喜、怒、哀、愁等)极易变化,从一种恶劣情绪迅速转到另一种恶劣情绪,喜怒无常、变幻莫测。常见于癔症、脑器质性精神障碍。

5.病理性激情 病理性激情指突然、强烈而短暂的情感爆发,常伴有意识模糊,往往表现为冲动和破坏行为,事后不能完全回忆。多见于脑外伤伴发的精神障碍、精神分裂症和人格障碍等。

(三)情感协调性的改变

1.情感倒错 患者的情感表现与其内心体验或处境不一致。如听到令人高兴的事时,反而表现出伤感的表情;或在描述自己遭受迫害时,却表现出愉快的表情。多见于精神分裂症。

2.情感幼稚 成人的情感反应如同小孩,变得幼稚,没有理性控制,反应迅速、强烈而鲜明,缺乏节制和遮掩。见于癔症、人格障碍和痴呆。

3.病理性心境恶劣 患者无任何外界原因突然出现低沉、紧张、害怕及不满的情绪,持续数日,表现为易激动、无故恐惧,提出各种要求、诉说各种不满,处处不顺心。常见于癫痫所致的精神障碍,也见于人格障碍。

4.矛盾情感 患者在同一时间内对同一人或事物体验到两种完全相反的情感,患者既不感受到两种情感的对立和矛盾,也不为此苦恼和不安,而将此相互矛盾的情感体验同时流露于外表或付诸行动,使人不可理解。常见于精神分裂症。

七、意志行为障碍

(一)意志障碍

意志(will)指人们自觉地确定目标,克服困难,用自己的行动去实现目标的心理过程,为人类独有的心理现象。常见的意志障碍有以下几种。

1.意志增强 意志活动增多。在病态情感或妄想的支配下,患者可以持续坚持某些行为,表现出极强的顽固性,如有嫉妒妄想的患者长期跟踪配偶,对其进行跟踪监视。

2.意志减退 意志活动减少。患者表现为动机不足,常与情感淡漠或情绪低落有关,缺乏积极主动性及进取心,对周围一切事物无兴趣、意志消沉,整日呆坐或卧床不起,严重时日常生活都懒于料理。多见于抑郁发作和精神分裂症。

3.意志缺乏 意志活动缺乏。患者表现为对任何活动都缺乏动机、要求,生活处于被动状态,处处需要别人督促和管理。严重时饮水、进食等本能的要求也没有,行为孤僻、退缩,常伴有思维贫乏和情感淡漠,多见于精神分裂症、精神发育迟滞及痴呆。

4.矛盾意向 对同一事物同时出现两种完全相反的意向和情感。如碰到朋友时,一边想去握手,却一边把手马上缩回来。多见于精神分裂症。

5.意向倒错 患者的意向要求和活动为常人所不允许,以致某些行动令人难以理解。如患者无明确动机地伤害自己的身体,吃正常人不吃或厌恶的东西,如肥皂、墙皮、大便等。多见于精神分裂症。

(二)运动及行为障碍

简单的随意和不随意行动称为动作。有动机、有目的地进行的复杂随意运动称为行为,行为受一定的思维支配。精神障碍患者由于具有病态的感知、思维及情感,常出现动作及行为异常。临床上常见的运动及行为障碍有以下几种。

1.精神运动性兴奋 患者整个精神活动增强。涉及精神活动的各方面,但由于障碍的不同可有不同表现。

(1)协调性精神运动性兴奋:患者的言语动作增多,与其思维、情感、意志活动的增多相一致,并与环境联系密切。患者活动增多是有目的的,是可以理解的,整个精神活动协调。多见于躁狂发作。

(2)不协调性精神运动性兴奋:患者的言语动作增多,与其思维、情感、意志活动的增多不一致,与外界环境也不协调。患者的动作单调杂乱,无动机及目的性,使人难以理解,所以精神活动不相协调。多见于紧张型精神分裂症、青春型精神分裂症及谵妄。

2.精神运动性抑制 患者整个精神活动降低。患者的言语动作普遍迟缓和减少。

(1)木僵:患者意识清楚,出现言语、动作行为抑制。轻症患者言语动作和行为显著减少,缓慢迟钝。严重时运动完全抑制,缄默不语,不吃不喝,保持一个固定的姿势,僵硬不动,对体内外任何刺激不起反应。见于精神分裂症、严重的抑郁症、脑器质性精神障碍。

(2)蜡样屈曲:在木僵的基础上出现,患者的肢体可任人随意摆布,即使极不舒服的姿势,也能较长时间像蜡塑一样维持不动。如将患者头部抬高,好似枕着枕头,患者此姿势可保持很长时间,称为空气枕头。见于紧张型精神分裂症。

(3)缄默症:患者缄默不语,不回答问题,有时可以手示意。见于癔症及紧张型精神分裂症。

(4)违拗症:患者对于别人向他提出的要求加以抗拒。患者做出与对方要求完全相反的动作为主动性违拗,如要求患者张口,患者却闭紧。患者对别人的要求加以拒绝,不去执行为被动性违拗。多见于紧张型精神分裂症。

3.刻板动作 患者持久地、刻板地重复单一动作,常与刻板言语同时出现。多见于紧张型精神分裂症。

4. 模仿动作　患者无目的地模仿别人的动作,常与模仿言语同时出现。多见于紧张型精神分裂症。

5. 作态　患者做出古怪的、愚蠢的、幼稚做作的动作、姿势、步态与表情,如患者做怪相、扮鬼脸等。多见于青春型精神分裂症。

八、意识障碍

意识(consciousness)指患者对周围环境及自身的认识和反应能力。大脑皮质和脑干网状激活系统的兴奋性对维持意识起着重要作用。临床上意识障碍可表现为意识清晰度降低、意识范围缩小及意识内容的变化。

> **考点提示**　意识清晰度降低的意识障碍分类。

（一）以意识清晰度降低为主的意识障碍

1. 嗜睡　意识清晰度降低较轻微,在安静环境下患者呈嗜睡状态,呼叫患者或推动患者肢体,患者可立即清醒,也能进行正常的交谈,但当刺激消失后患者将再次入睡。此时吞咽反射、瞳孔反射、角膜反射均存在。

2. 意识浑浊　强烈的刺激才能引起患者的反应。患者反应迟钝、思维缓慢、注意、记忆、理解都有困难,对时间、地点、人物可有定向障碍。此时吞咽反射、角膜反射、对光反射尚存在,出现原始动作如舔唇、伸舌、吸吮等。

3. 昏睡　意识清晰度水平较意识浑浊更低,周围环境及自我意识均丧失。只有强痛刺激才引起防御性反射,如压眶反应。此时角膜反射、睫毛反射减弱,对光反射、吞咽反射仍存在,可出现不自主运动及震颤。

4. 昏迷　意识完全丧失,对任何刺激不产生反应,吞咽反射、防御反射,甚至对光反射均可消失,可引出病理反射。

（二）以意识内容变化为主的意识障碍

1. 谵妄状态　在意识清晰度降低的同时,产生大量的幻觉、错觉。内容多为生动而鲜明的形象性情境,如见到昆虫、猛兽等,多具有恐怖性。患者常产生紧张、恐惧等情绪反应,或兴奋不安,出现不协调性精神运动性兴奋,思维不连贯,理解困难,有时出现片段妄想、定向障碍,自我定向力及周围环境定向力丧失。谵妄状态往往昼轻夜重,持续时间可为数小时至数日,意识恢复后部分遗忘或全部遗忘。

2. 朦胧状态　意识清晰度降低的情况下,意识范围缩小或变窄。患者在此缩小的范围内可有相对正常的感知觉及协调连贯的复杂行为,但此范围外的事物都不能正确感知判断。患者同时可有定向障碍,片段的幻觉、错觉、妄想以及相应的行为。常突然发生,突然中止,持续数分钟至数小时不等,事后遗忘或部分遗忘。

3. 梦样状态　在意识清晰度降低的同时伴有梦样体验。患者沉湎于梦境与幻想中,与外界失去联系,但外表好像清醒。对其幻想内容能够部分回忆,持续数日或数月。

九、定向障碍

定向力(orientation)指一个人对周围环境(时间、地点、人物)的辨认能力以及自身状态的识别能力。时间定向包括对当时时间的判断,如白天或晚上、上午或下午;地点定向或空间定向是指对所处地点的判断,如所处楼层、街道名称等;人物定向指辨认周围环境中人物的身份及与患者的关系;自我定向包括对自己姓名、性别、年龄及职业等状态的认识。

定向障碍(disorientation)指对环境或自身状况的辨认能力减弱或丧失。定向障碍多见于意识障碍、精神发育迟滞及痴呆患者。定向障碍是意识障碍的重要标志,但有定向障碍不一定有意识障碍,如阿尔茨海默病患者有定向障碍,但没有意识障碍。

双重定向,即对周围环境的时间、地点、人物出现双重体验,其中一种体验是正确的,而另外一种体验与妄想有关,是妄想性的判断或解释,如患者认为医院既是医院又是监狱。

考点提示 自知力概念及临床意义。

十、自知力障碍

自知力(insight),又称领悟力或内省力,是指患者对自己精神状态的认识和判断能力。自知力缺乏是重性精神障碍特有的表现,重性精神障碍患者一般有不同程度的自知力缺失,他们不认为自己有病,或拒绝承认自己有精神障碍,因而拒绝治疗。有的患者在患病初期尚有自知力,随病情加重逐渐丧失。经过治疗,病情好转后患者的自知力恢复。临床上将有无自知力及自知力恢复的程度作为判定病情轻重和好转程度的重要指标,自知力完整是精神障碍病情痊愈的重要指标之一。

任务三 精神障碍的诊断和分类

精神障碍分类学的目的是把种类繁多的精神障碍按各自的特点和从属关系划分出病类、病种与病型,并列成系统,这样不但可加深对精神障碍的研究与认识,也有利于诊断、治疗与护理。德国精神病学家克雷佩林从临床症状、躯体检查所见和病程三个方面,来进行精神障碍的分类。他做出的重大贡献是明确区分了两种最常见的精神疾病,一种是躁狂抑郁性精神病(现称双相障碍);另一种是早发性痴呆(现称精神分裂症)。他所建立的分类系统改变了过去精神障碍分类的混乱状态,至今仍对精神障碍的国际分类、美国精神障碍诊断分类系统、我国精神障碍诊断分类系统具有深刻的影响。

当前,对世界精神病学影响最大且被许多国家采用的分类系统有两个:世界卫生组织《国际疾病分类》(ICD)中的精神与行为障碍分类和美国精神病学会的《精神障碍诊断和统计手册》(DSM)。ICD目前最新的版本为《国际疾病分类第十一次修订本(ICD-11)》,简称ICD-11。DSM每5年修订一次,目前已修订到第五版修订版,简称DSM-5-TR。早在1958年,我国精神病学专家就提出了较为完整的精神疾病分类方案,划分了各类精神疾病的类型和亚型,并发布了《中国精神障碍分类方案与诊断标准》(CCMD)。鉴于与国际疾病分类系统接轨的学科发展趋势,我国目前已不再对CCMD系统进行修订。目前临床及科研主要采用ICD-11的诊断标准,ICD-11中,关于精神与行为障碍、神经发育障碍和睡眠-觉醒障碍的分类目录编码如下。

7A00-7A43 神经发育障碍

7A50-7A53 精神分裂症及其他原发性精神病性障碍

7A60-7A73 心境障碍

7B00-7B05 焦虑与恐惧相关障碍

7B10-7B15 强迫及相关障碍

7B20-7B25 应激相关障碍

7B30-7B36 分离障碍

7B40-7B42 躯体忧虑障碍

Note

7B50-7B55　　喂养及进食障碍

7B60-7B61　　排泄障碍

7B70-7D61　　物质相关及成瘾障碍

7D70-7D73　　冲动控制障碍

7D80-7D81　　破坏性行为及品行障碍

7D90-7D92　　人格障碍

7E00-7E06　　性欲倒错障碍

7E10-7E11　　做作性障碍

7E20-7E21　　神经认知障碍

7E30　　与其他障碍相关的精神和行为障碍

由于大多数精神障碍的病因与发病机制尚不明确,所以当今精神障碍的分类与诊断方法仍停留在症状学的水平,而不是像其他内外科疾病一样按病因或病理学特征分类。精神障碍的各种诊断标准主要依靠精神症状间的组合、病程的演变和病情的严重程度等特点来制定,所以精神障碍的诊断易受其他因素(如病史采集的方法、对症状认识的水平等)的影响,加之缺乏特异性生物学标志,较其他内外科疾病诊断的准确性相对要低。鉴于此,世界上一些国家和组织(如世界卫生组织、美国精神病学会、中华医学会精神医学分会等)建立了分类工作组,长期搜集文献资料和进行实验室及临床研究,朝着分类和诊断标准的合理性、准确性和实用性不懈努力。

知识拓展

精神残疾的分级

精神残疾指精神障碍患者患病持续一年以上未痊愈,导致其对家庭、社会应尽职能出现一定程度的障碍。精神残疾分为以下三个等级。

重度(一级):五项评分中有三项或多于三项评为2分。

中度(二级):五项评分中有一项或两项评为2分。

轻度(三级):五项评分中有两项或多于两项评为1分。

精神残疾严重程度五项评分表

社会功能评定项目	正常或有轻度异常	确有功能缺陷	严重功能缺陷
个人生活自理能力	0分	1分	2分
家庭生活职能表现	0分	1分	2分
对家人的关心与责任心	0分	1分	2分
职业劳动能力	0分	1分	2分
社交活动能力	0分	1分	2分

注:无精神残疾则五项总分为0分或1分。

学习小结

本项目从精神障碍的病因、精神障碍症状学及精神障碍的诊断和分类三个任务展开讲解,重点介绍精神障碍的症状,如感知觉障碍、思维障碍、注意障碍、记忆障碍、智能障碍、情感障碍、意

Note

志行为障碍、意识障碍、定向障碍和自知力障碍的症状,使学生对精神障碍的基本知识有一定认识。

能力测验

一、单项选择题

1.精神障碍最重要的病因是( )。
A. 遗传因素　　 B. 环境因素　　 C. 心理应激　　 D. 神经发育　　 E. 文化环境

2.在没有客观现实刺激作用于感官的情况下出现的虚幻的知觉称为( )。
A. 妄想　　　　 B. 幻觉　　　　 C. 虚构　　　　 D. 痴呆　　　　 E. 妄想

3.患者语言量增多,语速加快,其最可能的症状是( )。
A. 思维中断　　 B. 思维迟缓　　 C. 思维倒错　　 D. 思维奔逸　　 E. 思维云集

4.患者坚信自己无所不能,具有超强的能力、财力等,其最可能的症状是( )。
A. 关系妄想　　 B. 夸大妄想　　 C. 被害妄想　　 D. 疑病妄想　　 E. 妄想

5.( )的完全恢复是精神障碍痊愈的重要指标之一。
A. 恐惧　　　　 B. 自知力　　　 C. 情感　　　　 D. 意识　　　　 E. 意志

6.患者错把墙上的"蚊子"看成"钉子",其可能的症状是( )。
A. 错觉　　　　 B. 感觉倒错　　 C. 意向倒错　　 D. 意识混浊　　 E. 妄想

7.患者感到自己的精神活动受外界某种力量控制,失去自主能力,此症状为( )。
A. 关系妄想　　　　　　 B. 物理影响妄想　　　　　　 C. 夸大妄想
D. 疑病妄想　　　　　　 E. 被害妄想

8.患者口中常说"我有罪,我愿意接受惩罚",并拒绝进食。此症状为( )。
A. 罪恶妄想　　　　　　 B. 嫉妒妄想　　　　　　　　 C. 物理影响妄想
D. 关系妄想　　　　　　 E. 被害妄想

9.患者吃饭时只吞骨头拒绝吃肉,认为这表示自己有硬骨头精神,此症状为( )。
A. 思维散漫　　　　　　 B. 强制性思维　　　　　　　 C. 思维奔逸
D. 病理性象征性思维　　 E. 妄想

10.医生问:"你去干什么呢?"患者答:"大地开阔了,树叶落下了,铁门关上了。"该症状可能是( )。
A. 思维破裂　　 B. 思维松弛　　 C. 思维扩散　　 D. 思维中断　　 E. 思维混乱

11.患者凭空听到,"你是大猪头",最可能的症状是( )。
A. 幻听　　　　 B. 思维松弛　　 C. 幻视　　　　 D. 思维破裂　　 E. 谵妄

12.患者认为"％"代表离婚,这可能的症状是( )。
A. 思维松弛　　 B. 幻视　　　　 C. 语词新作　　 D. 思维破裂　　 E. 思维中断

13.患者坚信有人追杀他,躲在桌子底下不出来,最可能的症状是( )。
A. 钟情妄想　　　　　　 B. 物理影响妄想　　　　　　 C. 被害妄想
D. 罪恶妄想　　　　　　 E. 关系妄想

14.护理人员问:"2＋3等于几?"患者答:"6。"其最可能的症状是( )。
A. 情绪不稳　　　　　　 B. 记忆障碍　　　　　　　　 C. 意识障碍
D. 心因性假性痴呆　　　 E. 精神发育迟滞

15.意识清晰度降低的表现有( )。
A. 嗜睡　　　　 B. 意识浑浊　　 C. 昏睡　　　　 D. 昏迷　　　　 E. 以上均是

Note

二、名词解释

1.精神症状学

2.智力

3.意识

4.自知力

三、简答题

1.精神症状的概念及特点有哪些？

2.简述错觉和幻觉的概念及两者的区别。

3.简述妄想的概念及其特征。

4.简述情绪低落与情感淡漠的区别和临床意义。

（王　松）

项目三　精神障碍护理技能

扫码看课件

学习目标

知识目标：

1. 掌握建立治疗性护患关系的要求和技巧、精神障碍患者的观察与记录方法。
2. 熟悉精神障碍基本护理，以及精神障碍患者的组织和管理。
3. 了解精神障碍护理技能。

能力目标：

1. 能够应用本章知识和技能，结合不同患者情况，建立治疗性护患关系。
2. 能够根据患者的不同情况，初步实施分级护理。
3. 能运用所学的康复技能，对精神障碍患者开展基础的康复训练工作。

素质目标：

1. 尊重、接纳患者，具有关心、爱护精神障碍患者的高尚情操及建立治疗性护患关系的意识。
2. 能理性对待精神障碍患者的暴力、自杀、出走等行为，在护理过程中体现人文关怀和同理心。

项目三
思维导图

案例导入

患者，女性，40岁，平素性格内向，不善于表达自己的情绪，近半年来无明显诱因逐渐出现敏感多疑，怀疑丈夫不爱自己，与其他女人有外遇的症状，为此经常毫无原因地向丈夫发火，逼着丈夫承认其不忠行为，到丈夫单位闹事。患者常感觉不安全，认为被人监视，曾多次报警寻求保护。并坚信自己的一言一行都被监视，有摄像头时刻监视着自己，认为周围人合起伙来蒙蔽自己，有人谋害自己，经常外跑。患者被其家属送入院，患者无自知力，不承认有病，不愿住院，情绪激动，骂人并威胁医护人员，如果不让出院就撞死在医院。

请思考：

(1) 如何运用沟通技巧与患者沟通？

(2) 怎样与患者及家属建立良好的信任关系？

任务一　治疗性护患关系的建立

治疗性护患关系是指护理人员与患者长时间相处后发展出来的关系，在此关系中，患者能够感觉到自己是一个有价值的个体，可以自由地表达自己，倾诉内心的困扰，而不必害怕遭受拒绝或批评，并且能够学习新的、更令人满意的行为方式。建立互相信任、开放、良好的护患关系，是

Note

有效护理的根本保证。

一、建立治疗性护患关系的要求

(一)了解患者及其家属的基本情况

护理人员与患者接触时,首先应了解患者及其家属的基本情况。

1. 一般情况 患者的姓名、年龄、性别、民族、宗教信仰、文化程度、职业、兴趣爱好、个性特征、生活习惯、成长经历、婚姻家庭情况、经济状况等。

2. 疾病情况 患者的精神症状、病史、诊断、阳性检查结果、主要治疗经历、护理要点、特殊注意事项、患者家属对疾病的认识及关注等。

(二)尊重和理解患者

1. 对精神障碍患者持正确的态度 精神障碍是多种原因共同导致的一种大脑功能紊乱性疾病。精神障碍患者的离奇行为或荒诞言语是疾病的主要表现,就像躯体疾病所对应的相应症状和体征一样,无好坏之分,对待患者要以精神障碍专业的态度,不能以常人的标准来评定。

2. 尊重患者人格 不能因为患者的症状而嘲笑甚至愚弄患者。在进行治疗或谈话之前应先征得患者同意,尊重患者的意见或提出的方案。应向患者介绍或说明其治疗及护理情况,尊重其知情权,以取得患者合作,对于患者的隐私、病史要予以保密。

(三)良好的人文与专业素养

护理人员的人文与专业素养将直接影响护患关系的建立与维持,因此护理人员应加强人文知识和专业技能的学习,提高自身素养。在工作中,护理人员应保持良好的态度和稳定的情绪,及时为患者提供有效的护理措施,使患者感到安全。

考点提示 建立治疗性护患关系的过程。

二、建立治疗性护患关系的过程

护理人员与患者建立治疗性护患关系的过程可以分为 3 个阶段,即介绍期、工作期和结束期。这 3 个阶段有一定的顺序,但无时间限制,每个阶段的持续时间不定,各阶段可能彼此重叠。

1. 介绍期 建立治疗性护患关系过程中的介绍期即认识期,这一阶段常发生在患者入院的最初阶段。目标是增强患者对护理人员的信任,使护理人员成为患者的重要关系人。护理人员应了解患者就医的原因,做好入院评估,制定护理方案,同时做好与患者沟通、会谈的计划,建立彼此可接受的约定。其内容大致包括会谈地点、会谈时间、保密事项、关系建立的目的、护理人员及患者的责任、护理人员及患者的期待、护理人员及患者的角色等。护理方案的制定是双方共同参与的,但患者常因病情的影响而无法参与,护理人员应视患者的情况尽量加以引导。介绍期时间的长短依患者的情况而定。

2. 工作期 治疗性护患关系的第二个阶段称为工作期或维持期,此阶段的目标是确认和解决患者的问题。主要的治疗工作应在工作期进行,护理人员要了解患者的想法、感觉、行为,促使患者产生自知力,并将自知力转化成行为统合到其生活中,协助患者寻求压力源、处理焦虑,提高其独立性,增强其自我责任感,以发展有效的应对机制。随着彼此了解的加深,护理人员可以有针对性地提出问题,可以深入地讨论患者的感受、期望,帮助其制定相应的护理方案,肯定患者的能力,帮助其恢复自信,巩固治疗。

3. 结束期 治疗性护患关系的最后阶段是结束期。结束期患者应具备的条件:症状或问题缓解,社会功能改善,自我认同感增加,能够运用适应性防御机制,达到预定目标,专业性关系建立过程中出现无法排除的障碍。患者若符合其中一种状况,护理人员与患者的关系即可结束。

患者可能会对出院产生不适甚至焦虑,护理人员应主动与患者沟通,帮助患者尽早回归社会。在结束期,护理人员要评估患者家属是否掌握患者旧病复发的基本特征,在家庭生活中怎样帮助患者制定生活方案,坚持服用药物,定时复诊(表 3-1)。

表 3-1 治疗性护患关系各阶段的目标和护理人员的行为

治疗性护患关系的阶段	目标	护理人员的行为
介绍期	发展信任感	建立彼此可接受的护理方案
	使护理人员成为患者的重要关系人	严格遵守约定以回应患者的试探行为
工作期	辨识和解决患者的问题	针对患者问题的性质做个性化的反应
结束期	协助患者回顾曾经学习的内容并将学习转移到与他人的互动中	了解患者的失落感
		协助患者表达其感觉并协助处理
		鼓励患者将感情转移到有建设性的活动上

三、建立治疗性护患关系的技巧——治疗性沟通

治疗性沟通是护理人员与患者及其家属之间交流信息和感情,建立良好护患关系的过程。良好的治疗性沟通可以提高患者的护理依从性,增强患者的康复信心,减少和避免护患纠纷。

(一)治疗性护患关系建立的前提

1. 保密 护理人员应对患者的诊断、治疗过程与其他生活方面的隐私保密,不在医疗护理范围之外进行扩散。

2. 以患者为中心 治疗性护患关系的建立是以促进患者健康为目的,一切针对患者的临床护理决定和行为,都应当以患者的利益为中心,最大限度地保护患者的利益。

3. 制定相应的护理目标 护理人员在整个治疗性沟通的过程中应该制定完整的护理目标,并以目标为导向完成治疗性沟通。

4. 接受患者 有些患者无法顺利地进行沟通,甚至带有暴力倾向,与这些患者沟通时,护理人员必须理解患者的行为,不以批判的态度对待患者。

(二)切题会谈

切题会谈是精神障碍最重要的沟通方式,分为四个阶段。

1. 准备与计划阶段 此阶段主要是熟悉资料、准备环境、安排时间、确定目标。

2. 开始交谈阶段 此阶段主要是以给患者一个良好的第一印象,使者愿意主动说出自己的愿望为目的。

(1)充分准备:护理人员与患者交谈的目的主要是为了进行评估和治疗。为了交谈成功,护理人员应在自身和心理上做好准备,举止稳重,态度温和,衣着得体。同时还应了解交谈的任务,制定提纲,并熟悉患者的资料。另外,护理人员应根据交谈的性质和目的选择适合交谈的时间和交谈的环境。

(2)良好的第一印象:患者对护理人员的第一印象将极大地影响护患关系及交谈的结果。护理人员在与患者开始交谈时应注意使用支持性语言,有礼貌地称呼对方,介绍自己。此外应告诉患者交谈中收集资料的目的是制定护理方案,帮助患者康复。另外,还要说明交谈大致需要的时间。

3. 引导交谈阶段 此阶段是治疗性护患关系能否形成和发展的关键,常用的技巧有以下几种。

(1)共情:也称同理心,指从对方的角度来认识其思想,体验其情感,并产生共鸣。

（2）提问：在治疗性交谈中具有十分重要的作用，它可以快速地围绕主题进行信息收集与核实。提问可分为以下几种。

①封闭式提问（有方向的提问）：这是一种将患者的应答限制在特定范围之内的提问，如"您今天排便了吗""您的胃还疼吗"。

②开放式提问（没有方向的提问）：提问的问题范围较广，不限制患者的回答，如"您对治疗有什么意见""您这几日的感觉怎么样""您有什么需要我帮助的吗"。护理人员在提问时注意尊重患者，尽量减少问"为什么"，避免给患者一种被质问的感觉。

（3）倾听：通过倾听，护理人员才能了解患者存在的问题，从而有针对性地提供帮助。倾听的技巧包括以下几点。

①多听少说：因为说话和倾听是不能同时进行的，护理人员少说话可以给患者更多自由表达思想和意见的机会和时间。

②建立协调关系：了解患者，试着从患者的角度看问题。

③表现出感兴趣的态度：这是让患者相信你在倾听的最好方式。

④眼神接触：适当的眼神交流能让患者产生你正在聆听的感觉。

⑤反馈：将注意力集中于患者谈话的要点，不断反馈信息，以确定患者谈话的实质。

| 育心铸魂坊 |

治疗性护患关系的提出——伟大的护理理论家

1947年，海伦娜·伦德尔在其所著的《精神障碍护患关系》（*Nurse Patient Relationship in Psychiatry*）一书中提出了"护理人员与患者间建立的关系具有重要的治疗潜力"这一观点，激发了护理人员对精神障碍护理领域的思考。

1952年，护理理论家佩普劳在其出版的《护理中的人际关系》（*Interpersonal Relations in Nursing*）一书中，强调护理是一种人与人关系发展的过程，这种过程不是一般的社交的人际关系，而是一种具有治疗性和教育性的人际关系，她强调"一对一关系的治疗潜力"。运用伦德尔和佩普劳的观点，精神障碍护理开始有了全新的面貌。人们逐渐认识到护理人员在运用知识和技巧护理患者的过程中，其人格表现对患者具有极大的治疗性影响。虽然护理人员可能给予患者许多药物协助其进行机体治疗，但直接影响护理工作的是当护理人员与患者面对面互动时，护理人员恰到好处地运用其个人特性的过程。

（4）阐释：常用于解答患者疑问，消除患者的顾虑。在运用阐释技巧时，要注意给患者提供接受和拒绝的机会，即让患者做出反应。

（5）沉默：恰到好处地运用沉默，可以促进护患沟通。例如，在面对一位偏激的患者时，为了化解紧张气氛，以沉默待之，效果更好。

（6）与不同精神症状患者沟通的技巧如下。

①妄想患者：护理人员对患者所述之事不做肯定也不予以否定，更不要与其争辩，以免成为患者妄想的对象，待患者病情稳定、症状缓解时再与其交谈。

②缄默不语患者：护理人员可以关切地坐在其身边，让患者充分感受护理人员对他的理解和重视。

③有攻击行为患者：护理人员应避免与患者单独共处一室，避免激惹性语言，不要站在患者

正面,而应站在患者的身侧。

④抑郁情绪患者:护理人员要引导患者述说内心的痛苦,多给予安慰和鼓励,引导患者回顾快乐的往事,并表示赞同和肯定。

⑤木僵或者癔症患者:护理人员切忌在患者面前谈论病情,做任何治疗与护理之前应向患者介绍清楚,获得患者的同意。

⑥异性患者:护理人员的态度要自然,应谨慎、稳重,以免患者把正常的关心当作恋情,产生误会。

4. 结束交谈阶段 顺利地结束交谈可以为下一次交谈及建立治疗性护患关系打下基础。同时,给予患者适当的安慰和鼓励,并且暗示患者本次交谈很顺利,相处很融洽。不可以突然终止交谈,突然无故离开,这会使者感到疑惑和不安。

任务二 精神障碍患者的护理观察与护理记录

护理人员与患者接触机会最多,观察患者的言语、表情、行为和生命体征,可以及时发现患者的病情变化,这对制定护理方案,减少护理活动的盲目性、主观性和片面性,提高护理质量等都有重要意义。

考点提示 精神障碍患者的护理观察。

一、精神障碍患者的护理观察

由于部分精神障碍患者缺乏对疾病的自知力,精神症状的表现在很短的时间内通常是很难完全表露出来的,除了依靠病史以及各种辅助检查外,还需对患者进行全方位的观察,才能做出明确的判断。

(一)观察的内容

1. 一般情况 仪表、个人卫生情况、衣着和步态;全身有无外伤;个人生活自理能力;饮食、睡眠及排泄。

2. 精神症状 患者有无自知力;有无意识障碍;有无幻觉、妄想、病态行为等精神症状;情感稳定性和协调性如何;症状有无周期性变化等。

3. 躯体情况 患者的生命体征,躯体疾病的症状表现,营养状况等。

4. 治疗情况 患者对治疗的态度如何;治疗效果及药物不良反应如何;有无藏药、拒绝治疗等行为。

5. 心理需求 患者对护理人员及亲属心理支持的需求情况,如亲属的探视、陪伴,护理人员的倾听、鼓励等。

6. 社会功能 包括学习、工作、人际交往能力,以及生活自理能力等。

(二)观察的方法

1. 直接观察法 直接观察法是护理工作中最重要,也最常用的观察方法。可与患者直接接触,面对面进行交谈,通过直接观察法获得的资料相对客观、真实、可靠。一般情况下,这种方法适用于意识相对清晰、愿意交谈合作的患者。

2. 间接观察法 间接观察法是从侧面观察患者独处或与人交往时的精神活动表现。护理人员可通过患者的亲朋好友、同事及病友了解患者的情况,或通过患者的作品、娱乐活动、日记、绘

Note

画及手工作品了解患者的思维内容和病情变化。这种方法适用于不肯暴露内心活动或思维内容、不合作、情绪激动的患者。

护理人员在观察、评估患者的病情时，直接观察法和间接观察法并非单独使用，对同一患者往往结合使用直接观察法和间接观察法，相互补充。这样才能获得更全面正确的病情资料。

（三）观察的要求

1. 观察要具有目的性、客观性 护理人员对病情的观察要有目的性，需要明确哪方面的信息应作为重点观察内容。观察到的内容应该客观记录，不随意加入自己的猜测。

2. 观察要有整体性

（1）对某一患者的整体观察：护理人员应观察患者住院期间各个方面的表现，以便对患者有一个全面的整体的掌握，并制定相对于患者合适的护理方案。

（2）对病房所有患者的整体观察：护理人员应全面观察病房内所有患者，掌握每个患者的主要特点。对于重点患者或特殊患者做到心中有数，但其他患者也不能疏忽。特别是平时不说不动的患者，要更加注意，因为此类患者主诉少，护理人员对其关注少，容易出现意外。

3. 疾病不同阶段的观察

（1）新入院：从一般情况、住院依从情况、心理情况、躯体情况等全面观察。
（2）治疗期：对于开始治疗的患者，重点观察其对治疗的态度、治疗效果和不良反应。
（3）缓解期：主要观察其精神症状及心理状态。
（4）恢复期：一般患者要重点观察症状消失的情况、自知力恢复的程度及出院的态度。有心理问题的患者重点观察其心理反应与需求。

4. 要在患者不知不觉中观察 在治疗或护理过程中，或与患者轻松地交谈中，患者的表现比较真实。观察患者行为也要有技巧，交谈过程中不要记录，这样会使患者感到紧张与焦虑。护理人员可以利用各种与患者接触的机会，如晨晚间护理，进行各种治疗操作时观察患者，也可在患者参加各种康复活动时从侧面进行观察。

二、精神障碍患者的护理记录

护理记录是医疗文件的重要组成部分，真实地记录了患者的病情，便于所有护理人员了解患者病情，不仅为护理人员修改完善医疗护理方案提供了依据，同时也是护理质量检查与工作效果的评估依据，为护理科研提供数据与资料，是患者出院后存档作为医疗文件的重要组成部分，也是医疗纠纷判定的主要依据。

（一）记录的类型与内容

1. 入院护理评估单 记录内容包括一般情况，精神症状、躯体疾病、护理体检情况、日常生活、社会支持、健康知识接受能力等。以表格打钩和文字叙述相结合的方式记录，入院评估一般在 8 小时内完成。

2. 护理风险评估监控记录单 包括自杀和自伤风险、暴力风险、出走风险、跌倒风险、压疮风险、噎食风险等，以表格打钩方式记录。

3. 日常生活活动能力评估单 包括进食、洗澡、穿衣、排泄、床边移动、平地步行、上下楼梯等，以表格打钩方式记录。

4. 一般护理记录单 主要用于记录非危重患者的精神症状、躯体症状等病情动态变化的情况和治疗护理措施及其效果，药物不良反应，生活自理状况，饮食、睡眠情况等，以文字叙述方式记录为主。

5. 危重护理记录单 主要用于记录危重患者的生命体征、出入液量、精神与躯体症状、治疗护理措施、饮食、睡眠情况等，以表格打钩和文字叙述相结合的方式记录。

6.健康教育记录单 记录患者在入院、住院、出院不同阶段,护理人员对其进行精神卫生知识、疾病认识、症状管理、药物不良反应的观察和预防、健康生活方式等方面健康教育的落实情况,以表格打钩方式记录。

7.身体约束评估监控记录单 用于约束患者的记录,包括约束的原因、约束的时间、约束带的数量、约束部位皮肤情况,患者饮食、睡眠、排泄以及相应护理措施落实情况,以表格打钩方式记录。

(二)记录的要求

记录要客观真实,不可随意杜撰,最好将患者的原话记录下来,尽量少用医学术语。及时、准确、具体、简单、清晰地记录患者的情况。书写项目齐全,字迹清晰,不可涂改,书写过程中出现错别字时,应当用双线划在错别字上,保持原错别字清晰可见,将正确字写在上方并签名字、修改时间。记录完整后签全名及时间。如果记录为电子版,要打印出来签名,不可在打印的护理记录单上涂改。

知识拓展

新入院患者护理记录单举例

某医院新入院患者护理记录中描述内容如下:T 36.9 ℃,P 90 次/分,R 20 次/分,BP 130/80 mmHg。患者今日上午10点由家属陪同第一次入我院,门诊入院印象:(精神分裂症),步入病房,更衣合作,查体无外伤,牙齿缺如,个人卫生较好;院外主要表现(主要病情描述),家中无法护理,送入我院治疗。患者入病房后表现(描述情绪、言语行为表现)与护理合作(不合作),遵医嘱予一级护理,给予抗精神障碍药治疗,入院宣教已做,督促下参加康复治疗活动。对自杀、自伤、攻击、外走、噎食、跌倒情况进行评估,描述相应护理措施。

任务三 精神障碍患者的基础护理

考点提示 **精神障碍患者的基础护理。**

护理的目的是照护患者,促进患者的康复。护理人员在照护精神障碍患者的过程中需要先收集和分析资料,确立护理问题,制定护理目标和方案,执行护理措施。

一、安全护理

安全护理是精神疾病护理中最重要的环节,患者在思维紊乱、心理状态失常的情况下,常出现冲动、伤人、自杀、自伤行为。因此,护理人员要有高度的安全意识,谨防意外。

(一)掌握病情,有针对性防范

护理人员要熟悉病史,加强病房内重点患者的病情观察,对有自杀、自伤、冲动伤人、毁物、外走企图和行为的患者、新入院患者、意识障碍患者、生活不理患者、疾病急性期症状活跃的患者、拒绝治疗的患者重点监护,限制患者活动范围,患者外出活动需有专人陪同。

Note

(二)与患者建立信赖关系,及时发现危险征兆

精神障碍患者由于精神活动异常,沟通会有一定的难度。因此,护理人员要加强与患者的沟通,及时满足其合理需求。在建立良好护患关系的基础上,患者会主动倾诉内心活动。

(三)加强安全管理,做好安全检查

安全检查是精神障碍的常规护理,具体做到:入院患者立即查、住院患者天天查、外出患者返回查、探视患者详细查。对于剪刀、皮带、玻璃、钱币、手机等危险品及贵重品应交给患者家属或代为保管。检查时应向患者及其家属解释清楚,以得到患者及其家属的配合和支持。平时的安全检查也要重视,不忽略任何一个细节,如患者身上、床铺上下、床头柜、周围环境等。

(四)严格执行护理常规与工作制度

护理人员要严格执行各项护理常规和工作制度,如发药时要精力集中,核查患者仔细,防止患者吐药或藏药,必要时检查口腔,严防患者积存药物一次性吞服而中毒。对约束的患者,要检查约束带的松紧度是否适宜,要随时注意观察局部的血液循环。凡有患者活动的场所,都应安排护理人员每30分钟巡视一次,重点患者不离视线,防患于未然。在夜间、凌晨、午睡等时段,病房工作人员较少的情况下,护理人员要特别加强巡视。厕所、走廊尽头、暗角、僻静处都应仔细察看,临床实践提示,这些时段和地点极易发生意外。

二、日常生活护理

(一)做好晨间护理

患者(尤其是兴奋躁动的患者)由于受疾病的影响常彻夜不眠、身心疲惫,晨间护理可改善患者的血液循环,使患者全身清洁、舒适。护理人员应督促患者按时起床、洗漱,对生活不能自理者应给予协助,必要时应做口腔护理。患者起床后,护理人员应立即开窗通风,保持室内空气新鲜。护理人员应为患者适时扫床,同时检查患者的床铺及床头柜的卫生及安全,及时发现危险品。

(二)做好晚间护理

晚间睡前,护理人员应督促或协助患者用热水洗脸、洗脚。晚9点以后,护理人员应为病房关大灯、开暗灯、拉上窗帘,为患者创造安静、舒适的睡眠环境。

(三)其他日常护理

(1)女性患者月经期生活不能自理时,护理人员应协助或督促患者更换卫生巾,患者床铺可用一次性尿垫保护。护理人员要保持患者衣裤清洁,必要时帮助更换。护理人员还要督促患者每晚冲洗会阴,保持清洁。

(2)对卧床患者,护理人员要定时帮助其翻身,对骨突及发红部位定时做皮肤按摩,以防皮肤受压过久而产生压疮。

(3)护理人员要经常关注患者的衣着,根据天气帮助患者随时增减衣服,防止其着凉或中暑。必要时电话通知患者家属送来换季的衣服。

(4)护理人员要每日督促患者按时喝水、进食,保证患者的营养和水分摄入。

(5)对有口腔溃疡的患者,护理人员应给予溃疡软膏局部涂抹;对口唇干裂的患者,护理人员可以为其涂一些甘油。

(6)患者发生尿潴留时,护理人员明确排除躯体疾病后给予患者诱导排尿,如采用让患者听流水声、用温水冲洗会阴、在患者下腹放置热水袋、轻轻按摩患者下腹等方法,同时配合语言鼓励和暗示。

(7)对服用抗精神障碍药的患者,护理人员要掌握患者每日的排便情况;要严格执行常规制度,对三日无大便者应给予缓泻剂或开塞露等,必要时可清洁灌肠;为了防止患者发生便秘,护理

人员应鼓励患者多饮水、多吃蔬菜水果、多活动,养成按时排便的习惯。

三、饮食护理

精神障碍患者的饮食障碍是多种多样的,直接关系到患者的健康、安全和治疗的顺利进行。例如,患者受精神症状的支配,常发生拒食或少食,而患者摄入量不够就会影响治疗的开展;处于极度兴奋状态的患者体力消耗较大,若饮食护理不当,就容易导致患者器官衰竭。因此,加强精神障碍患者的饮食护理至关重要。

(一)营养失调,低于机体需要者

(1)生活能自理的患者均应采用集体进餐的方式。饭前,护理人员要将患者的饭菜按份备好,督促患者用流动水洗手。开饭时,护理人员要巡视病房,确保所有患者进餐,防止遗漏。护理人员要观察患者的进餐情况,若发现患者没吃完而中途离位,应查明原因,对症处理,以保证患者的营养摄入。饭菜温度要适宜,防止过热和冷掉。

(2)对需要重点关注的患者,开饭时要有专人照顾,护理人员应尽量劝导患者自行进食,必要时做好喂饭工作。护理人员的态度要和蔼可亲,使患者产生信任感。

(3)对不能自行进食的患者,护理人员应给予其鼻饲或输液,以保证患者的营养和水分摄入。

(二)营养失调,高于机体需要者

(1)对症状活跃期具有明显暴饮暴食行为的患者,护理人员要适当限制其摄入量。在改善患者营养时尤其应注意,必要时可让患者单独在房间里进餐,并限制患者进餐的速度及量。

(2)对糖尿病伴发精神障碍而出现进食量过大的患者,护理人员除要严格限制摄入量外,还要对患者进行饮食卫生宣教,使其明白限制摄入量的重要意义并能够主动配合护理。

(三)吞咽障碍

(1)患者发生吞咽困难的主要原因为服用抗精神障碍药而引起严重的锥体外系反应。锥体外系反应可引起患者咽喉肌群共济失调、吞咽肌群反射迟钝而发生吞咽困难,严重者可以使食物阻塞在咽喉部位或误入气管引起窒息。

(2)护理人员应掌握患者的病情及有关药物的不良反应,对平日有吞咽困难倾向者,一方面应及时报告主管医生,给予一些拮抗药物;另一方面,进餐时,护理人员应守在患者身旁,劝导患者细嚼慢咽或将干粮泡在汤里进食,必要时可让患者进软食或流食。

(3)发现患者噎食后,护理人员应立即使患者停止进食,清除患者口腔内的积食,用力拍打患者后背,协助患者将食物吐出,疏通呼吸道。

四、睡眠护理

良好的睡眠对精神障碍患者的治疗与康复十分重要。精神障碍患者产生睡眠障碍的原因有很多,如果患者兴奋、躁动、紧张、恐惧、焦虑、抑郁、心情不快,以及有各种思想顾虑、躯体不适,对环境不习惯等,均可影响睡眠质量。睡眠障碍的主要表现为入睡困难、睡眠不深、早醒及睡眠规律倒置。

(一)养成良好睡眠习惯

(1)护理人员应指导患者保持规律作息,住院患者白天尽量参加各种形式的文娱活动,减少卧床时间。

(2)护理人员应嘱患者晚间入睡前用温热水泡脚,不看有刺激性内容的书及电视节目等,不进行激烈的争论和能引起情绪激动的活动,注意不饮用可引起兴奋的饮品。

(3)护理人员要为患者创造良好的入睡条件,病房空气要新鲜,温度要适宜,周围环境要安

Note

静。病房要关亮灯,开暗灯,挂窗帘,避免强光刺激患者。

(二)稳定患者情绪,对症处理,促进睡眠

(1)对因环境陌生而情绪紧张的患者,护理人员要多安慰患者,稳定患者情绪,促进其睡眠。

(2)对心理因素引起失眠的患者,护理人员应详细了解情况,加强心理护理,指导患者入眠。

(3)对有躯体不适的患者,护理人员要及时查明原因,给予对症处理,使患者能够很快入睡。

(4)对兴奋躁动的患者,在集体入睡前,护理人员应给予其恰当的药物辅助入睡,以防干扰其他患者;对严重失眠、指导无效的患者,护理人员可给予其药物辅助入睡,并密切观察给药后的效果及药物不良反应。

(5)夜间巡回护理要有重点,若患者卧床辗转反侧、唉声叹气或多次起床活动,往往提示有睡眠障碍,护理人员应查明原因,恰当处理。护理人员要特别注意不可让患者蒙头睡觉,要善于发现伪装入睡者,以防发生意外。

(6)护理人员应熟悉常用镇静催眠药的药理知识与种类,临床应用以催眠作用强、显效时间快、容易代谢和排泄、不良反应小、不易成瘾且价廉的药物为宜。

任务四　精神障碍患者的组织与管理

精神障碍患者由于症状的特殊性以及住院时间相对较长,环境和管理模式往往不同于综合性医院。对于患者来说,每个病房既是治疗场所,又是生活集体。在这样的环境里,病房的组织与管理就显得非常重要,精神障碍患者的组织管理成为精神障碍临床护理工作中的重要环节。做好患者的组织管理对改善医患关系、护患关系,开展医疗护理工作,保证病区秩序,促进患者康复均具有重要意义。目前,我国精神障碍住院患者的管理模式包括封闭式管理和开放式管理两种。

一、开放式管理

(一)开放式管理的目的及适应类型

近年来,人们已经普遍认识到,精神障碍患者住院时间越长,越要进行康复训练。康复训练在临床上具有不可忽视的价值和意义,其主要作用在于增加患者与现实社会环境接触的机会,使其身心功能得到多方面的训练和实践。患者住院时间越久,越易产生住院综合征,这是一种淡漠、被动和无条件承受的状态。住院不仅使患者脱离外部世界,还会丧失所有的决策和自卫功能。

开放式管理主要是为了锻炼和培养稳定期患者的社会适应能力,满足患者的心理需要,调动患者的积极性和主动性,提高患者生活的自信心,促进患者早日康复,帮助患者逐步实现生活自理,适应正常社会环境,早日回归社会。开放式管理主要适用于一些神经症、病情稳定、康复期待出院及安心住院、配合治疗并自觉遵守各项规定的患者。

(二)开放式管理模式

开放式管理包括半开放式管理和全开放式管理。

1. 半开放式管理　半开放式管理是指在精神障碍封闭病房住院的患者在病情允许的情况下,由医生开具医嘱,在每日常规治疗完成后可以在家属陪同下外出活动,周末可安排患者由家属陪伴回家,周一返院。如此可以使患者尽可能不脱离社会。

2. 全开放式管理　全开放式管理指开放式病房的管理模式,在此模式下,患者有自我管理的

权力,生活上和物品管理上也是以自我管理为主。病房环境是完全开放的,在家属陪同下患者能外出活动,但要在规定时间内返回病房进行治疗等活动。

(三)开放式管理的实施方法

1. 患者的收治及病情评估

(1)开放式病房患者的选择:做好安全管理工作的前提。开放式病房收治的患者经精神障碍门诊医生初步诊断,符合开放病房收治标准后登记住院,病房医生与需要住院的患者及其家属或监护人签署入院告知书和各种知情协议书,并对其进行评估后收入病房。

(2)病情评估:患者是否在精神症状支配下存在极严重的外逃、冲动伤人、毁物、自杀自伤的危险。评估后若患者存在上述危险,则不适合收住开放式病房,这样从患者刚入院就有了初步的安全保障。同时,入院时开放式管理需要和患者及其家属或监护人签订各种知情同意书,让患者及家属了解住院期间应承担的责任和义务,以提高患者及其家属的依从性,从而减少医疗纠纷的发生。

2. 强化制度管理 完善的开放式病房规章制度是质量安全管理的关键环节。在安全管理工作中,只有健全并不断完善各项规章制度,才能使护理人员在从事日常护理活动中做到有章可循,使护理质量与安全得以保证。由于病房的开放式管理,患者住院期间有很大的自主性,给病房的安全管理带来很大困难,因此必须建立一套完整的管理规章制度,主要包括患者住院的知情同意书、陪护管理制度、外出请假制度、药品及个人物品的管理制度、患者住院期间的权利与义务等。

知识拓展

介绍日本浅井医院开放式管理

1. 开放式医疗 开放病区大门的时间为上午 6 点～下午 7 点,如果想要离开病区,到护理人员站登记后就能出去。大多数患者并不离开医院,而是在医院内活动,医院极少发生住院患者的自杀事件。在开放病区,由患者决定治疗方向,工作人员态度和蔼。

2. 保障通讯、见面的自由 医院到处都是公共电话,患者可以在任何时间自由地使用电话。病区的一角设有邮筒,患者任何时候都可以邮寄信件,信件收发不经过检查,也不会发生纠纷。

3. 根据看护度制定个人看护和集体医疗方案 医院为每一个患者制定细致、高质量的护理和医疗方案,设定个性化的看护度。该看护度是由病区的医生、护理人员、临床心理师、社工等人员组成的团队与患者及其家属交流沟通形成,通过掌握患者的症状和主要的问题点,由团队成员一起讨论、制定看护和治疗方案,决定看护度,每周讨论病情和康复治疗计划。

二、封闭式管理

(一)封闭式管理的目的及适应类型

封闭式管理模式便于组织管理、观察和照护精神障碍患者,可以有效防止意外事件的发生。封闭式管理更适合于精神疾病急性期,具有严重的冲动、伤人、毁物、自杀、自伤等行为,以及缺乏病情无自知力的患者。

(二)封闭式管理的实施办法

1. 贯彻相关制度　包括患者作息制度、住院休养制度(如进餐时间、睡眠时间、服药时间、通信时间、测量生命体征时间、各项康复治疗时间等)、探视制度等。经常向患者宣传各种制度的内容,让患者明白遵守制度是为了维持病房的正常秩序,为患者营造一个良好的治疗休养环境,促进患者培养良好的生活习惯,有利于患者的康复。对衰退期的患者,耐心帮助并进行强化训练,督促患者遵守制度。

2. 注重心理护理,倡导人文关怀　由于封闭式管理的患者实行集中管理,不可随意离开病房,活动范围受限,患者心理压力较大,有各种心理诉求。护理人员应注重患者的心理护理,帮助患者正确认识疾病,关心患者感受,尽可能为患者解决实际问题,满足其合理需求。对有一定特长的患者,鼓励发挥其特长,让其认识到自身存在的价值,从中感受到快乐。

3. 严密观察病情,增强责任心　封闭式病房收治的患者大多病情较严重,缺乏自知力,存在自伤、自杀、冲动、伤人等护理风险。因此,护理人员在工作中要有高度的责任心,严密观察患者病情,防范意外事件的发生。同时,护理过程中要贯彻"以患者为中心"的服务理念,增强护理人员责任心,主动关心患者,真正提高护理质量,防止差错发生。

4. 安排丰富的康复活动　可根据患者的病情,结合患者的爱好,在病房或院内安排各种康复活动。大致可分为学习、劳动、娱乐体育三类活动。学习活动包括阅读书籍报刊、观看科普片、健康知识宣教等;劳动包括整理床铺及房间,种植花草、作物等;娱乐体育活动包括欣赏音乐、电影,跳舞,打乒乓球,跳绳等。开展这些康复活动可以转移患者对症状的关注,稳定情绪,获得信心和希望,提高他们的生活兴趣及在院的生活质量,使其安心住院,配合治疗,这些有利于病房的和谐和安全。

三、精神障碍的分级护理

精神障碍分级护理指根据患者病情严重程度、行为表现和护理需求,将患者分为不同等级,结合医院管理模式进行针对性护理。通常分为特殊护理和一级、二级、三级护理,以确保患者得到及时、有效的护理服务,保障患者安全,促进康复,通常特殊护理、一级护理的患者要严格进行封闭式管理。

(一)特殊护理的标准与内容

1. 特殊护理的对象

(1)病情危重,随时需要进行抢救。

(2)有严重的冲动、伤人、自杀及逃跑行为。

(3)中度木僵;严重的痴呆、抑郁、躁狂状态。

(4)有意识障碍或伴有严重躯体并发症。

2. 特殊护理的内容

(1)安全护理措施到位,24小时密切观察患者病情和生命体征:体温、脉搏、呼吸、血压每4小时测量一次;新入院患者每日测量3次,并记录治疗过程中的各种不良反应;密切观察有无自伤、自杀行为。

(2)正确执行医嘱,按时完成治疗和用药。

(3)给予患者生活上的护理,每日晨晚间护理一次,保证患者口腔、头发、手足、皮肤、会阴及床单位的清洁。

(4)协助卧床患者床上移动、翻身及有效咳嗽,每2小时1次,执行预防压疮流程,保证患者皮肤无压疮。

(5)保证患者每日摄入量,根据病情严格记录出入量。

微课 3-1

Note

40

（6）对于约束患者,严格执行约束制度,保证患者的监护过程安全、清洁,保持患者卧位舒适及功能位。

（7）给予卧床患者每周床上洗头1次,温水擦浴每2～3日1次,每日泡脚1次,做到指(趾)甲不长、无污垢。

（8）加强留置导管患者的护理,确保无导管污染及脱落。

（9）履行相关告知制度并针对疾病进行健康教育。

（10）保持急救药品和抢救器材的良好功能状态,随时做好抢救准备。

（11）详细记录各项治疗护理措施。

（二）一级护理的标准与内容

1.一级护理的对象 精神疾病急性期;有严重药物不良反应;生活部分可以自理,但病情随时可能有变化;特殊治疗需观察病情变化的患者。

（1）一级A:有严重自杀、自伤、冲动、走失倾向的患者;有严重药物不良反应的患者;有严重躯体并发症的患者。

（2）一级B:严防摔伤、约束的患者;病情波动较大的患者。

（3）一级C:除上述情况以外的一级护理患者。

2.一级护理的内容

（1）安全护理措施到位,定时巡视,密切观察患者病情。将患者安置在护理人员易于观察的病房内,每30分钟巡视一次;观察治疗过程中的各种不良反应;有无自伤、自杀倾向。

（2）正确执行医嘱,按时完成治疗并指导患者正确用药。

（3）给予或协助患者完成生活护理,每日晨晚间护理1次,保证口腔、头发、手足、皮肤、会阴及床单位的清洁。

（4）必要时协助卧床患者床上移动、翻身及有效咳嗽,每2小时1次;执行预防压疮流程,保证患者皮肤无压疮。

（5）指导患者饮食,保证摄入量。

（6）对于约束患者,严格执行约束制度,保证患者的监护过程安全、清洁。保证患者卧位舒适,指导患者进行功能锻炼。

（7）履行相关告知义务并针对疾病进行健康教育,做好心理援助和康复指导。

（8）随时做好抢救准备。

（三）二级护理的标准与内容

1.二级护理的对象 精神疾病缓解期,生活能自理,轻度痴呆的患者。

2.二级护理的内容

（1）安全护理措施到位,定时巡视,常规完成临床观察项目。

（2）体温、脉搏、呼吸每日测量1次,血压每周测量1次,体重每月测量1次。

（3）遵医嘱按时完成治疗和用药并指导患者正确用药。

（4）遵医嘱指导患者饮食。帮助或协助患者提高生活自理能力,保证患者卧位舒适,床单位整洁。

（5）履行相关告知制度,并针对疾病协助患者进行功能训练及对患者进行健康教育。

（四）三级护理的标准与内容

1.三级护理的对象 精神疾病恢复期,躯体症状缓解,生活能自理的患者。

2.三级护理的内容

（1）安全护理措施到位,定时巡视,常规完成临床观察项目。

（2）体温、脉搏、呼吸每日测量1次,血压每周测量1次,体重每月测量1次。

Note

(3)遵医嘱按时完成治疗和用药并指导患者正确用药。

(4)遵医嘱指导患者饮食。指导患者进行生活护理,保持床单位整洁。

(5)履行相关告知义务并针对疾病指导患者进行功能训练及对患者进行健康教育。

四、精神障碍病房相关制度及护理常规

(一)病房安全制度

(1)严格执行交接班制度,认真清点人数,对有自杀、自伤、逃跑倾向及危重患者应重点交接,认真护理。

(2)患者出入病区时,要有护理人员陪伴,并清点人数,防止患者将危险物品带入病房。

(3)患者吸烟要有固定的地点及时间,火柴、打火机由护理人员保管,患者不得私带火柴或打火机。

(4)加强巡回护理,患者去厕所时间过长要及时查看,夜间勿让患者蒙头睡觉,以免发生意外。

(5)患者洗澡时,浴室内要有护理人员照顾,防止患者烫伤、摔伤。

(6)病区的钥匙、刀、剪、体温计、约束带应有固定数目和存放地点,认真清点交接,若有丢失,及时查找。

(7)药品柜内,内服药和外用药要有不同标签注明,并分开放置,专人负责,加强保管。

(8)定期检查病区危险物品和安全设施情况,如电器设备、门窗、玻璃、床和锁等,发现损坏,及时上报修理。

(9)病区的治疗室、饭厅、配餐室、护理人员办公室、抢救室,无人时随时锁门。各类抢救器械应专人保管,按要求放置,定期检查。

(10)患者不能将贵重物品、现金等带入病房内。

(11)护理人员应向探视家属详细介绍病区的安全规定。

(12)医护人员的更衣柜内,不存放贵重物品和现金,用后必须锁好。

(13)患者饮用水需从小锅炉中接出后放置半小时以上方可倒入饮水桶中饮用,需要沏茶的患者须经责任护理人员或主班护理人员评估后方能饮用高温水,饮水桶必须上锁。

(二)精神障碍护理常规

(1)保持病区整洁,空气流通和舒适安静,创造良好的治疗和休息环境,并根据病情进行分级护理。

(2)进行各种操作前应向患者做好告知、解释工作,并认真观察病情和治疗反应,发现异常及时报告医生,详细记录和交接。

(3)坚守工作岗位,加强巡回,对意识不清、精神运动性兴奋或抑郁状态等重点患者严加护理,以防自杀、伤人、逃跑、毁物等意外事故的发生。

(4)注意患者饮食及排便,对生活不能自理者应按时协助喂水、喂饭,对拒食和拒服药者应设法劝导,并报告医生。

(5)做好晚间护理,每晚督促患者洗脚、女性患者清洗会阴;对于生活不能自理者,护理人员应协助其定期洗澡、更衣、剪指甲、理发,饭前便后洗手,保证患者做到六洁(脸、头发、手足、皮肤、会阴、床单位清洁)、四无(无压疮、坠床、烫伤、交叉感染的发生)。

(6)患者晚上10点后不能入睡,应了解原因,必要时与值班医生联系。

(7)患者户外活动需要护理人员陪伴,以防意外发生。

(8)做好心理护理,护理人员应经常了解患者心理状况并根据患者具体情况进行咨询和安慰,做好说服解释工作,消除患者顾虑。

(9)每日下午测体温 1 次。

任务五　精神障碍患者急危状态的监护

精神障碍患者常由于精神症状的影响或严重的精神刺激等原因出现各种急危事件,如患者的自伤行为、自杀行为、暴力行为、出走行为、木僵等。这不仅严重影响了患者自身的健康和安全,也会威胁他人的安全和社会秩序。因此,精神障碍护理人员必须掌握如何预防各种急危状态的发生,在急危事件发生后能立即进行有效的处理。

一、暴力行为的防范和护理

暴力行为是指精神障碍患者在精神症状的影响下,突然发生的直接伤害自己或他人的严重性行为,常见的有自杀、自伤、伤人、毁物等冲动行为,具有极强的爆发性和破坏性。暴力行为是精神障碍最为常见的急危事件,可能发生在家中、社区、医院等,会给患者、家庭及社会带来危害及严重后果。因此,精神障碍护理人员需要对精神障碍患者的暴力行为及时预测,严加预防和及时处理。

微课 3-2

(一)护理评估

1. 暴力行为发生的原因及危险因素评估

(1)疾病因素:不同精神障碍患者暴力行为的发生率、严重性、针对性均不同。仔细评估可能与暴力行为相关的精神症状及患者的精神状态十分重要。

①精神分裂症:冲动与暴力行为最常见于精神分裂症患者,主要受幻觉和妄想影响所致。患者有被害妄想时,由于感到害怕可出现"自卫"心理;命令性幻听可指使患者攻击他人。此外,精神运动性兴奋、要求未得到满足以及药物的严重副作用也会使患者产生暴力行为。有违拗症状的患者容易对护理人员的管理及身边的生活琐事产生敌对情绪,从而发生暴力行为。

②情感性精神障碍:躁狂发作患者在急性躁狂状态下可发生严重的暴力行为。此时患者易激惹,如果要求没有得到满足,意见被否定,活动受到限制或被约束,甚至护理人员要求服药等常规护理均可引起其情绪激动,从而出现暴力行为。抑郁发作患者因担心自己的罪恶连累亲人或者自己死后无人照顾而感到可怜,可出现杀死亲人、再杀死自己的扩大性自杀。

③脑器质性障碍:无论是急性的脑器质性障碍,还是慢性的脑器质性障碍,都可以因为患者的判断力下降、意识障碍或病理性的激动情绪导致冲动和暴力行为。通常具有突发性、紊乱性、波动性和突然消失的特点。其中癫痫性人格改变的患者可因固执、报复和判断力下降等多因素影响而出现暴力和冲动行为,更具有残忍性和毁灭性。精神发育迟滞的患者由于判断能力和自我控制能力差及生理本能要求亢进,易发生暴力行为。

④精神活性物质所致精神障碍:酗酒者可引起暴力行为,一次性大量饮酒后患者处于"去抑制"状态,可出现性行为脱抑制、冲动行为、判断力下降、共济失调、情绪不稳定等;酒精依赖患者突然戒酒,亦可使患者易激惹、激动或引起谵妄状态而发生暴力行为。此外,很多精神活性物质都可使患者过度兴奋、激动和多疑,而诱发暴力行为。

(2)心理学特征。

①心理发展:对暴力行为的研究证明,早期的心理发育或生活经历与暴力行为密切相关,它会影响个体选择非暴力应对方式解决问题的能力。例如成长期经历过严重的情感剥夺,性格形成期暴露于暴力环境中,智力发育迟滞等,会限制个体利用支持系统的能力,以自我为中心,对伤

Note

害异常敏感,容易产生愤怒情绪。社会学习理论也认为,暴力行为是在社会化过程中由内在和外在的学习产生,内在学习指通过实施暴力行为获得自我强化的过程,外在学习产生于对角色榜样(如父母、同伴和娱乐界偶像)的观察模仿。

②性格特征:个体受到挫折或受到精神症状控制时,是采用暴力行为还是以退缩、压抑等方式来应对,与个体的性格、心理应对方式、行为反应方式等有关。许多研究表明,既往有暴力行为史是预测是否发生暴力行为的最重要预测因素,因此习惯用暴力行为来应对挫折的个体极有可能再次发生暴力行为。

(3)诱发因素:社会环境、文化等因素会影响精神障碍患者暴力行为的发生,例如,当患者聚集在一起,过分拥挤,缺乏隐私及处于被动状态时,容易发生暴力事件;强行被动入院和封闭式的管理环境也容易引起患者的怨恨和反感,促使暴力行为的发生。另外,临床工作人员也可能由于工作态度和自身行为对患者的影响,而有意或无意地参与了患者的暴力行为。如歧视或挑逗患者,管理经验不足,与患者的人际关系距离掌握不准确等,均可能对患者的情绪产生消极影响。

(4)人口学特征:年轻、男性、单身、失业、有暴力行为史的患者更容易再次发生暴力行为。

2.暴力行为发生的征兆评估

(1)行为:兴奋激动可能是暴力行为的先兆表现。一些早期的兴奋行为包括踱步、不能静坐、握拳或用拳击物、下颚或面部的肌肉紧张等。

(2)情感:愤怒、敌意、异常焦虑、易激惹、异常欣快、激动和情绪不稳定可能表示患者将失去控制。

(3)语言:患者在出现暴力行为之前可能有一些语言的表达,包括对真实或想象的对象进行威胁,或提一些无理要求,说话声音大且具有强迫性等。

(4)意识状态:思维混乱、精神状态突然改变、定向力缺乏、记忆力损害也提示暴力行为发生的可能。

3.评估工具 应用精神障碍患者攻击风险评估表(表 3-2)对住院患者的行为进行等级评估。该量表将患者的攻击风险按严重程度由轻到重分为Ⅰ~Ⅳ级。

表 3-2 精神障碍患者攻击风险评估量表

严重程度	主要评估内容	处理
Ⅰ级	患者的一般人口学资料、疾病诊断、症状表现等。其中男性诊断精神分裂症患者评定为Ⅰ级	防冲动,密切观察。遵医嘱,对症治疗
Ⅱ级	有被动的言语性攻击,激惹性增高,无对象的抱怨,交谈有敌意,有命令性幻听等	防冲动,密切观察,安置在重症监护室。遵医嘱使用抗精神障碍药降低激惹性;对症治疗
Ⅲ级	有主动的言语性攻击,被动的躯体攻击,及既往有主动的躯体攻击等	防冲动,安置在重症监护室。遵医嘱实施保护性约束,必要时陪护,使用抗精神障碍药降低激惹性
Ⅳ级	有主动的躯体攻击,攻击行为一日内至少出现两次或攻击行为造成他人躯体上的伤害	防冲动,安置在重症监护室。及时报告医生,遵医嘱实施保护性约束,对症处理,必要时陪护,使用抗精神障碍药降低激惹性

(二)常见护理诊断/问题

1.情绪失控 与幻觉、妄想、缺乏应对技巧有关。

2.有对他人施行暴力的危险 与幻觉、妄想、焦虑、器质性损伤等因素有关。

(三)护理目标

1.短期目标 ①患者能够叙述导致暴力行为的原因和感受;②患者显示出语言攻击性行为

减少或消失;③患者能应用已学技巧控制暴力行为。

2. 长期目标 患者能够控制暴力行为,不发生冲动伤人、毁物行为。

(四)护理措施

1. 对暴力行为的预防

(1)合理安置:喧哗拥挤的环境往往使患者心情烦躁,诱发暴力行为的发生,此类患者要安置在安静、宽敞、明亮、整洁、舒适的环境中,避免不良噪声刺激,并与其他兴奋冲动的患者分开安置。

(2)注意观察病情:工作人员观察病情要细心,力争在患者出现暴力行为之前及时发现并处理。掌握患者暴力行为发生的先兆表现,及时加以预防,如睡眠障碍及月经期的烦躁均可能是暴力行为发生的先兆表现。

(3)减少诱因:工作人员在与患者沟通交流时,态度要和蔼可亲,避免刺激性语言;适当满足患者的合理要求,提供治疗及护理前,告知患者以取得同意,尊重患者,不与其发生争执;避免患者参与一些竞争性的文娱活动,如下棋、打篮球等。

(4)提高患者自控能力:鼓励患者以适当方式表达和宣泄情绪,如捶沙袋、枕头、棉被、撕纸、做运动等,无法自控时,求助医护人员帮助。同时,明确告知患者暴力行为的后果,并设法提高患者的自信心,让患者相信自己有控制行为的能力。

(5)控制精神症状:将患者的暴力倾向及时告知医生,以便做出及时有效的处理。临床实践表明,长期或短期的药物治疗可有效地控制和减少患者冲动行为的发生。

(6)注意沟通交流方式:对待否认有病、拒绝接受治疗的新入院患者,避免使用命令性语言,切忌言语、动作简单生硬,态度应和蔼,语气温和,从关心、关爱、体贴的角度迎合患者的心理,让患者能接纳信任护理人员,避免暴力行为的发生。同时护理人员应避免威胁性、紧张性或突然性的动作,并调节身体姿势,平视患者的眼睛,这样可使患者感觉到交流是平等的。

(7)加强人员培训:加强护理人员的工作培训,提高其工作技能。精神障碍护理人员处于特殊的工作环境中,这就需要有保护自己的能力及对患者冲动行为做出及时干预的能力,避免遭受攻击,并使患者的暴力行为受到适当的控制。因此,应加强护理人员对暴力行为评估能力、建立良好护患关系能力、保护性约束等专科技能的培训。

2. 暴力行为发生时的处理 在精神症状的支配下,患者可突然出现冲动、伤人、毁物等暴力行为,遇到上述情况时护理人员应大胆、冷静、机智、果断地对待患者。

(1)评估现场:可以快速判别患者的暴力风险级别;评估所处环境是否安全,有无脱身出口,患者有无持危险物品,周围有无其他患者围观;评估周围的救援支持情况,有无呼救设施,有无可使用的安全防护用品。

(2)寻求帮助:当患者出现暴力行为(如攻击他人、破坏物品、自伤等)时,首先要呼叫其他工作人员寻求援助;站在容易脱身的出口位置,尽量在患者侧面,与患者保持至少1 m的安全距离。

(3)安抚患者:以平静沉稳的语气,关心友好的态度,有礼貌地称呼患者,询问患者有什么需求,邀请其坐下来慢慢谈。

(4)维护环境:及时疏散围观患者,同时清理可疑危险物品及障碍物,引导就近工作人员协助维持秩序。

(5)保持沟通:①鼓励患者表达自己的感受,运用共情技术适时进行反馈,向患者说明可提供帮助,稳定患者情绪。②让患者提出自己的建议,与患者协商暴力行为的替代方法。③给患者提供解决问题的方法,保持磋商的空间。④接纳患者的症状,不批判,保持冷静,告知患者对他现在的这种情况的理解,请患者暂时安静下来,医护人员会给予他最大的帮助。⑤若患者对解决问题的方法不同意,告知患者需要向上级报告,请患者等待。运用拖延的策略,使患者有充裕的时间

Note

冷静下来。

(6)迅速脱身:当缓和技巧无效,患者已经采取了攻击行为,且护理人员孤立无援,感觉现场无法控制时,宜采用脱身法迅速离开现场。

(7)约束保护:经过安抚干预后,若患者的情绪未得到改善,已发生暴力行为或暴力风险依然很高,则可遵医嘱给予约束保护。

3.暴力行为后的恢复

(1)患者行为重建:通过分析本次暴力行为的相关因素,帮助患者重建新的反应行为方式,如情绪控制方法、挫折应对能力、人际交流技巧等。根据病情调整药物剂量或治疗方案。

(2)护理人员心理调适与反思:对于经历暴力情景的护理人员,应给予及时的关心和心理疏导,提高其心理调适水平,使其尽快复原。同时对本次暴力事件的发生过程进行分析反思,如事发前是否发现暴力先兆表现,采取的措施是否恰当,呼叫他人是否及时,暴力处置预案是否熟悉等。如果发生类似的暴力事件,有哪些地方可以做得更好。

(五)护理评价

(1)患者是否发生了攻击行为,是否伤害自己或他人。

(2)患者是否能预知失去自制力的征兆,并立即寻求帮助。

(3)患者是否能以建设性的方式处理自己的愤怒情绪。

(4)患者是否能识别应激源并以有效的方法处理压力。

(5)患者的人际关系是否得到改善。

二、自杀行为的防范与护理

微课 3-3

自杀指有意识地伤害自己的身体,以达到结束生命的目的,是精神障碍患者较为常见的急危事件之一,也是精神障碍患者死亡的常见原因。自杀行为按照程度的不同,可分为自杀意念、自杀威胁、自杀姿态、自杀未遂、自杀死亡。精神障碍患者的自杀率远高于普通人群数十倍。因此,采用适当的措施预防自杀是精神障碍护理的一个重要任务。

(一)护理评估

1.自杀的原因及危险因素评估 对精神障碍患者自杀原因的评估,除了要评估普通人群常见的自杀原因及个体的特殊原因外,精神疾病与自杀的关联性自然也是评估的重点。

(1)疾病因素:所有精神疾病都会增加自杀的风险。自杀率较高的精神疾病包括抑郁症、精神分裂症、精神活性物质所致精神障碍及人格障碍。

①抑郁症:抑郁情绪是自杀者最常见的内心体验,抑郁发作是自杀的一个常见原因。临床研究资料表明,抑郁症患者中自杀死亡率为 $12\%\sim60\%$;70% 自杀的精神分裂症患者有中度至重度抑郁。因而,对有抑郁发作的患者,需提高警惕,仔细评估有无自杀意念及自杀企图。

②精神分裂症:精神分裂症患者可在幻觉的命令下出现自杀行为;有被害内容的幻觉或妄想的患者也可能采取自杀行动,以避免受到残酷的"迫害";其次是缓解期患者对疾病感到悲观,工作或婚姻受挫,社会歧视等增加了患者的社会隔离和无助感。有资料表明,导致精神分裂症患者自杀的最突出生活事件是被告知再不能回到家里了。此外,传统抗精神障碍药如果用量过大,副作用严重,可使患者产生明显的焦虑抑郁情绪导致自杀。

③精神活性物质所致精神障碍:酒依赖和吸毒患者在 24 小时内暴饮或吸食毒品,伴有严重的抑郁情绪,或人格障碍,出现酒精性幻觉或妄想,出现戒断综合征等,都可以引发自杀行为。

(2)其他生物学与社会心理学因素。

①遗传因素:自杀行为的家族史是自杀的重要危险因素。这可能与家庭成员对自杀的认同和模仿,家庭压力大,遗传物质的传递有关。

Note

②心理社会因素:不良的心理素质和个性特征与自杀有一定关系,如偏执或敌意、依赖、心胸狭隘、嫉妒、自卑或自尊心过强、孤僻、回避社交等,这些患者很难建立良好的人际关系,缺少社会支持,往往由于感情、事业受挫而绝望、极度懊悔、自责,使患者产生强烈的、难以摆脱的精神痛苦,为摆脱社会的重压,也摆脱自己的痛苦而选择自杀。

③心理因素或生活事件:自杀的原因包括以下几种。a.感情受到伤害;b.希望对上级或某人表达自己的愤怒或受伤的感情;c.不会应对痛苦的情感;d.为了逃避或解脱某种困境;e.为了引起他人的注意;f.失去亲人或被亲人遗弃、失学、失业、失去财产、失去名誉等负性生活事件都可能促发自杀行为,患者借以摆脱困境,表达受伤的感情或唤起他人的注意。

2.自杀行为发生的征兆评估 约80%的有自杀倾向的患者在实施自杀行为前都曾表现出一定的自杀先兆,患者会自觉或不自觉地发出语言或非语言信息,护理人员应从以下几个方面进行评估。

(1)有企图自杀的病史。

(2)语言信息:如患者可能会说"我不想活了""这是你最后一次见到我""这个世界没什么可留恋的了""我死了家里人是不是就解脱了""没有人在乎我"等。问一些可疑的问题,如"这阳台距地面有多高""这种药吃多少会死"等。

(3)行为信息:如将自己反锁在室内或关在隐蔽的地方;前往最高或具有象征意义的地点;清理物品信件,嘱托未了事宜或分发自己的财产;收集或储藏绳子、刀具、玻璃片或药片等可以用来自杀的物品等。

(4)情感信息:如情绪低落,表现为紧张、经常哭泣、无助、无望;显得非常冲动,易激惹;在抑郁了很长一段时间后,突然表现无原因的开心,对亲人过分关心或疏远、冷淡等,均有可能是自杀行为发生的先兆表现。

3.自杀危险性的评估

(1)自杀意向:有自杀意念者尚不一定采取自杀行动,有自杀企图者很有可能采取自杀行动,有自杀计划者则可能一有机会就采取自杀行动。

(2)自杀动机:个人内心动机(如感到绝望,以自杀求得解脱)危险性大于人际动机(如企图通过自杀去影响、报复他人)。

(3)进行中的自杀计划:如准备刀或绳索等,悄然积存催眠药,均是十分危险的征象。

(4)自杀方法:枪击、跳楼、自缢、服毒、撞车等,其中自缢比服毒和撞车自杀更容易实施,更容易致命,更危险。

(5)遗嘱:有对后事的安排,留有遗嘱者很可能立即采取自杀行动。

(6)隐蔽场所或独处:隐蔽者危险性大,单独一人时更可能采取自杀行动。

(7)自杀时间:如趁着家属外出或上班时自杀;夜深人静时及工作人员交接班时危险性大。

(8)自杀意志坚决者,危险性大。如自杀未遂者为没有死而感到遗憾,表明患者想死的坚决意志。

4.评估自杀危险性的辅助工具 在临床实际工作中,护理人员还可借助一些量表来评估患者的自杀风险和预测自杀的危险性。如贝克抑郁量表、自杀意念自评量表、抑郁自评量表、自杀危险因素评估表(表3-3)等,帮助护理人员发现患者自杀意向和风险,采取护理干预对策。

(二)常见护理诊断/问题

1.有自伤、自杀的危险 与严重的悲观情绪、无价值感、幻听等有关。

2.应对无效 与社会支持不足、处理事务的技巧缺乏有关。

(三)护理目标

1.短期目标

(1)患者能自己述说不会自杀,或出现自杀意念时能积极寻求帮助。

（2）患者的抑郁情绪好转，能建立和保持一个更为积极的自我概念。

（3）患者学会更多地向他人表达情感的有效方法，人际关系变得和谐。

（4）患者有良好的支持系统，感觉被他人接受，有归属感。

2. 长期目标 ①患者不再有自杀意向，无自我伤害行为；②对自己的生活有正向的认识，并能维持良好的身体状况；③能够掌握良好的应对技巧，以取代自我伤害的行为。

表 3-3　自杀危险因素评估表

		抑郁症:1 轻　2 中　3 重		
一类危险因素		0 无		1 有
	自杀观念	频度	1 偶尔	2 经常
		程度	1 轻度	2 强烈
		时程	1 短暂	2 持续
	自杀企图	频度	1 偶尔	2 多次
		计划性	1 盲目	2 有计划
		坚定性	1 犹豫	2 下决心
	自我评价	1 自责、评价低		2 自罪
	自杀方式	1 无办法		2 有且易得易失
		可救治性	1 易发现可救治	2 隐秘不易救治
	无望	0 无		2 有
	无助	0 无		2 有
	酒药滥用	0 无		2 有
二类危险因素	年龄	0 ≤45 岁		1 ≥46 岁
	性别	1 女		2 男
	婚姻	0 已婚	1 未婚	2 离异或丧偶
	职业	0 在职在校		1 失业无业
	健康状况	0 健康	1 患病多年（未影响功能）	2 患多种疾病（严重影响功能）
三类危险因素	人际关系不良	0 无		1 有
	性格特征	0 乐观		1 自卑内向冲动
	家庭支持	0 良好		1 差
	事业成就	0 有成		1 一事无成
	人际交往	0 交友多		1 交友少
	应激事件	0 无		1 有
	自知力	0 良好		1 差
总分				
评定者			评定时间	

注:总体评价:31～43 分为极度危险,21～30 分为很危险,11～20 分为危险,10 分以下为较安全。

（四）护理措施

1. 心理护理

（1）与患者建立治疗性信任关系:多与患者交流沟通,消除患者疑虑,目的是使患者放弃自杀打算,勇敢地面对生活,帮助患者掌握解决问题的方法,提高患者自信心。

(2)在住院期间,尽量安排患者与家属及朋友多接触,减少患者与他人隔离的感觉。指导家属一起共同参与对患者的治疗和护理,此期间应严密观察患者病情变化。

(3)及时解决患者的心理压力,随时进行心理咨询,让其充分表达内心世界或进行自我批评,提供发泄内疚等情感的机会,同时护理人员要给予真诚的关怀和同情。

(4)根据患者的病情和具体情况,可与患者讨论自杀的问题(如计划、时间、地点、方式、如何获得自杀的工具等),并讨论面对挫折和表达愤怒的方式,这种坦率的交谈可大大降低患者自杀的风险。

2. 安全护理

(1)将患者安置在重症监护室,在护理人员视线范围内,病房应安静,设施安全、光线明亮,空气流通,休养环境整洁舒适。

(2)密切观察患者自杀的先兆表现:患者焦虑不安、失眠、沉默少语或心情豁然开朗,在某一地点徘徊、忧郁、拒食、卧床不起等应给予足够的重视。此时应避免患者单独活动,可陪伴患者参加各种娱乐活动,避免意外事件的发生。

(3)严格执行护理巡视制度:护理人员要有高度的责任感,对有危险倾向的患者要做到心中有数,重点巡视。尤其在夜间、凌晨、午睡、饭前和交接班及节假日等病房医务人员少的情况下,护理人员须特别注意防范。

(4)加强对病房设施的安全检查:有问题应及时维修,严格做好药品及危险物品的保管工作,消除不安全因素。

(5)发药时应仔细检查口腔,严防患者藏药或存积后一次性吞服而发生意外。

(6)密切观察患者的睡眠情况,对于入睡困难和早醒者护理人员应了解原因,要设法指导患者入睡。若无效,要报告医生处理。

3. 对严重自伤自杀行为患者的护理

(1)将患者安置在重症监护室,进行一对一的守护,患者活动应在护理人员视线范围内。清查各种危险物品,并经常检查患者身上及床单位有无危险物品或遗书和字条等。

(2)连续评估自杀的危险性:加强患者风险动态评估,做到心中有数,对存在风险隐患的患者,制定相应的护理措施,并做到人人知晓,落实到位。对有自杀计划的患者,要详细询问地点、方法、时间,如何获得自杀工具和判断发生自杀行为可能性的大小。

(3)评估患者的自杀风险,了解患者在院外自杀的方式。评估患者自杀的程度。有自杀风险患者的床头卡等位置做好防自杀特殊标识,护理人员做到心中有数。

(4)保证患者遵医嘱按时服药,确保各种治疗的顺利进行。

(5)护理人员应向探视患者的家属交代注意事项,避免发生意外。

(6)一旦发生自伤、自杀,应立即隔离患者进行抢救。对自伤、自杀后的患者应做好心理疏导,了解患者心理变化,制定进一步的防范措施。

4. 生活护理 要保证患者适当的营养摄入,观察患者的排泄情况,保证睡眠充足,适当休息,对于入睡困难或早醒要设法指导患者入睡。指导患者适当地参加活动,在生活上给予关心照顾。

5. 健康教育

(1)向患者讲解心境恶劣、悲观绝望是抑郁发作所致,指导患者正确表达内心体验和感受;介绍患同种疾病已痊愈的患者,以现身说法消除患者的悲观情绪,树立战胜疾病的信心;教会患者采用以下方法减少焦虑、悲哀、抑郁情绪:①参加患者喜爱的活动,如绘画、制作等;②音乐放松疗法;③向医护人员倾诉,寻求心理支持;④适当的体育活动。

(2)教会患者运用沟通交流技巧,获取家属的理解或请求专业帮助。

(3)帮助患者树立正确的人生观,培养健康的人格。

Note

（4）讲解疾病的发病因素、临床表现及治疗用药。

（5）教会患者建立健康的心理防御机制,掌握心理健康的标准。

（6）与患者一起分析压力源,评估患者对压力的承受能力和应对能力,协助患者找出不符合现实的理念,改变其对压力的片面认识与感受,寻求有效的调适方法。①学习问题解决方法,处理压力情境;②选择妥协或接受的方法应对压力;③寻求适当的支持系统(如医护人员、家属、社会资源等);④配合医生进行心理治疗、行为治疗,以纠正患者的不良行为。

（7）引导患者认识自己的疾病,审视自我存在的价值,以欣赏的态度看待自己的优点和长处。

（8）向患者及家属宣教如何早期确认自杀意图的征兆,针对患者个体分析早期征象,指出患者的自杀危险因素。如果家属早期干预无效,要尽快寻求专业帮助。

（五）护理评价

对自杀患者的评价是一个持续的过程,需要不断地重新评价和判断目标是否达到。对患者的护理评价可从以下几个方面来进行。

（1）患者能否自己述说不会自杀,或出现自杀意念时,能积极寻求帮助。

（2）患者的抑郁情绪是否好转,能否建立和保持一个更为积极的自我概念。

（3）患者能否学会更多地向他人表达情感的有效方法,人际关系是否变得和谐。

（4）患者是否有良好的支持系统,感觉被他人接受,有归属感。

三、出走行为的防范与护理

出走行为指没有准备或告诉家属而突然离家外出。对精神障碍患者而言,出走行为是患者在家中或在住院期间,未经医生批准,擅自离开医院的行为。由于精神障碍患者自我防护能力较差,出走可能会给患者或他人造成严重后果。因此,精神障碍护理人员必须了解如何对精神障碍患者出走行为进行防范和护理。

（一）护理评估

1.出走的原因及危险因素评估

（1）疾病因素。

①患者自知力缺乏,否认有精神疾病,因拒绝接受治疗而出走。

②受幻觉妄想支配,认为住院是对其迫害而设法离开医院。

③有严重自杀观念的患者,因医院防护严密,为达到自杀目的而寻找机会离开医院。

④精神活性物质滥用的患者因戒断症状难受而摆脱医院环境,获得满足。

⑤嫉妒妄想的患者怀疑配偶对自己不忠,自己住院无法监视,而设法离开。

（2）社会心理因素。

①强制住院的患者由于处于封闭式管理,感到生活单调、受约束和限制,处处不自由,想尽办法脱离此环境。

②一些病情好转的患者,因思念亲人,想早日回家,或急于完成某项工作而出走。

③患者对住院和治疗存在恐惧心理,如害怕被约束,对电休克等治疗存在误解等。

④工作人员态度生硬、对患者不耐心等都会使患者产生不满情绪而想离开医院。

2.出走的征兆评估 下列项目可以帮助护理人员评估精神障碍患者出走的危险性,及时地发现患者的出走意图。

（1）病史中有出走史。

（2）患者有明显的幻觉、妄想。

（3）患者对疾病缺乏认识,不愿住院或强迫入院。

（4）患者对住院及治疗感到恐惧,不能适应住院环境。

(5)患者强烈思念亲人,急于回家。

(6)患者有寻找出走机会的表现。

3. 出走患者的表现

(1)意识清楚的患者多采用隐蔽的方法,平时积极地创造条件,一有机会便会出走。如与工作人员建立良好关系,取得工作人员的信任;常在门口附近活动,窥探情况,趁工作人员没有防备时出走;观察病房的各项设施,寻找可以出走的途径,如不结实的门窗等。与这些活动相伴随的是患者经常会有焦虑、坐立不安、失眠等表现。

(2)意识不清的患者,出走时无目的、无计划,也不讲究方式。他们不知避讳、旁若无人地从门口出去。一旦出走成功,危险性较大。

(3)患者常见的出走情况。

①做辅助检查过程中在工作人员的视野下出走。

②医疗环节趁工作人员不注意溜走。

③有外人到科室办事,患者趁机从病房走廊的门硬挤出去。

④在工疗室康复训练时外走。

⑤在室外康复训练时以如厕为由外走。

⑥家属探视,以带患者外出散步为由带领患者回家。

⑦抢工作人员的钥匙外走。

(二)常见护理诊断/问题

患者有受伤害的风险,与自我防御能力下降、意识障碍等有关。

(三)护理目标

(1)患者能对自身疾病和住院有正确的认识,表示能安心住院。

(2)住院期间没有发生出走行为。

(3)患者出走但没有发生意外。

(四)护理措施

1. 出走的预防

(1)与患者建立良好的治疗性信任关系:主动接触患者,了解其出走的原因和想法,指导患者正确解决生活中的矛盾和问题,引导正性行为,增强患者战胜疾病的信心。

(2)为患者创造舒适的休养环境,严防藏药。

(3)护理人员要善于观察患者的病情变化:严格交接班,严格实施安全措施。

(4)督促和组织患者参加娱乐活动,使其心情愉快,消除恐惧和疑虑的心理障碍,促使其主动配合治疗。

(5)做好夜间巡视工作,巡视时间不定时,避免患者掌握规律发生出走。

(6)患者外出治疗及检查时,应专人陪护,禁止单独外出。

(7)加强与家属的联系,鼓励家属探视,减少患者的孤独感。

2. 走失后的处理

(1)患者走失后,应立即组织人员寻找,查找患者走失的原因和患者可能去的地方。

(2)要立即通知家属和单位协助寻找,并及时报告护理部、值班护理人员。

(3)工作人员要管理好病房内其他患者,患者返院后要劝慰患者,不要埋怨、训斥和责备患者,详细记录并严格交接,防止再次出走。

(4)分析病房及医院有无安全隐患,如病房门不牢固,患者未在护理人员视线范围内活动。

(五)护理评价

(1)患者有无出走想法和计划。

Note

(2)患者是否能适应医院的环境,对治疗护理是否感到焦虑、恐惧。

(3)患者是否对自身疾病有正确的认识,并表示要安心住院。

(4)患者有无因出走而受到伤害或出现伤害他人的情况。

四、噎食及吞食异物防范与护理

(一)噎食的防范与护理

噎食又称急性食管堵塞,指食物堵塞咽喉部或卡在食管的第一狭窄处,甚至误入气管,引起呼吸窒息。精神障碍患者发生噎食窒息者较多,其原因主要是服用抗精神障碍药发生锥体外系反应时,出现吞咽肌肉运动不协调。表现为患者在进食时突然发生严重的呛咳、呼吸困难、出现面色苍白或青紫等危象,甚至窒息死亡,应立即处理。

1. 护理评估

(1)噎食的常见原因及危险因素评估。

①因病抢食、暴食所致。

②精神疾病:长期服用抗精神障碍药,引起吞咽肌肉运动不协调,抑制吞咽反射,容易出现噎食。

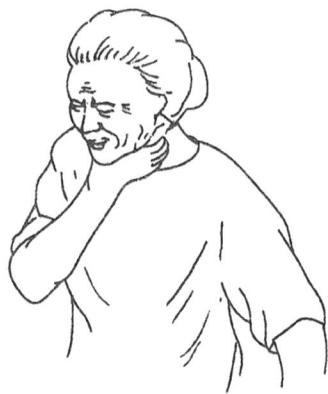

③癫痫患者在进食时抽搐发作导致咽喉肌运动失调,可能出现噎食。患有脑器质性疾病(如帕金森病)的患者,如果抢食或进食过急会发生噎食。

(2)噎食的临床表现:进食时突然发生,轻者呼吸困难,不能发声,呼吸急促,严重者喘鸣,出现海姆利希(Heimlich)征象(图3-1),即手不由自主地以"V"字状紧贴颈部,面色青紫,双手乱抓,重者口唇、黏膜及皮肤发绀,意识丧失,抽搐,全身瘫痪,四肢发凉,二便失禁,呼吸停止,心率降低。若抢救不及时或抢救措施不当,死亡率极高。

2. 常见护理诊断/问题

(1)吞咽障碍:与抗精神障碍药不良反应或脑器质性疾病等有关。

图 3-1　Heimlich 征象

(2)有窒息的危险:与进食过急有关。

3. 护理目标

(1)患者在住院过程中不发生噎食。

(2)患者知道细嚼慢咽的重要性,能有效预防噎食。

4. 护理措施

(1)噎食的预防。

①对暴食和抢食患者专人护理,单独进食,控制进食速度。

②对有明显锥体外系反应者,可酌情给予拮抗剂,并为其选用流食或半流食,必要时专人喂饭或给予鼻饲。

③集体用餐,护理人员应严密观察患者进食情况,防止噎食发生,力争做到早发现、早抢救。

④预防再次发生噎食窒息,可减少抗精神障碍药剂量或换药。

(2)噎食发生后的处理:抢救原则。

①就地抢救分秒必争,立即停止进食,清除口咽部食物,保持呼吸道通畅。

②迅速用手指掏出口咽部食团。若患者牙关紧闭,可用筷子或开口器等撬开口腔掏取食物,解开患者领口,尽快使其呼吸道通畅,用海姆利希手法抢救。其他护理人员应立即通知医生,同

时维护好患者的进餐秩序。海姆利希手法包括立位腹部冲击法(意识清楚患者):a.护理人员站在患者身后,用双臂环绕患者腰部,令患者弯腰,头部前倾;b.一手握空心拳,拳眼顶住患者腹部正中线脐上方两横指处;c.另一手紧握此拳,快速向内、向上冲击五次。挤压动作要迅速,压后随即放松(图3-2)。d.患者应配合救护,低头张口,便于异物排出(图3-3)。另一种方法为仰卧位腹部冲击法(用于意识不清患者):a.将患者置于仰卧位,救护者骑跨在患者髋部两侧;b.一只手的掌根置于患者腹部正中线、脐上方两横指处,不要触及剑突,另一只手直接放在第一只手的手背上,两手掌根重叠;c.两手合力快速向内、向上有节奏冲击患者的腹部,连续五次,重复若干次;d.检查口腔,若异物被冲出,迅速用手将异物取出;e.检查呼吸、心搏,如果没有,立即实施心肺复苏(图3-4)。

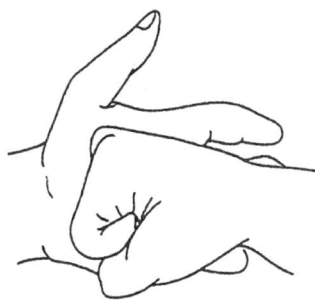

图3-2 海姆利希手法手的姿势

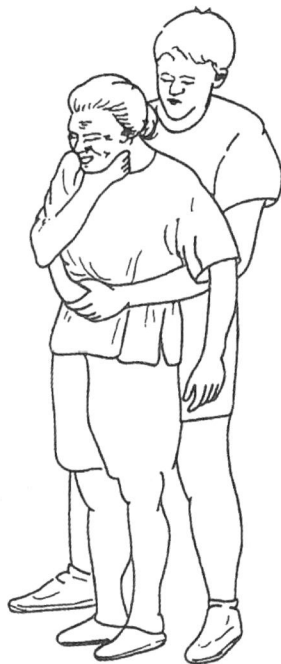

图3-3 立位腹部冲击法

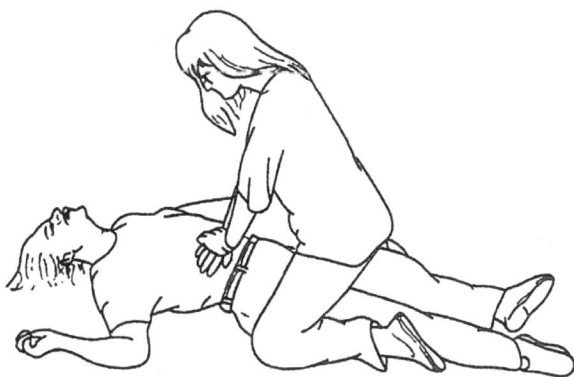

图3-4 仰卧位腹部冲击法

③若使用以上急救法不能奏效,可采用环甲膜穿刺术:患者取仰卧位,头后仰,颈部伸直,摸清甲状软骨下缘和环状软骨上缘之间的凹陷处,左手固定此部位,右手持环甲膜穿刺针刺入气管内,可有空气排出,暂缓通气。应尽早行气管插管术。

④若心脏停搏应立即做胸外心脏按压。

⑤若患者自主呼吸恢复,应立即给予氧气吸入,专人持续监护,直至完全恢复。

⑥取出食物后应防止吸入性肺炎发生。

5.护理评价

(1)患者是否认识到缓慢进食、细嚼慢咽的重要性?能否对所摄食物进行选择?

(2)发生噎食的患者是否得到及时正确的抢救?急救措施是否有效?有无并发症的发生?

(二)吞食异物的防范和护理

吞食异物指精神障碍患者在精神疾病的影响下吞下非食用物品,常见的有纽扣、别针、硬币、刀片、铁丝、筷子、沐浴露、洗发露等。吞食异物可导致非常严重的后果,需严加防范,及时发现和正确处理。

1. 护理评估

(1)相关因素:精神障碍患者受幻觉妄想的支配出现自杀、自伤观念而吞食异物;患者存在心境抑郁;在幻听支配下吞食异物;痴呆及精神发育迟滞者由于缺乏对事物的分辨能力,不知道吞食异物的危害性而吞食异物;为了达到不住院的目的,威胁家属或工作人员而吞食异物;异食症;由于精神疾病影响,动机不明而吞食异物。

(2)吞食异物的表现:吞食异物的危险性视吞食异物的性质而定。有锐利刀口的物品或尖锐的金属或玻璃片可损伤重要器官或血管,引起胃肠穿孔或大出血;吞下较多的纤维织物可引起肠梗阻,吞食塑料等可引起中毒。

2. 常见护理诊断/问题

(1)有受伤的危险:与吞食有锐利刀口或尖锐的物品有关。

(2)有中毒的危险:与吞食金属、塑料等物品有关。

3. 护理目标

(1)患者住院期间未发生吞食异物行为。

(2)患者能认识到吞食异物的后果,改变不良的行为。

4. 护理措施

(1)吞食异物的预防:护理人员要掌握患者的病情、诊断和治疗,做到心中有数,对有吞食异物倾向的患者,应向其耐心地说明吞食异物导致的不良后果,同时要了解原因,不要斥责患者,并帮助患者改变不良的行为。加强对各类危险物品的管理,患者如果使用剪刀、针线、指甲钳等物品时,应该在护理人员的视线范围内。

(2)吞食异物后的处理:一旦发现患者吞食异物不要惊慌,要沉着冷静,报告医生,根据异物的种类进行处理。

①吞食液体异物:立即用温水洗胃,防止异物吸收中毒。

②吞食较小异物:较小的异物多可自行从肠道排出。若异物较小,但有锐利的刀口或尖锋,可让患者卧床休息,并进较多膳食纤维的食物(如韭菜),并给予缓泻剂,以利于异物的排出;同时进行严密的观察,尤其注意患者腹部情况和血压。当发现患者出现急腹症或内出血时,应立即手术取出异物。

③吞食长形异物:如牙刷、体温计等,应到外科诊治,通过内镜取出;若长形固体异物超过12 cm,则不宜纳食韭菜等长粗纤维食物,因为过长异物不易通过十二指肠,经韭菜包裹后更难通过,易造成肠梗阻。

④若患者咬碎体温计并吞食水银,应让患者立即吞食蛋清或牛奶,使蛋白质与汞结合,以延缓汞的吸收。

(3)特殊护理要点。

①在不能确认是否吞食异物时,宁可信其有,不可信无。应及时X射线检查确定。若X射线检查为阴性,仍需密切观察患者的生命体征和病情变化,防患于未然。

②在等待异物自行排出的过程中,要指导患者继续日常饮食,观察粪便以发现排出的异物。

③安全管理:严格执行安全制度,经常检查病房环境及危险物品,消除安全隐患,营造安全、舒适的住院环境。入院、家属探视及患者出院返院时要专人接待,做好安全检查。护理人员为患者测量体温时,要守候在患者身边不离视线。为患者治疗时,要保管好安瓿和消毒剂,防止患者吞食。

④心理护理:护理人员应以耐心、热情、接纳的态度与患者建立良好的护患关系。通过治疗性人际关系引导患者以适当方式表达和宣泄,并增强控制行为的能力。

5. 护理评价

(1)患者是否吞食了异物?是否发生了内出血、中毒等危险情况?

(2)患者是否认识到吞食异物的危险性,从而改变不良的行为?

五、木僵患者的护理

木僵是指患者在意识清晰时出现的精神运动性抑制,表现为患者的动作、行为和言语活动的减少或完全抑制。轻者言语和动作明显减少或缓慢、迟钝,又称亚木僵。严重时全身肌肉紧张,随意运动完全抑制。需注意的是,木僵不同于昏迷,患者一般无意识障碍,各种反射存在。木僵解除后患者可回忆起木僵期间发生的事情。

(一)护理评估

1. 木僵的原因与危险因素 详细询问病史,了解木僵发生的时间、过程、起病缓急及发生的原因。严重的木僵常见于精神分裂症,称为紧张性木僵;严重抑郁症亦可能出现木僵,但程度一般较轻。突然的严重精神刺激可引起心因性木僵,一般维持时间很短,事后对木僵期间的情况不能回忆;感染、中毒、脑瘤、脑血管病变等能引起器质性木僵;药物反应能引起药源性木僵。

2. 木僵的分类及表现

(1)紧张性木僵:轻者动作迟缓,少语少动,长时间保持某一姿势不动;重者终日卧床,对周围环境刺激不起反应,肌张力增高,可出现蜡样屈曲,持续时间长短不等,短者数日,长者可数年,木僵解除后能清楚回忆病程经过。

(2)抑郁性木僵:表现为缺乏主动行为和动作,反应极端迟钝,经常呆坐不动或卧床,缄默不语,不主动流露任何意愿要求。在反复劝导或要求下,可有细微活动倾向,如点头或摇头。患者平淡的表情中透露出焦虑、忧郁与痛苦,当谈话触动其心扉时,可见忧郁加重。肌张力增高不明显,基本上不出现僵住、违拗、刻板动作及二便失禁。

(3)器质性木僵:表现呼之不应,推之不动,不主动进食,缄默、抗拒、肌张力增高,可出现蜡样屈曲,二便失禁,面无表情,两眼凝视或眼球随外界物体移动。躯体及神经系统检查或化验检查发现相应的阳性体征。该类木僵可伴有意识障碍。

(4)心因性木僵:强烈的精神刺激后可出现木僵,患者可突然出现姿势不动,推呼不应,不语、呆滞、缄默、两眼凝视不动,可有尿失禁。常伴有自主神经功能失调的症状,如心搏加快,面色苍白,瞳孔散大。一般无蜡样屈曲、违拗。木僵维持时间较短,会迅速发生和缓解。木僵缓解后多有遗忘。

(二)常见护理诊断/问题

1. 营养失调:低于机体需要量 与不能自行进食有关。

2. 沐浴(卫生)自理缺陷 与精神运动性抑制有关。

3. 进食自理缺陷 与精神运动性抑制有关。

4. 如厕自理缺陷 与精神运动性抑制有关。

5. 有对他人施行暴力的危险 与突然进入兴奋状态有关。

6. 有受伤的危险 与自我保护能力缺失有关。

7. 有感染的危险 与长期卧床,抵抗力下降等有关。

8. 废用综合征的危险 与长期卧床有关。

9. 便秘 与精神运动性抑制有关。

10. 尿潴留 与精神运动性抑制有关。

(三)护理目标

(1)不发生自我受伤情况。

(2)不发生攻击伤害他人情况。

(3)自理能力恢复。

Note

(4)营养供给能满足患者的机体需要量。

(5)住院期间未出现皮肤压疮。

(6)患者未发生肺部及尿路感染等情况。

(7)患者排便正常,未发生便秘或尿潴留情况。

(四)护理措施

1. 安全护理　将患者安置于安静舒适、光线柔和、便于观察照护的单间内。室内陈设应简洁,不应放置有危险性的物品,防止患者突然兴奋或起床时发生意外事故。严密观察病情,保护患者安全,防止患者冲动伤人或被其他患者伤害。抑郁性木僵患者的轻生企图是十分强烈的,尤其在木僵缓解期自杀成功率极高,其手段极其残忍,形式极其隐蔽,此阶段的护理需十分谨慎,务必做到 24 小时不离视线,以防意外发生。

2. 基础护理

(1)定时翻身,预防压疮:木僵患者长期卧床不动,肢体局部长时间受压,易导致血液循环受阻而出现压疮。因此要定时翻身、擦背,保持皮肤清洁、干燥,保持床铺干燥、整洁,防止压疮形成。

(2)大小便护理:定时给便盆,训练患者规律排便。对于大便干燥、小便潴留患者应及时处理。

(3)口腔护理:及时清除口腔分泌物,用生理盐水或清水每日清洗口腔 3 次,保持清洁。

(4)饮食护理:病情较轻者可耐心喂食,病情严重者需鼻饲流食以保证足够的蛋白质、能量和维生素,维持水、电解质平衡。

3. 心理护理　木僵解除后患者可回忆起木僵期间发生的事情,所以护理过程中应该实行保护性医疗制度。正确对待患者的病态行为,态度和蔼,使其充分感受到尊重和理解;在进行各种治疗护理操作前,给予必要的解释。避免在患者面前谈论病情及其他不利于患者的事情,及时耐心地做好心理疏导。

4. 重视功能锻炼　对于亚木僵患者,应充分调动患者的主观能动性,指导患者主动运动。为避免因长期卧床,机体缺乏锻炼而导致肌肉萎缩等,应定时按摩肢体、关节。

5. 健康教育　反复指导患者与现实接触,按时服药。定期复查,教育患者克服性格弱点,正确对待疾病,充满信心面对未来。鼓励家属配合治疗与护理,督促他们多关心患者,有助于减轻患者顾虑,增强其治愈疾病的信心。

(五)护理评价

(1)患者是否发生自我受伤情况。

(2)患者是否发生攻击伤害他人情况。

(3)患者自理能力是否恢复。

(4)患者营养供给是否能满足患者的机体需要量。

(5)患者住院期间是否出现皮肤压疮。

(6)患者是否发生肺部及尿路感染等情况。

(7)患者排便是否正常,是否发生便秘或尿潴留情况。

🄱 学习小结

本项目精神障碍护理技能,从建立治疗性护患关系入手,讲述精神障碍患者的护理观察与护理记录、精神障碍患者的基础护理、精神障碍患者的组织与管理,重点强调了精神障碍患者急危状态的监护。通过以上内容,学生能够形成与患者建立良好沟通关系的意识,能够对精神障碍患者采用合适的方法进行观察和记录,能够初步实施对患者的分级护理和进行病房的组织管理,针对患者可能出现的急危状态进行有效的防控及应对。在此过程中,学生不仅要有良好的人文素养,对患者表现出尊重、接纳和同理心,还要有精湛的护理技艺,能够在患者处于急危状态时采取合理的护理措施,才能达到帮助患者康复的目的。

能力测验

扫码看答案

一、单项选择题

(一)A1 型题

1. 不属于治疗性护患关系过程的是( )。

A. 介绍期　　　　B. 认同期　　　　C. 工作期　　　　D. 结束期　　　　E. 回顾期

2. 关于开放式提问的说法错误的是( )。

A. 提问的问题范围较广,不限制患者的回答　　　　B. 有利于患者主观发挥

C. 时间短,效率高　　　　D. 表达内容不集中

E. 便于患者表达被抑制的感情

3. 在与妄想患者沟通的过程中,不妥的做法是( )。

A. 注意非语言性沟通行为　　　　B. 适当的眼神交流

C. 在沟通的过程中以听为主　　　　D. 对于患者妄想的内容进行及时纠正

E. 护理人员可利用沟通技巧启发患者述说

4. 护理人员从患者的书信、日记了解患者的情况,属于( )。

A. 直接观察　　　B. 间接观察　　　C. 全面观察　　　D. 间断观察　　　E. 自然观察

5. 封闭式病房的管理对象不包括( )。

A. 精神疾病急性期患者　　　　B. 行为紊乱的患者

C. 有攻击、自杀、自伤风险的患者　　　　D. 焦虑障碍患者

E. 病情不稳定的患者

6. 下列属于精神障碍一级护理管理的护理对象是( )。

A. 自伤自杀者　　　　B. 精神症状较明显但不危害自己、他人者

C. 伴有一般躯体疾病者　　　　D. 症状缓解病情稳定者

E. 有出走倾向但接受劝导者

7. 精神障碍患者最常见的危机事件是( )。

A. 出走行为　　　　B. 自伤自杀行为　　　　C. 暴力行为

D. 吞食异物　　　　E. 噎食

8. 关于自杀的防范措施,不妥的是( )。

A. 将患者安置在光线昏暗的病房内　　　　B. 自杀高风险的患者安置在重点观察室内

C. 护理人员 24 小时重点监护　　　　D. 必要时可请家属陪护

E. 严格安全检查

9. 不属于出走风险评估的项目是( )。

A. 患者既往是否存在出走史　　　B. 明显幻觉、妄想　　　　C. 不愿住院或强制入院

D. 流露出走意图的言语　　　E. 是否存在意识障碍

10. 预防噎食的护理措施中,错误的是( )。

A. 严密观察病情　　　　B. 观察药物不良反应

C. 抢食及暴饮暴食者应集体进食　　　　D. 避免进带骨、带刺的食物

Note

E.吞咽反射迟钝者应给予软食,必要时给予半流食或流食

(二)A2 型题

11.一位躁狂症患者,在病房里整天忙碌不停,好管闲事,夸夸其谈,与其适宜的沟通方式为( )。

A.与患者互动　　　　　　　　　B.用平和的语气并适时沉默

C.与其争辩　　　　　　　　　　　D.向患者解释

E.批评或禁止其说话

12.有一位患者因出现伤害其他病友的行为,医嘱予以约束保护,不符合约束护理规范的是( )。

A.做好大小便等生活基础护理　　　B.每 30 分钟巡视一次

C.每 1~2 小时松解一次　　　　　D.做到口头交班

E.做好约束护理记录

13.患者张某,独自站在窗户前,不停地说着话,并用手指指点点,一脸很生气的样子,如果护理人员试图询问患者,以下表述方式较合适的是( )。

A."发生了什么事,让你这么生气"　　B."是不是耳朵有声音"

C."跟谁吵架了"　　　　　　　　D."不要理睬耳朵里的声音,这是幻听"

E."不要生气了,安心住院"

(三)A3 型题

患者,男性,29 岁,入院诊断为精神分裂症。入院后患者表现情绪激动,态度粗暴,对治疗护理不合作。

14.下列表现不属于暴力先兆行为的是( )。

A.来回踱步　　　　　B.思维贫乏　　　　　C.握拳或用拳击物

D.下颚紧绷　　　　　E.语调很高

15.在与该患者的沟通过程中,不妥的是( )。

A.护理人员应避免与患者单独共处一室

B.态度冷静、友善,避免激惹性语言

C.护理人员应做到与患者面对面交流

D.适当地给予反应,如眼神交流

E.在与患者沟通过程中给予安抚,稳定其情绪

某患者缺乏自知力,存在明显的幻听和被害妄想,不安心住院。

16.目前,适合该患者的护理级别是( )。

A.特级护理　B.一级护理　C.二级护理　D.三级护理　E.四级护理

17.护理人员不宜采取的措施是( )。

A.鼓励其多参与集体活动　B.长期约束保护　C.加强安全管理

D.鼓励家属探视　　　　　E.外出检查时加强监护

二、名词解释

1.治疗性护患关系

2.安全护理

3.特殊护理

三、简答题

1.简述暴力行为发生时,护理人员正确的处理措施。

2.简述治疗性护患关系各阶段的目标。

(刘朋勃)

项目四　精神障碍患者的治疗与护理

扫码看课件

护考直通车
在线答题

项目四
思维导图

学习目标

知识目标：

1.掌握精神药物治疗的应用及常见不良反应；改良电抽搐治疗的适应证与禁忌证、治疗前与治疗后的护理措施；掌握常见精神障碍的心理治疗方法。

2.熟悉各类精神药物临床应用的一般原则；改良电抽搐治疗的过程；心理治疗过程的护理；心理危机干预技术及步骤。

3.了解精神药物和改良电抽搐的作用机制和原理。

能力目标：

能运用所学知识对患者进行药物治疗、心理治疗和康复的护理，并能观察患者用药后的不良反应。

素质目标：

具备爱心、耐心与共情能力，能够构建融洽护患关系，使护理措施有效落地，培养对患者的同理心与尊重，践行全人护理理念。

案例导入

女性，21岁，学生，自诉感觉周围的人在议论自己3月余，凭空闻声1月余。患者3个月前无明显诱因出现周围的人在说自己的感觉，开始没有在意，后来这种情况越来越频繁。1个多月前患者凭空听见声音，觉得周围的同学看自己的眼神不对，好像自己心里想什么并没有说出来，但别人都知道了；觉得有人害自己，因此打伤同学。既往史、个人史无特殊。入院诊断：精神分裂症。入院后给予利培酮治疗，每次1 mg，每日2次，第3日调药量为每次2 mg，每日2次。第9日患者开始出现心慌，不能静坐，在病房来回走动，焦虑，易激惹，烦躁不安等症状。患者及家属担心症状加重，拒绝治疗。

请思考：

(1)该患者服药后出现上述症状的原因有哪些？

(2)针对服药后出现的症状，如何实施有效护理措施？

随着20世纪50年代精神药物的出现，精神障碍的治疗才有了革命性的改变。目前，精神障碍的治疗主要包括药物治疗和物理治疗。药物治疗是改善精神障碍，尤其是严重精神障碍的基本措施。物理治疗在精神障碍治疗中也起了重要的作用，如改良电抽搐治疗由于适应证广、安全性高、并发症少，被广泛应用于精神障碍的治疗中。同时辅以心理治疗、康复治疗等治疗方法，院外再结合社区康复和家庭护理，以帮助患者在生理、心理、社会方面得到全面康复。

Note

任务一　精神药物的应用与护理

精神药物(psychotropic drug)指主要作用于中枢神经系统而影响精神活动的药物。精神药物治疗是指用化学药物对紊乱的大脑神经化学过程进行调整,达到控制精神症状,改善和矫正病态的思维、情感、行为,预防复发,促进社会功能恢复的治疗方法。精神药物按临床作用分为抗精神病药、抗抑郁药、抗躁狂药、抗焦虑药。

一、抗精神病药的应用与护理

抗精神病药(antipsychotic drug)是用于治疗精神分裂症、躁狂发作及其他具有精神症状的药物。通常治疗剂量并不影响患者的智力和意识,却能有效地控制患者的精神运动兴奋、幻觉、妄想、敌对情绪、思维障碍和异常行为等精神症状,还可改善精神分裂症患者的被动、意志行为减退等阴性症状。

(一)抗精神病药的分类

1.传统抗精神病药　又称第一代抗精神病药、典型抗精神病药。主要药理作用为阻断中枢多巴胺 D_2 受体,通过对中脑边缘系统过高的多巴胺传递产生抑制作用而治疗精神症状,特别是幻觉、妄想等,但是副作用比较多,临床使用较少。常见的药物有氯丙嗪、氟哌啶醇等。

2.非传统抗精神病药　又称第二代抗精神病药、非典型抗精神病药、新型抗精神病药。主要作用机制为与5-羟色胺和多巴胺受体的拮抗作用,与第一代抗精神病药相比副作用比较少,临床使用较多。常见的药物有氯氮平、利培酮、奥氮平等。

> **考点提示**　抗精神病药的临床应用。

(二)临床应用

抗精神病药的治疗作用主要包括:①抗精神病作用,即治疗阳性症状(如幻觉、妄想等)及阴性症状;②非特异性镇静,控制激动、兴奋、躁动或攻击行为;③巩固疗效,预防疾病复发。

1.适应证　治疗精神分裂症、预防精神分裂症、控制躁狂发作及其他具有精神症状的精神障碍。

2.禁忌证　严重的心、肝、肾疾病,昏迷,高热,血液病,青光眼和药物过敏者禁用;白细胞过低者、老年人、孕妇、哺乳期妇女等慎用。每一种药物应用前应参照药品说明书中的禁忌证。

3.急性期治疗　首次发作、首次起病或复发、病情加剧患者的治疗,均应视为急性期治疗。

(1)药物选择:抗精神病药的选择要考虑患者症状、常见不良反应、靶症状药物的作用谱、年龄、既往用药情况等因素,综合情况后合理选择药物。通常遵循以下原则:

①用药前必须排除禁忌证,做好常规体格和神经系统检查以及血常规、血生化(尤其是血钾和肝肾功能)和心电图检查。

②切忌频繁换药,若剂量足够,治疗4～6周无效或疗效不明显者,可考虑换药。

③尽量单一用药,联合用药可使药物副作用增加。

(2)使用方法:多数情况下,尤其症状较轻者,通常采用逐渐加量法。一般1周内逐步加至有效治疗剂量。急性期症状2～4周后可开始改善,多数患者在有效剂量治疗4～8周后症状可得到充分缓解。在症状获得较为彻底缓解的基础上,仍要继续以急性期有效剂量巩固治疗至少6个月,然后缓慢减量进入维持治疗。

对于药物治疗依从性好的患者，以口服给药为主。药物剂量根据患者具体情况遵循个体化原则。对于兴奋躁动较严重、不合作或不肯服药的患者，常采用注射给药。注射给药应短期应用，注射时应固定好患者体位，避免折针等意外，并采用深部肌内注射。通常使用氟哌啶醇或氯丙嗪。

4.维持治疗 长期服药维持治疗可以显著减少精神分裂症的复发。对于首发病例、缓慢起病的精神分裂症患者，至少维持治疗 5 年；急性发作、缓解迅速彻底的患者，维持治疗时间可以相对较短；而多次发病或症状缓解不全的精神分裂症患者，则建议终生服药。

（三）常用药物

1.传统抗精神病药

（1）氯丙嗪：临床应用最早的抗精神病药。它可快速有效地控制患者的兴奋和急性期精神症状，但是可引起全身多个系统的不良反应，以锥体外系反应最为突出。

（2）氟哌啶醇：抗精神病作用强，疗效好，显效快，常在精神科、急诊科使用，主要用于治疗精神分裂症。它对于改善阳性症状疗效显著，常用于治疗不协调性精神运动兴奋、幻觉、妄想等，主要不良反应为锥体外系反应。

（3）五氟利多：半衰期长达 65～70 小时，故可每周给药一次。它的抗精神病作用强，作用时间长。主要不良反应为锥体外系反应。

（4）舒必利：有兴奋、激活作用，对木僵、缄默等精神运动抑制症状有明显疗效，同时也具有强止呕作用。适用于阴性症状为主的慢性精神分裂症及精神分裂症紧张型。主要副作用为引起高催乳素血症等内分泌变化，锥体外系反应少见。

2.非传统抗精神病药

（1）氯氮平：口服吸收快，药理作用广泛，具有多受体阻断作用；具有明显的抗精神病作用，很少引起锥体外系反应。它对精神分裂症的阳性症状、阴性症状均有较好的疗效，适用于急、慢性精神分裂症，主要用于治疗难治性精神分裂症。最严重的不良反应是易引起白细胞减少。

（2）利培酮：有口服片剂、水剂及长效注射剂。它对精神分裂症疗效较好，除对妄想等阳性症状有效外，亦能改善阴性症状。主要不良反应为激越、失眠及高催乳素血症等，使用较大剂量时可出现锥体外系反应。

（3）奥氮平：化学结构和药理作用与氯氮平类似，但对血常规无明显影响。对精神分裂症疗效较好。主要副作用为体重增加、嗜睡、便秘等，锥体外系反应少见。临床使用中应进行体重、血糖和血脂的监测。

| 育心铸魂坊 |

伟大的科学家：意外所得的精神病治疗革命——氯丙嗪

氯丙嗪的发现和使用，是精神病治疗史上的里程碑，实现了精神病医学史上的革命，因此有人把氯丙嗪称为精神科的"青霉素"。

氯丙嗪的发现过程充满了偶然性和传奇色彩。

1950 年，罗纳·普朗克公司在研究抗组胺类药物时合成了氯丙嗪，结果发现，患者应用异丙嗪后情绪变得平静、放松，后几经实验制成了日后的氯丙嗪。进一步的临床试验结果证明，氯丙嗪可以明显减轻精神病患者的幻想和错觉症状，这一结果报告于第 15 届法国精神病学和神经病学大会，在医学界引起轰动。

Note

在氯丙嗪出现前,人们认为疯了就是疯了,就是废人了。有了氯丙嗪,近75%的急性精神病患者可以重新融入社会,参加工作,正常生活。也有相当一部分的慢性精神病患者的病情得到了控制。它开启了药物治疗精神疾病,让患者恢复社会功能的新时代。

自发现氯丙嗪后,抗精神分裂症药物又经历了两个非常重要的里程碑式时代:1989年获美国食品药品监督管理局(FDA)批准上市的氯氮平及1993年问世的利培酮。

考点提示 抗精神病药的常见不良反应。

(四)常见不良反应及处理

1.锥体外系反应 最常见的不良反应。其产生原因是药物阻滞了基底核的多巴胺受体,使原本平衡的多巴胺和乙酰胆碱系统失衡,多巴胺合成受抑制,乙酰胆碱合成相对亢进。其具体表现如下。

(1)急性肌张力障碍:多出现在治疗早期,表现为面部和颈部肌肉痉挛,如扮鬼脸、眼球向上凝视、吐舌、说话困难、斜颈、角弓反张、躯干或肢体的扭转性痉挛等。当出现急性肌张力障碍时,常伴有焦虑、烦躁、恐惧等情绪,并可有瞳孔散大、出汗等自主神经症状。

处理措施:立即安抚患者,通知医生并遵医嘱给予肌内注射东莨菪碱0.3 mg或异丙嗪25 mg,可即时缓解。有时需遵医嘱减少药物剂量,加用抗胆碱能药如盐酸苯海索,或换用锥体外系反应小的药物。

(2)静坐不能:在治疗1~2周时出现,最常见的表现为烦躁不安、下肢不自主运动、不能静坐、来回走动或原地踏步等,伴有焦虑、烦躁、易激惹等情绪。

处理措施:轻者采取安抚、转移注意力等措施,重者遵医嘱使用苯二氮䓬类和受体阻滞剂药,或减少抗精神病药的剂量。

(3)类帕金森病:也称为药源性帕金森病,在治疗1~2个月出现,比较常见。表现为静止性震颤,如手部节律性震颤,呈"搓丸样";肌张力增高,出现肌肉僵直,呈"面具样脸";走路呈"慌张步态";严重者可出现吞咽困难、构音困难、全身性肌强直等。

处理措施:减量或换药,或加服抗胆碱能药物(如盐酸苯海索、东莨菪碱),或加用抗组胺药(如苯海拉明)。

(4)迟发性运动障碍:最晚出现,为长期应用抗精神病药后出现的异常不自主运动的综合征。表现为不自主的、有节律的刻板运动,以口、唇、舌、面部不自主的运动最为突出,称为"口舌颊三联征",如吸嘴、鼓腮、吐舌等,有时伴有肢体或躯干的舞蹈样运动。用药时间越长,发生率越大。

处理措施:无有效治疗方法,关键在于预防,使用最低有效剂量或换用锥体外系反应小的药物。

2.代谢及内分泌的不良反应 抗精神病药引起的体重增加及糖脂代谢异常等代谢综合征的症状,严重影响患者服药的依从性,增加了患心血管疾病和糖尿病的风险,是药物治疗中需要重视的问题。抗精神病药可引起催乳素升高、月经紊乱、性激素水平异常及性功能异常。

处理措施:预防为主,合理选择抗精神病药;定期监测体重、血糖和血脂,观察动态变化;体重增加较多者,调整饮食结构及生活方式;必要时遵医嘱减药或换药。

3.心血管系统不良反应

(1)直立性低血压:大多发生在治疗初期,改变体位过快时,出现头晕、眼花、心率加快、面色苍白、血压下降等,可引起晕厥、摔伤、休克。

处理措施:一旦发生直立性低血压,轻者应取去枕平卧位或头低足高位,松解领扣和裤带,密

典型案例 4-1

Note

切观察生命体征,注意监测血压。严重者可遵医嘱静滴升压药,如去甲肾上腺素或α肾上腺素受体激动药,禁用盐酸肾上腺素。注射给药时易发生直立性低血压,故注射给药后应至少卧床半小时。

(2)心律失常和猝死:表现为心动过速或过缓、传导阻滞、心电图 Q-T 间期延长、T 波改变等。定期监测心电图,一旦发现异常,应立即停药,并密切观察患者的表现,给予对症处理。

4.过度镇静 传统抗精神病药(如氯丙嗪、奋乃静)以及非传统抗精神病药(如氯氮平、奥氮平)均可引起过度镇静,临床表现为乏力、嗜睡等,嘱患者勿驾车及操作机器。

5.胃肠道不良反应 多出现在服用抗精神病药的初期,多数患者在治疗过程中可自行消失,反应严重者,经减药或停药即可消失。临床表现为口干、恶心、呕吐、食欲缺乏、上腹饱满、便秘和麻痹性肠梗阻。

处理措施:鼓励便秘患者多饮水,多进蔬菜水果,增加活动以促进肠蠕动,养成定时排便的习惯,必要时遵医嘱使用甘油灌肠剂或缓泻剂协助排便。

6.尿潴留 具有抗胆碱能作用的药物能抑制膀胱逼尿肌的收缩,抑制尿道括约肌松弛,引起尿潴留,常发生在治疗的初期。对老年人及前列腺肥大者应予以注意。

处理措施:①鼓励患者尽力自行排尿,或采取物理的方法诱导排尿。②遵医嘱给予新斯的明 $10\sim20$ mg 口服,3 次/天。若无效时,可遵医嘱行导尿术。③做好心理疏导,耐心安慰患者消除紧张情绪,对曾经出现过此类症状的患者,应加强宣教工作。

7.白细胞减少症 以氯氮平等药物发生率最高,周围血白细胞计数低于 $4\times10^9/L$,称为白细胞减少症。常有乏力、倦怠、头晕、发热等全身症状,轻重不等的继发感染,如咽炎、支气管炎、泌尿系统感染等。

处理措施:用药后应定期检查血常规,一旦出现粒细胞缺乏症,应立即停药,预防感染。

8.恶性综合征 较为少见且危险性较高,恶性综合征的发生率虽然仅为 1%左右,但死亡率超过 20%。抗精神病药中几乎所有的药物均可引起恶性综合征,表现为高热、震颤、肌肉强直、心动过速、多汗、意识障碍等,可迅速并发感染、循环衰竭、休克而死亡。

处理措施:一旦发现异常,应立即遵医嘱停用抗精神病药,遵医嘱给予支持治疗,如调节水、电解质及酸碱代谢平衡,吸氧,保持呼吸道通畅,控制或预防感染等。目前对恶性综合征尚无有效治疗方法,早期发现、及时处理是其治疗原则。

二、抗抑郁药的应用与护理

抗抑郁药(antidepressant)是一类主要用于治疗各种抑郁障碍的药物,通常不会提高正常人的情绪。除了能治疗各类抑郁障碍外,也常用于治疗广泛性焦虑障碍、惊恐障碍、恐惧障碍、强迫症、进食障碍及慢性疼痛等。抗抑郁药根据先后顺序分为传统抗抑郁药和新型抗抑郁药两大类。传统抗抑郁药由于毒副作用大,应用受到一定限制;非传统抗抑郁药与传统药物相比,疗效相当,毒副作用小,使用安全。

(一)新型抗抑郁药

在抗抑郁药中,新型抗抑郁药种类较多,根据其化学结构及作用机制的不同分为:①5-羟色胺选择性再摄取抑制剂(SSRI);②5-羟色胺去甲肾上腺素再摄取抑制剂(SNRI);③去甲肾上腺素和多巴胺再摄取抑制剂(NDRI);④选择性去甲肾上腺素再摄取抑制剂(NRI);⑤5-羟色胺拮抗和再摄取抑制剂(SARI);⑥α肾上腺素受体阻滞剂或去甲肾上腺素能和特异性 5-羟色胺能抗抑郁药(NaSSA)。根据临床使用情况,重点说明下 5-羟色胺选择性再摄取抑制剂(SSRI)。

5-羟色胺选择性再摄取抑制剂(SSRI)适应证包括抑郁障碍、强迫症、焦虑与恐惧相关障碍和神经性贪食症等。其抗抑郁作用与三环类抗抑郁药相当,但对严重抑郁的疗效可能不如三环类

Note

抗抑郁药;半衰期长,多数只需每日给药 1 次,疗效在停药较长时间后才逐渐消失;心血管和抗胆碱不良反应轻微,过量服用时较安全。

不良反应主要包括恶心、腹泻、失眠和性功能障碍,多数不良反应持续时间短,呈一过性,可产生耐受。

|育心铸魂坊|

你知我知,和谐共处

5-羟色胺选择性再摄取抑制剂(SSRI)的不良反应有性功能障碍。当患者使用此类药物前,尤其是年轻患者,需要患者及其家属签署知情同意书。医护人员要明确告知患者此类药物的作用、副作用及其具体表现。患者在完全知情情况下,自主选择是否使用此类药物。在充分尊重患者的基础上,实施我们的医疗行为,否则就是违法行为。如果患者拒绝使用此种药物,可以考虑换用其他药物,可能疗效差点。这些情况都要一一告知患者及其家属。

(1)氟西汀(俗称百忧解):适用于各种抑郁障碍、强迫症和神经性贪食症等。半衰期非常长,其活性代谢产物的半衰期可达 7~15 日。随剂量增加,不良反应也有所增加。对肝脏 CYP2D6 酶抑制作用较强,与其他有关药物联用时,应注意配伍禁忌。

(2)帕罗西汀:对伴焦虑的抑郁障碍及惊恐障碍较适合。撤药应缓慢进行。

(3)舍曲林:适用于各种抑郁障碍和强迫症。用药早期易产生焦虑或激越、惊恐。它很少与其他药物发生配伍禁忌。

(4)氟伏沙明:适用于各种抑郁障碍和强迫症。有一定的睡眠改善作用,性功能障碍发生较少。应注意药物配伍禁忌。

(5)西酞普兰和艾司西酞普兰:适用于各种抑郁障碍或伴惊恐的抑郁障碍。几乎不与其他药物发生配伍禁忌,安全性较强。

(二)传统抗抑郁药

传统抗抑郁药包括三环类抗抑郁药(TCAs)和单胺氧化酶抑制剂(MAO)。TCAs 对抑郁障碍疗效确切,由于耐受性和安全性问题,目前多为二线用药。

1.适应证 抑郁障碍、焦虑障碍、惊恐障碍。氯米帕明还常用于强迫症。

2.禁忌证 患严重心、肝、肾病者,患有癫痫、急性闭角型青光眼者,TCAs 过敏者。12 岁以下儿童、孕妇、老年人、前列腺肥大者慎用。

3.药物选择及使用 丙米嗪是最早发现的具有抗抑郁作用的化合物,除抗抑郁外,还可用于治疗儿童功能性遗尿症。多塞平常用于治疗睡眠障碍。氯米帕明片常用于治疗强迫症。阿米替林片是治疗慢性疼痛综合征和预防偏头痛的常用药物。马普替林以往常用于治疗老年抑郁症。与抗精神病药一样,传统抗抑郁药应从小剂量开始,在 1~2 周内逐渐增加至最高有效剂量。当患者抑郁症状缓解后,应以有效治疗剂量继续巩固治疗 4~6 个月。维持治疗阶段,可视病情及不良反应的情况逐渐减少剂量。最终,缓慢逐步减药、停药。反复发作、病情不稳定者应长期维持用药。

4.不良反应处理和注意事项

(1)中枢神经系统不良反应:TCAs 可引起谵妄和癫痫发作,且与血药浓度密切相关。有条件的情况下,应常规监测血药浓度,尤其是高风险患者(如老年患者、伴发痴呆的患者或有癫痫发作史的患者)。肌内或静脉注射毒扁豆碱可以治疗或缓解患者谵妄的症状。

(2)抗胆碱能不良反应:包括口干、便秘、视物模糊、尿潴留、肠麻痹等。一般随着治疗时间的延长,患者可以耐受,症状会逐渐减轻。处理措施:遵医嘱减少抗抑郁药的剂量,必要时加拟胆碱能药对抗不良反应。

(3)心血管不良反应:可引起直立性低血压、心动过速、心脏传导阻滞等。在老年人和有直立性低血压史的患者中,直立性低血压更多见。所有 TCAs 均可引起心动过速。TCAs 还可诱发心律失常、引起心脏传导阻滞,因而禁用于心脏传导阻滞的患者。临床应用中应监测心电图。

(4)其他不良反应:转氨酶轻微升高,应予以监测;急剧升高者,应停药。性功能障碍会随抑郁症状的好转和药量的减少而改善。体重增加可能与组胺受体阻断有关。外周性水肿患者,应限制盐的摄入量。轻度皮疹经对症治疗可以继续用药;对于较严重的皮疹,应当逐渐减药、停药。偶有粒细胞缺乏发生,一旦出现应立即停药,且以后禁用。

三、心境稳定剂的应用与护理

心境稳定剂(mood stabilizer),既往称抗躁狂药,是治疗躁狂以及预防双相障碍的躁狂或抑郁发作,且不会诱发躁狂或抑郁发作的一类药物。它主要包括锂盐(碳酸锂)和抗癫痫药卡马西平、丙戊酸盐、加巴喷丁等。部分抗精神病药如氯丙嗪、氟哌啶醇、奥氮平、利培酮等,可用于躁狂或双相障碍的急性期治疗和维持治疗。

考点提示 碳酸锂的临床应用。

(一)碳酸锂

碳酸锂是最常用的心境稳定剂,是治疗躁狂的首选药物。

1. 适应证 主要用于躁狂的治疗,双相障碍的躁狂或抑郁发作的预防,也可用于治疗精神分裂症的情感障碍和冲动攻击行为。

2. 禁忌证 患有急慢性肾炎、肾功能不全、严重心血管疾病、电解质紊乱、重症肌无力者及孕妇等禁用,老年人慎用。

3. 应用原则 小剂量开始,逐渐增加剂量,饭后口服。由于血锂浓度与中毒血锂浓度十分接近,在使用过程中应定期监测血锂浓度。急性期治疗时血锂浓度维持在 0.8～1.0 mmol/L,有效血锂浓度 1.2 mmol/L,超过 1.4 mmol/L 易引起中毒反应。维持治疗时血锂浓度保持在 0.4～0.8 mmol/L。

4. 不良反应 锂盐在体内无代谢变化,95％随尿排出。锂盐在肾会与钠竞争性重吸收,故低盐饮食者或有肾病者易出现体内锂蓄积中毒,因此,使用锂盐的患者应及时补钠以防中毒。同时需监测血锂浓度,根据血锂浓度调整用药剂量。

(1)早期不良反应:表现为无力、嗜睡、手指震颤、厌食、上腹不适、恶心、呕吐、腹泻、多尿、口干等。

(2)后期不良反应:表现为多尿、烦渴、体重增加、甲状腺肿大、黏液性水肿、手指细微震颤。若患者出现粗大肌肉震颤,则提示血药浓度已接近中毒水平。

(3)锂盐中毒:中毒症状包括共济失调、肢体运动协调障碍、肌肉抽动、言语不清和意识模糊,重者昏迷、死亡。

(4)处理:①用药过程中,护理人员应鼓励患者多饮淡盐水,多吃一些咸的食物,以增加钠的摄入量。②护理人员应密切观察患者进食、用药后反应,及时发现早期先兆,异常情况及时记录并报告医生。③密切监测血锂浓度的变化,一般不宜超过 1.4 mmol/L,发现异常及时提醒医生减药、停药。④做好对患者的药物相关知识宣教,如碳酸锂中毒反应的早期表现及预防方法。

Note

⑤对不良反应能耐受者可不做特殊处理,不能耐受者应遵医嘱减药或换药。⑥一旦出现中毒反应,需立即停用,大量给予生理盐水或高渗钠盐以加速锂盐的排泄,必要时进行人工血液透析。

(二)抗癫痫药

1. 卡马西平 对治疗急性躁狂和预防躁狂复发均有效,尤其对锂盐治疗无效者、不能耐受锂盐不良反应者及快速循环发作的躁狂者效果较好。孕妇及白细胞减少、血小板减少、肝功能异常者禁用,青光眼、前列腺肥大、糖尿病、酒精依赖者慎用。应从小剂量开始,根据个体情况逐渐增加至治疗量。

卡马西平不良反应表现为抗胆碱能作用,可出现视物模糊、口干、便秘等。较少患者会出现过敏,甚至出现剥脱性皮炎。发现明显不良反应时,应遵医嘱停药,给予对症处理。

2. 丙戊酸盐 主要药物有丙戊酸钠和丙戊酸镁,用于治疗双相障碍的躁狂发作,特别是对快速循环发作及混合性发作的躁狂效果较好,对双相障碍有预防复发的作用。疗效与碳酸锂相仿,对碳酸锂疗效不佳或不能耐受的患者是较为理想的替换药物。

丙戊酸盐空腹时吸收良好。不良反应发生率较低,常见的有恶心、呕吐、厌食、腹泻等,少数可出现嗜睡、震颤、共济失调、脱发等,偶见过敏性皮疹、异常出血或瘀斑、白细胞减少和中毒性肝损害。

四、抗焦虑药的应用与护理

抗焦虑药(anxiolytics)应用范围广,种类较多,具有中枢或外周神经系统抑制作用,是用于减轻或消除焦虑、紧张、恐惧情绪、镇静催眠、抗惊厥的药。目前,主要以苯二氮䓬类为主,常用的有阿普唑仑、氯硝西泮、地西泮等。另外,非苯二氮䓬类药物丁螺环酮也可用于治疗广泛性焦虑。

(一)苯二氮䓬类

苯二氮䓬类(benzodiazepine,BDZ)又称弱安定剂,是常用的抗焦虑药,包括地西泮(安定)、阿普唑仑(佳乐定)等,主要具有抗焦虑、镇静催眠、抗惊厥、松弛肌肉的作用。

1. 适应证 各种焦虑状态、睡眠障碍、癫痫、术前给药或短暂麻醉,有松弛肌肉的作用。

2. 禁忌证 患有严重心血管疾病、肝肾衰竭者、药物过敏、青光眼、重症肌无力等禁用。

3. 应用原则 分次口服或睡前一次顿服。不宜长期服药,以免产生药物依赖性,一般不超过6周,慢性焦虑症长期用药者也不宜超过6个月,因为躯体依赖症状多发生在持续用药3个月以上者,并且短半衰期药物较易产生依赖。如病情需要,可采用药理作用相近的抗焦虑药交替使用。

(二)不良反应戒断症状

1. 不良反应 表现为嗜睡、过度镇静、记忆减退等。不需要特殊处理,指导患者睡前服用,告知服药期间避免驾驶、高空作业等。忌服用过量,同时服用酒精或其他抗精神病药可导致中毒甚至死亡。

2. 戒断症状 长期服用可产生依赖,突然停用药物可引起戒断症状,表现为失眠、焦虑、易激惹、震颤、头痛、烦躁不安等。应避免长期使用,停药时逐渐减量。出现戒断症状时将剂量缓慢递减,辅以普萘洛尔、丁螺环酮等药物对症处理,配合心理治疗。

五、精神药物治疗过程的护理

(一)护理评估

精神药物治疗目的是改善患者的精神症状。因此,患者在接受治疗前,护理人员应搜集患者的相关资料,如患者用药前后症状改善情况、药物不良反应等,作为判断患者用药依从性的依据。

1.药物依从性 患者对药物治疗的态度,是积极的还是消极的;患者有无拒绝服药和治疗,患者有无藏药的想法或行为;患者对药物不良反应有无担心或恐惧;有无影响治疗依从性的精神症状,如被害妄想、命令性幻听、木僵等;患者有无坚持服药;患者是否按时复诊。

2.躯体状况 患者既往史及诊治情况;患者目前的身体状况如何,如进食、营养状况,睡眠状况,排泄状况,肢体活动的状态。

3.精神状况 病程多长,是否接受过系统治疗,既往病史情况,患者的现病史。

4.药物不良反应 既往用药不良反应情况;患者对不良反应的耐受性反应情况;患者本次用药发生不良反应的可能性;拮抗药物对于缓解不良反应的效果;患者自我处理药物不良反应的经验。

5.药物相关知识 患者是否了解疾病和药物的关系;患者对所服药物作用的了解程度;患者对药物维持治疗重要性的认识;患者是否做好服药的准备。

6.家庭、社会支持 家属对精神药物知识的掌握情况;家庭支持情况;家庭成员是否有时间和精力照顾患者的治疗和生活;患者有无经济能力支付治疗费用。

(二)常见护理诊断/问题

1.躯体活动障碍 与肌张力增加、静坐不能、肢体僵硬、类帕金森病等不良反应有关。

2.有受伤的危险 与直立性低血压、步态不稳、意识障碍等不良反应有关。

3.有感染的危险 与药物不良反应所致的白细胞减少、过敏性皮炎等有关。

4.睡眠型态紊乱 与药物过度镇静或兴奋等作用有关。

5.排尿障碍 与药物不良反应因素有关。

6.便秘 与药物不良反应、日常活动减少等因素有关。

7.不依从行为 与缺乏自知力或难以耐受不良反应等有关。

8.知识缺乏 缺乏与疾病、药物和预防保健等相关的知识。

(三)护理目标

(1)患者的精神症状得到控制或缓解。

(2)患者的药物不良反应得到改善,意外事件得到及时防控。患者能坚持服药,治疗的依从性提高。

(3)患者无感染的发生。

(4)患者能正确认识药物治疗的重要性。

(5)患者的睡眠状况逐渐恢复正常。

考点提示 精神药物治疗过程的护理措施。

(四)护理措施

1.一般护理 提供良好的环境,干净、安静、整洁,室内空气清新,温、湿度适宜。保证患者营养及水分的摄入,增加活动量,以促进食欲和增加肠蠕动。因药物不良反应吞咽困难的患者应注意预防噎食,避免进有骨头的食物,必要时专人喂食、鼻饲或静脉补充营养。对尿潴留的患者应及时处理,给予诱导排尿或导尿。鼓励患者多进粗纤维食物,以增加肠蠕动,促进排便。

2.心理护理 与患者建立良好的治疗性护患关系,改善患者的药物依从性。严重的精神障碍患者大多数缺乏自知力,不认为自己有病,不愿接受治疗。因此需加强沟通,及时解决患者的心理冲突问题,取得其信任,提高其对药物治疗的依从性。

3.给药护理

(1)遵医嘱正确给药:遵医嘱给患者发放药物,正确掌握用药剂量与疗程,具有高度的责任

Note

心,不能随意增减或不规则用药及擅自停药。

(2)严格执行查对制度:由两名护理人员共同完成,严格执行"三查八对"制度。做到"三到"(到手、到口、到胃),即发药到手,看服到口,送水咽下,看后再走,防止藏药、吐药行为影响治疗或蓄积顿服。使用多种药物时,应了解用药的原因,注意药物间的配伍禁忌,并向家属及患者讲解药物治疗的目的、使用方法和注意事项。

(3)选择正确给药途径与方法:对大脑有兴奋作用的药物不宜夜晚给药。镇静作用强的药物,最好在晚上睡前给药,让患者在睡眠中度过药物不良反应的高峰时段,也有助于睡眠。也可采取肌内注射、静脉注射或鼻饲等途径给药或遵医嘱给予长效制剂。不可同时使用多种片状长效制剂药物,若必须使用,应注意药物间的配伍禁忌。

(4)注意观察用药后的不良反应:对患者的精神症状要做到心中有数,也不能忽视躯体症状。重点观察患者用药后的生命体征、意识状况、精神状态等变化,尤其是开始用药第一周。观察患者的饮食状况,有无食欲变化、吞咽困难等。观察患者有无急性肌张力障碍、静坐不能、类帕金森病等锥体外系反应。若出现困倦、眩晕、乏力时,起居动作应慢,防止跌伤等意外发生。对直立性低血压、运动不能的患者,应注意指导患者活动或起床时动作要缓慢,必要时报告医生,采取相应的护理措施及处理方法。

(5)做好护理记录:护理记录应真实、详细、客观,对治疗依从性差者分析其原因,并及时反馈给医生,以便医生针对患者的具体情况调整药物治疗方案。

(6)严防服药时发生意外情况:患者若睡眼蒙眬,须将患者唤醒后再让其服药,以免呛咳。对老年人患者和吞咽困难的患者,切勿数片药物一次吞服,以防呛噎等意外发生;对拒服药者、极度兴奋躁动者或意识障碍者宜鼻饲给药,或遵医嘱改用注射法给药;静脉注射药物者需专人护理,嘱卧床休息30分钟;用药后及时收拾用物,防止患者当作自杀、自伤的工具而发生意外。

4.健康教育

(1)对患者及家属进行针对性教育,教育内容包括药物治疗相关知识、精神障碍与药物治疗的关系、药物治疗的方法及注意事项、不良反应的识别及一般处理措施等。

(2)指导患者家属为患者提供良好的家庭环境,减少不良刺激。患者及家属正确认识药物治疗及维持治疗的重要性,提高药物依从性,保证维持用药。能识别疾病复发征兆。遵医嘱定时门诊随访。

(五)护理评价

(1)患者的精神症状是否得到控制和缓解。

(2)患者用药后是否出现了不良反应。患者是否在出院后自行服药和坚持服药。

(3)患者是否发生了感染。

(4)患者对疾病和药物治疗是否持有正确的态度。能否配合治疗,按时正确安全服药。

(5)患者的睡眠状况是否逐渐恢复正常。

任务二　改良电抽搐治疗与护理

电抽搐治疗(electroconvulsive therapy,ECT),又称电休克治疗(electric shock therapy),是用短暂适量的电流刺激大脑,引起短暂意识丧失和全身性抽搐发作,从而达到控制精神症状的一种物理治疗技术。改良电抽搐治疗(modified electroconvulsive therapy,MECT),又称无抽搐性

Note

电休克治疗、改良电痉挛治疗,该技术是在 ECT 基础上的改良,即在通电前给予静脉麻醉药和肌肉松弛剂,在治疗过程中患者的抽搐明显减轻或消失。其适应证广、安全性高,临床已为标准治疗技术。

> **考点提示** 改良电抽搐治疗适应证。

一、适应证

(1)抑郁症:有强烈自伤、自杀或明显的自责自罪者。

(2)躁狂症:有极度兴奋躁动、易激惹、冲动伤人者。

(3)精神分裂症:急性期有严重的自伤、自杀、拒食、违拗、紧张性木僵者。

(4)精神药物治疗不理想或对药物治疗的不良反应不能耐受者。

二、禁忌证

改良电抽搐治疗无绝对禁忌证。相对禁忌证包括严重心血管疾病;动脉瘤或大血管畸形血压急剧升高而有破裂风险;颅内压增高,如脑肿瘤、颅内占位性病变;新近脑梗死;严重的呼吸系统疾病;存在严重麻醉风险的其他躯体疾病。

三、治疗过程的护理

(一)治疗前的护理

1. 环境及用物准备

(1)环境准备:治疗室环境干净、安静、整洁,温、湿度适宜;设施完善,治疗室与等待室、观察室尽量分开。等待室是专人陪伴患者在此等候治疗,是工作人员对门诊患者治疗前、后评估的重要区域,也是门诊患者签署治疗知情同意书、对患者及其家属进行知识宣教的重要场所。治疗室是进行治疗的重要场所。观察室是即将进行治疗的患者在此进行治疗前准备,以及治疗结束后患者进行病情观察及出室评估的区域。

(2)用物准备:等待室备有血压计、体温计、体重秤等,还有保管各种治疗相关文件的文件柜、诊疗桌椅等基本设施。治疗室备有治疗床、MECT 治疗机、人工呼吸机、吸痰器、吸氧设备、多功能监护仪、牙垫、抢救车等。观察室设备有心电监护仪、吸氧设备等。

(3)药物准备:常规的急救药物,如洛贝林、尼可刹米、肾上腺素等。治疗过程所用硫酸阿托品、异丙酚、氯化琥珀胆碱注射液、0.9%氯化钠溶液、25%葡萄糖溶液、皮肤消毒剂等。

2. 患者准备

(1)详细的体格检查,包括神经系统检查。必要的实验室和其他辅助检查,如血常规、血生化、心电图、脑电图、胸部和脊柱 X 线片。

(2)签署治疗知情同意书。

(3)治疗前一天,指导或协助患者洗头,保持头部清洁,以免影响通电效果。

(4)禁食禁水 6 h,治疗前 8 h 停服抗癫痫药和抗焦虑药,或治疗期间避免应用这类药物;治疗期间使用的抗精神病药、抗抑郁药或锂盐应为低剂量。

(5)每次治疗前监测生命体征,如果体温在 37.5 ℃ 以上,脉搏在 120 次/分以上或低于 50 次/分,血压在 150/100 mmHg 以上或低于 90/50 mmHg,应报告医生,由医生决定是否继续进行治疗。

(6)嘱患者排空大小便,解开领扣、腰带,取出活动义齿、发卡、眼镜等随身物品。首次治疗前需测量空腹体重。

Note

(7)治疗前 30 min 肌内注射阿托品 0.3～0.5 mg,减少呼吸道分泌物。

(二)治疗中的护理

(1)治疗时给予患者心理安慰,减轻患者对治疗的恐惧,协助患者仰卧于治疗床上,四肢自然伸直。

(2)为患者开放静脉通道,连接心电监护仪,监测血氧饱和度。

(3)遵医嘱准确、安全、顺序给药,协助医生做好诱导麻醉。用 25% 葡萄糖溶液 20 ml 或 0.9% 氯化钠溶液 20 ml 开通静脉通道。确保静脉注射通畅后,遵医嘱依次推入以下三种药物:硫酸阿托品 0.5 mg,以减少分泌物并兴奋心脏传导系统;异丙酚 1.5～2.5 mg/kg,作用是诱导麻醉;氯化琥珀胆碱注射液 0.8～1.0 mg/kg,以松弛肌肉。

(4)待患者睫毛反射迟钝或消失、自主呼吸停止时,应持续给予机械通气,直至全身肌肉松弛后,置入牙垫,开始进行 MECT 治疗。

(5)通电起效时,患者的面部及四肢肢端会出现细微的抽动,此时注意密切观察患者心率、血压及血氧饱和度的变化,使用面罩加压吸氧或者麻醉剂辅助通气,使血氧饱和度保持在 95% 以上。

(6)抽搐发作后,应取出牙垫,迅速清理呼吸道,保持呼吸道通畅,继续给氧直至患者自主呼吸恢复、呼吸频率均匀、睫毛反射恢复、血氧饱和度平稳。

(7)待患者自主呼吸恢复、生命体征平稳后,拔出静脉穿刺针,将患者转运至观察室继续观察。

(8)待患者意识完全恢复,能够按照指令正确执行简单动作,肢体活动及肌肉功能恢复,可将患者转至等待室。

(三)治疗后的护理

治疗后患者应卧床休息,观察患者的呼吸、意识情况,待患者完全清醒,无明显头痛、恶心、胸闷、心悸等不适感时,方可由护理人员接回病房。门诊患者治疗后需在院观察 1 小时,待生命体征平稳、意识状态恢复后,方可由家属接回家。治疗后 2 小时内禁食禁水。2～4 小时意识完全清醒后,可协助患者少量饮水,无呛咳后,再给予流食或半流食。告知患者勿开车或操作危险机械等,否则可能会由于患者的判断力和反应能力没有完全恢复而发生危险。治疗后少数患者可能会出现较长时间的意识障碍,需要有家属或护理人员陪护,以免出现走失、摔伤及坠床等意外。

四、不良反应及处理

1.恶心、呕吐 轻者无须特殊处理,严重者密切观察有无颅内压增高的体征,是否有脑卒中迹象。

2.认知损害 限制 MECT 应用的主要并发症之一,多数患者会出现程度不等的认知受损。可导致 3 种类型的认知受损:急性精神错乱(即发作后谵妄)、顺行性遗忘和逆行性遗忘。谵妄患者应加强看护,防止意外。记忆损害多在治疗结束后逐渐恢复,无须特殊处理。

3.牙龈损伤、舌咬伤 对症处理。

4.机械性呼吸道梗阻

(1)舌后坠:采用压额抬颏法打开呼吸道,保持呼吸道通畅。

(2)误吸口腔内分泌物:吸出分泌物,使患者头偏向一侧,床旁备吸引器和气管切开包,配合医生行气管切开术。

5.头晕、头疼 可能与患者治疗前紧张有关,或 MECT 治疗使脑内血管收缩,肌肉、神经等牵拉、挤压有关。经休息,多可自然好转。疼痛剧烈的患者遵医嘱给予止痛药。

任务三 重复经颅磁刺激治疗与护理

经颅磁刺激(transcranial magnetic stimulation,TMS)是在大脑特定部位给予磁刺激的一项技术,由磁场产生诱发电流,引起脑皮质靶点神经元去极化。主要用于基础神经科学研究和精神神经疾病的治疗,具有非侵入性、无痛、无损伤、操作简单、安全可靠等优点。治疗时间通常是 30 分钟。重复经颅磁刺激(repeated transcranial magnetic stimulation,rTMS)是经颅磁刺激的一种常见刺激模式,在某一特定皮质部位给予重复磁刺激,通过影响神经生理、神经生化和内分泌而发挥治疗作用。TMS 的关键参数包括刺激频率、刺激强度、刺激时间、脉冲数量、间歇时间等,可根据治疗的疾病种类及患者的个体差异等因素组合成多种不同的刺激模式。rTMS 主要治疗某些精神障碍如抑郁症、精神分裂症、强迫症、焦虑症等,也常用于中枢神经损伤类疾病(如脑梗死、脑出血及其后遗症)的康复。另外,对睡眠障碍、癫痫、疼痛等也有较好效果。

知识拓展

经颅磁刺激基本原理

通常应用的是"8"字形绝缘线圈,它与一电容器相连,将其放在头皮的特定部位,当电容器瞬间放电的电流通过这个线圈时,在线圈周围就会产生一定强度的脉冲磁场,这个局部脉冲磁场会以与线圈垂直的方向透过头皮和颅骨进入皮质一定深度。电流的快速交变会形成脉冲磁场,脉冲磁场又会在皮质表层的神经组织中产生感应电流。这个继发的感应电流可使神经细胞发生去极化,产生兴奋或抑制作用。

一、重复经颅磁刺激治疗的临床应用

(一)抑郁症

rTMS 用于治疗抑郁症已有十多年,已经成为抑郁症治疗的一种有效手段。对抑郁症的治疗主要为刺激包括左背外侧前额叶皮质等大脑皮质的多个部位,主要和刺激频率有关。低频 rTMS (≤1 Hz)降低神经元的兴奋性,高频 rTMS(10~20 Hz)提高神经元的兴奋性。研究发现,rTMS 治疗抑郁症的效果与氟西汀相似。也有研究表明,rTMS 与氟西汀治疗抑郁症有协同作用,rTMS 合并抗抑郁药(如艾司西酞普兰)治疗难治性抑郁症是安全、有效的,治疗率为 20%,治疗有效率可高达 100%。

(二)焦虑症

背外侧前额叶皮质(DLPFC)是调节惊恐障碍的脑功能区域之一,研究发现,使用 1 Hz 的 rTMS 作用于患者右侧 DLPFC 两周后,焦虑症状得到显著缓解。

(三)精神分裂症

rTMS 目前已经被应用于治疗精神分裂症的幻觉和阴性症状。低频 rTMS 作用于左侧前额叶皮质、左侧颞顶区或者双侧颞顶区可改善幻听症状,而高频(20 Hz)rTMS 作用于精神分裂症患者的双背侧前额叶可改善患者的阴性症状。

Note

（四）其他

相关研究发现，rTMS对躁狂发作、创伤后应激障碍、强迫症、儿童注意缺陷与多动障碍等也有一定的疗效。

二、禁忌证

（一）体内植入物

头颅内有金属异物或者心脏起搏器植入、心脏支架植入、耳蜗植入、颅内压明显增高的患者，接近刺激线圈部位的金属或者电子仪器，如助听器、医疗泵等植入体内的异物有破损的风险。

（二）癫痫

癫痫患者或者癫痫家族患者应禁止使用高频率、高强度的磁刺激，rTMS治疗具有诱导癫痫发作的风险。

三、重复经颅磁刺激治疗的不良反应

（一）头颈部疼痛

这是最常见的不良反应，一般为轻中度。一般情况可自然减轻，或服用止痛药后短时间内可消除。治疗过程中注意观察患者有无头痛、颈部疼痛、头部不适等症状，以及出现疼痛的部位、性质、持续时间等，安置患者休息。室内光线柔和，必要时遵医嘱口服镇静剂。

（二）癫痫发作

癫痫发作是rTMS治疗最严重的并发症。在神经科预先筛查和控制治疗频率后，可降低癫痫发作率，发作率可控制在1/10000内。一旦患者出现癫痫发作，护理人员要及时采取保护性措施，立即让其平卧，将患者头偏向一侧，及时清理口腔和鼻腔内的分泌物，解开患者的衣领、腰带，取出义齿。对牙关紧闭者使用开口器，口中放置牙垫；有舌后坠者使用舌钳，将舌头拉出；对口唇发绀者给予鼻导管吸氧，四肢关节处稍加保护，避免过度运动造成骨折。

（三）听力障碍

听力的不良反应往往是脉冲刺激导致的，建议治疗时佩戴耳塞，可以将潜在的听力受损降到最低。禁止耳蜗植入患者接受rTMS治疗。

任务四　心理治疗与护理

一、心理治疗概论

（一）概念与定义

心理治疗（psychotherapy）是一种基于心理学理论和临床实践的专业干预过程，旨在通过系统的、结构化的方法帮助个体或群体缓解心理困扰、改善社会功能、促进人格成长，并提升整体心理健康水平。其核心是通过语言、行为或特定技术，在治疗师与来访者之间建立信任关系，引导来访者理解并调整自身的认知、情绪及行为模式。世界卫生组织（World Health Organization, WHO）将其定义为通过语言和非语言沟通，改善心理障碍或社会功能问题的专业干预。美国心理学会（American Psychological Association, APA）则强调其科学性，认为心理治疗需基于实证研究,运用结构化方法解决心理问题。

心理治疗经历了从巫术到科学的发展过程。19世纪末,弗洛伊德创立精神分析理论,将心理问题归因于潜意识冲突,奠定了谈话疗法的基础;20世纪中叶,行为主义革命引入条件反射原理,发展出暴露疗法等技术;人本主义学派(如罗杰斯)则转向关注自我实现潜能;21世纪后,整合取向(如正念认知疗法)和循证实践成为主流,强调跨流派技术的灵活应用。

(二)心理治疗基本原则

1. 帮助来访者自立原则 治疗师应明确心理治疗的目的是促进来访者的心理成长,避免扮演来访者人生导师的角色,不能替来访者做任何决定。

2. 客观中立原则 治疗师在心理治疗过程中要保持客观中立的立场,避免将自己的世界观、价值观带入心理治疗工作中。

3. 尊重来访者的原则 治疗师应尊重每一位来访者作为人的尊严和权利,以真实、真诚的态度帮助来访者。

4. 保密和保密例外原则 保密原则指治疗师应尊重来访者的个人隐私,在临床心理实践中要始终严格遵守保密原则。保密例外原则指在心理治疗过程中,一旦发现来访者有危害自身或他人安全的情况,必须立即采取措施防止意外事件发生,必要时应通知其亲属或向有关部门报告,但应将有关保密信息的暴露程度控制在最小范围。

5. 时间限定原则 治疗师在心理治疗过程中必须注意遵守治疗时间的规定,不得随意延长或更改治疗时间。

6. 关系限定原则 治疗师在心理治疗过程中应按照专业道德规范与来访者建立良好治疗关系,不得与来访者发展心理治疗工作外的关系。

二、与护理相关的心理治疗的主要技术

心理治疗技术是指为了实现心理治疗目标而使用的具体方法和程序。下面将介绍几种与护理工作相关的治疗技术。

(一)支持性心理治疗

支持性心理治疗是一种以增强患者心理适应能力、减轻情绪困扰为目标的心理干预方法,广泛应用于临床护理中。该技术强调建立良好的护患关系,通过倾听、提问、鼓励、共情、内容反应、情感反应等技术帮助患者缓解心理压力,提升应对能力。此外,面质技术和解释技术也在特定情况下用于促进患者的自我觉察和认知调整。

1. 倾听 倾听是支持性心理治疗的基础,指护理人员以专注、接纳的态度接收患者的语言和非语言信息。有效的倾听包括:保持眼神接触,展现关注;避免打断,允许患者充分表达;使用非语言反馈(如点头、身体前倾)传递理解。倾听有助于评估患者的心理状态,例如,术后患者可能因疼痛或康复焦虑而情绪低落,护理人员通过耐心倾听其担忧,可帮助其释放压力,同时为后续心理治疗提供依据。

2. 提问 提问分为开放式和封闭式两种,在心理评估中,开放式提问有助于了解患者的整体心理状态,而封闭式提问可用于筛查特定症状(如抑郁、焦虑)。例如,对慢性病患者可采用开放式提问探索其疾病适应情况,再结合封闭式提问确认其是否存在自杀意念等高风险问题。

3. 鼓励 鼓励指通过语言或非语言方式增强患者的信心和积极性,在康复护理中,鼓励可提高患者的治疗依从性。例如,对长期卧床患者,护理人员可通过肯定其每天进步(如"您今天能多走几步,说明康复得很好")来增强其信心,强化积极行为。

4. 共情 共情是指护理人员设身处地理解患者的感受,并通过语言反馈(如"我能理解您现在很不安")表达这种理解。共情的关键在于:准确识别患者的情绪,避免评判或说教。在临终关

Note

73

怀或重症护理中,共情能有效缓解患者的孤独感和恐惧。例如,对癌症患者说,"我知道这个诊断让您很难接受,您愿意和我聊聊您的感受吗?"可促进其宣泄情绪。

5. 内容反应 内容反应是指护理人员复述或概括患者叙述的主要内容,以澄清信息并展现关注。在心理护理评估中,内容反应可帮助患者整理混乱的思维,同时确保护理人员准确理解其问题。例如,对创伤后应激障碍患者,护理人员可通过内容反应帮助其梳理创伤事件的记忆。

6. 情感反应 情感反应指护理人员识别并反馈患者的情绪体验。情感反应能帮助患者正视情绪,减少压抑。例如,对抑郁症患者说,"您似乎对什么都提不起兴趣,这种麻木感让您很困扰吗?"可促使其进一步表达。

7. 面质技术 面质指护理人员温和地指出患者的矛盾或非理性认知,以促进其自我觉察。在成瘾护理或人格障碍患者的干预中,面质可用于挑战患者的否认或逃避行为。例如,对酒精依赖患者说,"您说喝酒能放松,但每次醉酒后问题反而更严重了。"可帮助其认识行为后果。

8. 解释技术 解释指护理人员基于专业知识,帮助患者理解其症状或行为的潜在心理机制。例如,患者对护理人员说:"我一到医院就心慌,不知道为什么。"护理人员则回答,"这可能是因为过去的医疗经历让您对医院产生了条件反射式的恐惧。"在焦虑症或心身疾病护理中,解释技术可帮助患者理解症状的心理机制,减少病耻感。

在帮助抑郁症和焦虑症患者时,护理人员可综合应用支持性心理治疗技术,通过情感反应帮助患者识别情绪,通过面质技术调整非理性认知,同时鼓励患者,促进其恢复社会功能。

(二)认知重建技术

认知重建技术是认知行为疗法(CBT)的核心技术之一,旨在帮助个体识别、评估和修正不合理或消极的认知模式,从而改善情绪和行为反应。该技术基于 Beck 的认知理论,认为个体的情绪困扰(如抑郁、焦虑)往往源于负性自动思维和认知歪曲(如非黑即白思维、灾难化等)。通过系统训练掌握该技术后,可帮助患者打破消极思维循环,增强心理适应能力。以下为认知重建的基本步骤。

1. 识别负性自动思维 帮助患者觉察在特定情境下出现的消极想法(如"我肯定做不好")。

2. 评估证据 引导患者客观分析这些想法的真实性(如"有哪些证据支持或反对这个想法?")。

3. 挑战不合理信念 通过逻辑辩论或行为实验修正认知歪曲(如"如果失败了,真的代表我一无是处吗?")。

4. 建立适应性认知 用更合理、平衡的信念替代消极思维(如"即使不完美,我也可以逐步改进")。

认知重建技术常用于抑郁症、焦虑症、强迫症、创伤后应激障碍等患者的心理治疗。抑郁症患者常存在自我否定、无望感等认知歪曲(如"我毫无价值""未来不会变好")。该技术使用思维记录表帮助患者识别和挑战消极思维,鼓励患者寻找反例(如"虽然情绪低落,但我昨天还是完成了散步"),结合行为激活(如安排小目标)增强自我效能感。认知重建需在良好护患关系的基础上进行,避免让患者感到被评判。

注意循序渐进,从较易调整的认知入手,逐步深入核心信念(如先调整"今天的工作没做好",而非直接挑战"我一无是处")。

(三)处理躯体不适和情绪障碍的技术

躯体不适(如慢性疼痛、功能性胃肠症状)常与情绪障碍(如焦虑、抑郁)相互影响,形成恶性循环。心理干预技术可通过调节自主神经系统功能、改善认知情绪反应,有效缓解症状。这些方法在精神科护理中具有重要价值,尤其适用于心身疾病、焦虑障碍、抑郁症及精神病性障碍的康复期患者。

1. 放松训练 放松训练指通过特定的方法和训练,帮助个体缓解身体和心理的紧张状态,达到身心放松的技术。这些技术通常基于生理和心理的相互作用,通过调节呼吸、肌肉紧张度、注意力等,达到减轻压力、改善情绪的目的。常见的放松技术有渐进性肌肉放松法,通过逐步紧张和放松身体各部位的肌肉群,使个体感受到肌肉紧张与放松的对比,从而学会在日常生活中主动放松肌肉,缓解身体紧张和焦虑情绪。操作方法分为 3 个阶段:①准备阶段:找一个安静、舒适的地方坐下或躺下,闭上眼睛,深呼吸几次,让身体逐渐放松。②紧张-放松阶段:从头部开始,逐步紧张和放松身体各部位的肌肉群。③结束阶段:深呼吸几次,感受全身的放松状态,然后慢慢睁开眼睛。对于惊恐发作的患者,在发作初期引导其进行快速渐进性肌肉放松法(重点放松手部、肩颈)。

2. 正念冥想 正念冥想强调将注意力集中在当前的体验上,不加评判地观察自己的身体感受、情绪和思维,从而达到放松身心、减轻焦虑和压力的效果。操作方法分为以下 5 步:①准备阶段:找一个安静、舒适的地方坐下或躺下,闭上眼睛,放松身体。②冥想练习:身体扫描,从头部开始,逐步将注意力集中在身体的各个部位,感受每个部位的紧张或放松状态,如果有紧张感,尝试主动放松。③呼吸观察:将注意力集中在呼吸上,感受空气进出鼻腔、胸部和腹部的起伏,当走神时,温柔地将注意力拉回呼吸上。④情绪观察:允许自己感受当前的情绪,不加评判地观察情绪的变化,接受情绪的存在,而不是试图压抑或改变情绪。⑤思维观察:当思维出现时,不加评判地观察思维的内容,然后让思维自然消散,将注意力重新集中在呼吸上或其他当前的体验上。每次练习 10～20 分钟,每天练习 1～2 次。

这些技术通过身、心双向调节机制,为精神科护理提供了非药物干预的重要选择。护理人员应掌握这些技术的标准化操作流程,并根据诊断阶段、症状特点进行个体化调整。未来 VR 技术辅助的沉浸式放松训练、可穿戴设备监测生理指标等创新方式将进一步拓展应用场景。

三、常见精神障碍的心理治疗方法

(一)精神分裂症的心理治疗

精神分裂症患者常伴有幻觉、妄想、情感淡漠及社会功能退化。药物治疗是控制症状的核心手段,但心理治疗在帮助患者适应现实、改善社会功能、减少复发方面,具有不可替代的作用。

1. 精神分裂症心理治疗的特点

(1)以支持性和现实适应为核心:由于精神分裂症患者常存在现实检验能力受损(如坚信妄想,受幻觉支配),心理治疗的重点并非深入分析潜意识冲突(如传统精神分析),而是帮助患者区分现实与病态体验,学习应对症状的技巧,提高日常生活能力。

(2)强调长期性和稳定性:精神分裂症具有慢性、易复发的特点,心理治疗通常需要长期持续,甚至在症状稳定后仍需巩固。治疗目标不仅是缓解急性期症状,更包括预防复发,促进社会融入。

(3)高度结构化与个体化:患者的认知功能、症状严重程度差异较大,治疗需根据个体情况调整。例如,对急性期患者,以稳定情绪、减少症状干扰为主;对恢复期患者,可加强社交技能、职业康复训练。

(4)家庭与社会的协同参与:家庭环境对病情影响极大,高情感表达(如过度批评或过度保护)可能增加复发风险。因此,治疗常需要家属参与,学习如何提供支持性环境。

(5)与药物治疗紧密结合:心理治疗不能替代药物,而是帮助患者理解服药的必要性,提高其依从性,并减少药物副作用带来的困扰。

2. 精神分裂症不同时期的心理治疗特点

(1)急性期的心理治疗:患者在急性期出现明显的幻觉、妄想、思维紊乱和行为异常,功能可

75

能严重受损,甚至可能对自己或他人构成危险。患者可能难以接受自己患病的事实,自知力缺失。支持性心理治疗可提供情感支持,帮助患者缓解焦虑和恐惧,增强其对治疗的信心。在患者出现自伤、自杀或攻击行为时,及时进行危机干预,确保患者和他人的安全。同时帮助患者识别和挑战妄想和幻觉,减少对症状的恐惧和焦虑。还要注意教育家属如何应对患者的急性期症状,减少家庭环境内的高情感表达。

(2)缓解期的心理治疗:患者的急性期症状逐渐缓解,功能开始恢复。患者可能开始意识到自己的疾病,自知力逐渐恢复,面临重新适应社会生活的挑战。这一时期要帮助患者纠正认知偏差,减少残留的幻觉和妄想。通过角色扮演和行为练习,帮助患者提高社交技能和应对能力,提供职业培训和就业支持,帮助患者恢复工作能力,重新融入社会。同时向患者和家属提供疾病知识,帮助他们识别复发的早期迹象,及时就医。

(3)维持期的心理治疗:维持期患者的症状可能持续存在,但相对稳定。患者可能面临长期的社会功能障碍和生活质量下降。患者需要长期的药物治疗和心理治疗。通过定期的心理治疗,帮助患者维持心理平衡,降低复发风险,并针对患者的阴性症状,如社交退缩和缺乏动机,设计行为激活计划。通过家庭治疗,改善家庭环境,降低患者的复发风险。提供社区资源和支持,帮助患者维持正常的生活和社交功能。

3. 常用于精神分裂症的心理治疗方法

(1)支持性心理治疗:支持性心理治疗在精神分裂症的治疗中具有重要作用,它通过提供情感支持、增强应对能力、改善自我认知、促进社会功能恢复以及降低复发风险等帮助患者更好地应对疾病。这种治疗方法不仅可以作为药物治疗的补充,还可以在某些方面提供药物治疗无法达到的效果。例如,通过建立信任关系,治疗师能够为患者提供情感支持,缓解其焦虑和抑郁情绪;同时,通过应对策略训练和社交技能训练,患者可以增强自身的社交功能和应对能力。此外,支持性心理治疗还能帮助患者纠正负面认知,增强自信心,从而更好地适应社会生活。因此,在精神分裂症的综合治疗中,支持性心理治疗是不可或缺的重要组成部分,有助于提高患者的生活质量和整体治疗效果。

(2)认知行为疗法(CBT):通过帮助精神分裂症患者识别和挑战不合理的思维模式(如妄想和幻觉),并学习新的应对策略,从而减轻症状、改善功能和提高生活质量。开展认知行为疗法首先需要对患者进行全面评估,并建立信任关系,与患者共同设定具体、可实现的治疗目标。接着,通过识别和挑战患者的不合理思维,帮助其建立更现实的认知模式;同时结合行为实验、社交技能训练和应对策略训练等行为干预措施,逐步缓解患者的症状和改善其社会功能。此外,对患者家属进行心理教育和沟通技巧训练,以增强家庭支持;并在治疗结束后定期随访,巩固治疗成果,降低复发风险。

(3)家庭治疗:家庭治疗通过多种方式帮助精神分裂症患者及其家庭应对疾病带来的挑战。它为家庭成员提供关于精神分裂症的知识,增强他们对患者的理解与同情,从而营造更具支持性的家庭环境。针对精神分裂症患者常用的具体技术(心理教育、沟通技巧训练、问题解决策略和情感表达调节),家庭治疗帮助家庭成员理解疾病的本质、症状表现和治疗过程,减少他们对患者的误解和偏见。沟通技巧训练则指导家庭成员如何以更有效、更积极的方式与患者交流,避免高情感表达,减少对患者的负面影响。问题解决策略指导家庭成员共同面对和解决与疾病相关的问题,如服药依从性、社交活动参与等,增强家庭成员的应对能力。情感表达调节则帮助家庭成员管理自己的情绪,避免过度的情绪反应对患者造成压力,同时也能让家庭成员更好地表达对患者的关心和支持。

(二)抑郁症的心理治疗

抑郁症是一种以持续情绪低落、兴趣减退、认知功能下降为核心症状的精神障碍。心理治疗是抑郁症的重要干预手段,尤其对轻中度抑郁症效果显著,甚至可与药物治疗联合用于重度抑郁。

1. 核心特点 ①以情绪调节与认知重构为核心;②强调行为激活与动力恢复;③注重人际关系与社会支持;④阶段性干预策略;⑤高度结构化与循证性;⑥患者主动参与是关键;⑦整合生理-心理-社会医学模式。

2. 抑郁症的心理治疗方法

(1)认知行为疗法:通过改变患者的消极思维模式和行为方式来缓解抑郁症状,认为抑郁情绪源于不合理的认知,如"我什么都做不好"等,通过识别和挑战这些不合理认知,帮助患者建立更积极、现实的思维方式,从而改善情绪和行为。治疗师与患者共同设定治疗目标,如缓解抑郁症状、提高生活质量等。治疗师通过"家庭作业",让患者在日常生活中练习所学技巧,如记录自己的消极思维并进行反驳。认知行为疗法通常包括 10~20 次的治疗课程。

(2)心理动力治疗:基于精神分析理论,认为抑郁症状与患者潜意识中的冲突和早期经历有关。通过探索患者的内心世界和潜意识冲突,帮助患者更好地理解自己的情感和行为模式,从而缓解抑郁症状。治疗师引导患者自由联想,探讨其童年经历、梦境等,帮助患者发现潜意识中的冲突和问题。治疗过程相对较长,通常每周 1~2 次,持续数月到数年不等。

(3)人际关系治疗:关注患者的人际关系问题,抑郁症状通常与人际关系的冲突或支持缺乏有关。通过改善患者的人际交往能力和人际关系,缓解抑郁症状。帮助患者识别和解决人际关系中的问题,如社交退缩、与他人的冲突等。治疗师会教授患者具体的社交技能,如倾听、表达、解决冲突等技巧。

(4)家庭治疗:家庭环境和家庭关系对患者的抑郁症状有重要影响。通过改善家庭沟通、解决家庭冲突,为患者创造更有利于康复的家庭环境。邀请患者的家庭成员参与治疗,共同探讨家庭中的问题和矛盾,学习更有效的沟通和解决问题的方式,引导家庭成员表达自己的感受和需求,促进家庭关系的和谐。

(5)正念认知疗法:结合了认知行为疗法和正念冥想,通过正念冥想帮助患者增强对当下体验的觉察和接受,减少对消极思维的自动反应,从而降低抑郁复发的风险。正念认知疗法包括正念冥想、身体扫描、正念瑜伽等练习,帮助患者学会专注于当下,不做评判地观察自己的思维和情绪。

(三)焦虑与恐惧相关障碍的心理治疗

焦虑与恐惧相关障碍(如广泛性焦虑症、惊恐障碍、社交焦虑症、特定恐惧症等)的核心特征是过度、持续且难以控制的恐惧或焦虑,常伴随回避行为。心理治疗是这类障碍的一线干预方法。

1. 心理治疗的核心特点 焦虑与恐惧相关障碍的心理治疗是一个系统化、多元化的干预过程,其核心在于帮助患者打破"恐惧—回避—更恐惧"的恶性循环,重建对自身情绪和外界环境的掌控感。这类治疗具有几个鲜明的特征。首先,它强调体验式学习,不是通过单纯的说教,而是引导患者在安全的环境中直接面对恐惧,通过亲身经历来修正原有的错误认知。其次,治疗过程注重循序渐进,治疗师会根据患者的承受能力,精心设计暴露的层级,既不会贸然推进造成二次创伤,也不会因过于保守而达不到治疗效果。

2. 主要心理治疗方法

(1)认知行为疗法:治疗初期,治疗师会帮助患者识别那些自动涌现的灾难化想法,比如心跳加速就意味着心脏病发作、在社交场合说错话就会被人永远看不起等。这些想法往往以快速、自动的方式出现,患者通常不加质疑就全盘接受。通过思维记录、可能性评估等技术,患者开始学会用更理性、更符合现实的视角来看待这些想法。与此同时,治疗师会配合行为实验,鼓励患者在现实生活中去验证这些恐惧的合理性,比如故意在社交场合说错一句话,然后观察是否真的会导致灾难性后果。

(2)暴露疗法:这种治疗不是简单粗暴地把患者扔进恐惧情境,而是一个精心设计的过程。治疗师会先帮助患者建立恐惧等级表,按照从最轻微的恐惧情境到最严重的恐惧情境进行排序。然后从较低等级开始,让患者在治疗师的指导下逐步接触恐惧源。在这个过程中,患者会观察到自己的焦虑水平随着时间推移自然下降,这个现象称为习惯化。通过反复练习,患者的大脑会逐渐修正原有的错误关联,建立新的、更健康的神经通路。比如,对恐高症患者来说,治疗可能从站在矮凳上开始,逐步过渡到在有安全保护的措施下登上高楼观景台。

(3)接纳与承诺疗法(ACT):该疗法认为完全消除焦虑不仅徒劳无功,反而可能加重问题。治疗师会引导患者学会与焦虑共处,把注意力集中在当下,专注于对自己真正重要的事情上。这种疗法常用观察者视角练习,帮助患者认识到"我有焦虑的想法不等于我就是焦虑的",从而获得更大的心理空间和灵活性。

(4)放松训练:因为焦虑障碍往往伴随着明显的躯体症状,如心悸、出汗、肌肉紧张等。通过系统的呼吸训练、渐进性肌肉放松法等技术,患者可以学会快速降低身体的唤醒水平,这对控制惊恐发作特别有效。正念练习不仅帮助患者缓解症状,更能培养其对身心状态的觉察能力,减少对焦虑情绪的过度反应。

(5)社交技能训练:对于社交焦虑等涉及人际互动的障碍,治疗师还会加入社交技能训练。通过角色扮演、视频反馈等方法,帮助患者改善眼神接触、语音、语调、话题转换等具体技能,同时也会修正社交中的认知偏差,如别人都能看出我很紧张、沉默就代表我不够好等观念。

焦虑障碍的治疗需要因人而异、灵活调整,对于复杂的病例,可能需要整合多种治疗方法。比如一个有童年创伤背景的广泛性焦虑患者,可能需要结合创伤处理技术和常规的焦虑管理策略。治疗师会根据患者的反馈不断评估治疗进展,及时调整治疗方案。通过系统而个性化的干预,能显著减轻大多数患者的症状,提高其生活质量。

四、心理危机干预

(一)心理危机的概念

心理危机是指个体在遭遇重大生活事件或突发变故时,由于其惯用的应对方式失效,而出现的短暂性心理失衡状态。这种危机状态具有以下几个典型特征。首先,它具有突发性和紧急性,往往由意外事件突然引发;其次,个体在危机中会体验到强烈的情绪困扰,如焦虑、恐惧、绝望等;再次,个体的认知功能通常会受到明显影响,可能出现思维混乱、判断力下降等情况;最后,这种失衡状态是暂时的,如果处理得当,个体可以恢复平衡,甚至获得成长。

心理危机的本质是个体心理稳态的破坏与重建过程。当人们面临超出其应对能力的情境时,原有的心理防御机制失效,就会进入危机状态。这种状态既包含着危险,也蕴含着机遇。如果得到适当干预,个体可能发展出更成熟的应对方式;反之,则可能导致持续的心理问题。

(二)心理危机的类型及结局

1.发展性危机 发展性危机是指在正常成长和发展过程中遇到的重大转折点所引发的危机,如青春期身份认同危机、中年危机、退休适应等。这类危机具有可预见性,是人生发展阶段的自然产物。

2.境遇性危机 境遇性危机由突发的外部事件引起,具有不可预测性。常见诱因包括:突发自然灾害、重大交通事故、暴力侵害事件、重大疾病诊断等。这类危机往往冲击力强,需要立即干预。

3.存在性危机 存在性危机涉及人生根本问题的困扰,如生命意义、价值选择、人生目标等方面的深刻困惑。这类危机更具哲学性,但同样可能引发严重的心理痛苦。

4. 心理危机的可能结局

(1)适应性恢复:个体通过有效应对,不仅能恢复平衡,还可获得新的应对技能和心理成长。

(2)表面恢复:症状暂时缓解,但深层次问题未解决,可能在将来的类似情境中复发。

(3)慢性适应不良:发展为持续的心理障碍,如创伤后应激障碍、抑郁症等。

(4)极端结局:个别情况下可能导致自伤、自杀或伤害他人等严重后果。

(三)心理危机干预的技术

1. 建立联结技术 通过积极倾听、共情理解与危机个体建立信任关系。干预者需要保持专注,采取开放姿态,通过点头、眼神接触等非语言方式传递支持。

2. 情绪稳定化技术

(1)接地技术:帮助个体将注意力从内在痛苦转移到外部现实(如描述周围环境细节)。

(2)安全岛想象:引导构建内心安全空间的意象。

(3)呼吸调节:教导腹式呼吸等放松方法。

3. 认知重构技术 帮助危机个体识别和调整灾难化思维,建立更现实的认知框架。常用引导性问题,如最坏的情况发生的可能性有多大等。

4. 问题解决技术 将大问题分解为可管理的小步骤,协助制订具体行动计划。以头脑风暴方式探索各种解决方案。

5. 社会支持激活技术 协助识别和动员个体的支持系统,包括家人、朋友、社区资源等。必要时进行直接的联系协助。

(四)心理危机干预的步骤

1. 评估阶段:全面把握危机状况 危机干预的第一步是进行系统而快速的评估,这个过程就像医生在急诊室对患者进行初步诊断。干预者需要以专业而敏锐的眼光,在最短时间内收集关键信息。评估不是冷冰冰的询问,而是在建立基本信任的基础上,通过温和但直接的对话,了解危机个体的危机全貌。

在评估危机严重程度时,干预者要像心理侦探一样,既观察危机个体的外在表现(如是否颤抖、哭泣、眼神涣散),也要评估其内在状态,可能会询问,"这件事对你造成的影响有多大?""你觉得现在最难应对的是什么?"通过这些问题,既了解客观事件的影响程度,也评估主观的痛苦指数。该步骤中应重点关注自杀风险评估,并充分了解及利用危机个体的社会支持系统。

2. 干预实施阶段:提供即时支持

(1)确保安全是第一步也是最关键的一步。就像在暴风雨中先找到一个避风港,干预者需要确认危机个体所处的物理环境是否安全。必要时,需协助移除危险物品,或建议暂时转移到更安全的环境。同时,在心理上建立一个"安全岛",让危机个体知道在这里可以放心表达。

(2)提供情感支持时,采用"情绪容器"的方法。就像捧着一杯滚烫的水,我们既不回避它的热度,也不让它溢出伤人。干预者会说:"我理解你现在一定很痛苦""这种情况下感到害怕是很正常的"。这种认可不是简单的安慰,而是帮助危机个体理解自己的反应是人之常情。

(3)帮助整理思绪。干预者会温和地引导,"让我们先把最困扰你的事情理出来""这件事发生的前后经过是怎样的?"通过这样的对话,帮助危机个体从混乱中找到主线,重建认知秩序。

(4)制订短期计划。该阶段是干预的重要转折点。干预者会问,"接下来 24 小时,你觉得做什么会让自己好过一些?""我们可以一起想几个应对方法吗?"这些计划要像婴儿学步一样小而具体,可能是"今晚给朋友打个电话"或"明天去散个步",重点是让危机个体重新获得对生活的掌控感。

3. 后续跟进阶段:巩固干预成果

(1)危机干预不是一次性完成,而是需要定期跟进的过程。干预者会根据情况安排跟进,就像医生定期为患者复查。第一次跟进通常在24～48小时内,之后根据危机个体恢复情况调整频率。每次跟进都要评估"上次讨论的方法试过了吗?""哪些方法有帮助,哪些需要调整?"。

(2)监测进展需要专业性和敏感性的平衡。干预者会观察危机个体细微变化,如语气是否轻松了些,眼神是否更有神采,同时也使用简单的评估工具追踪症状变化。这个阶段要像园丁观察植物生长一样,既看到新芽,也不忽视潜在的枯萎迹象。

(3)长期服务评估就像为康复患者制订健身计划,会讨论"你觉得还需要哪些专业帮助""要不要考虑定期心理咨询"。不是所有人都需要长期服务,但对某些人来说,这是预防复发的关键。

4.转介与终结阶段:圆满结束

(1)细心安排专业转介。干预者会解释,"这位咨询师擅长处理这类问题""我已经和他沟通过你的基本情况"。转介不是推卸责任,而是为了让危机个体得到更适合的帮助,就像专科医生接手治疗。

(2)处理分离情绪。干预者会预留时间讨论,"这段时间的合作对你有什么意义""结束这段关系你有什么感受"。承认分离的不舍,同时肯定取得的进步。

(3)总结成长。干预者会回顾,"回想最初的状态,你发现自己有哪些变化""这次经历让你对自己有了什么新认识"。这种总结不是形式主义,而是帮助危机个体将危机转化为成长的契机。

有效的危机干预就像在心理风暴中抛出的救生索,它不仅要帮助危机个体度过当下的惊涛骇浪,更要为其重建内心的灯塔,指引其回归平静的航向。在这个过程中,干预者既是冷静的观察者,也是温暖的陪伴者,既要提供即时支持,又要着眼长远恢复。

学习小结

本项目介绍各种精神障碍的治疗措施及其护理,主要讲解各种精神障碍的药物治疗、改良电抽搐治疗、重复经颅磁治疗和心理治疗。通过以上内容,学生能够全面了解多种精神障碍的多种治疗措施及每种精神障碍对应的治疗措施、适应证、禁忌证和治疗过程。

在此过程中,学生要与患者建立良好的护患关系,融洽的护患关系才能让护理措施有效落地,从而达到治疗精神障碍患者病情的目的。

能力测验

一、单项选择题

1.抗精神病药中,下列哪种属于第二代(非典型)抗精神病药?( )

A.氯丙嗪　　　B.氟哌啶醇　　　C.氯氮平　　　D.五氟利多　　　E.舒必利

2.抗精神病药最常见的不良反应是( )。

A.肝功能损害　　　　　B.锥体外系反应　　　　　C.白细胞减少

D.体重下降　　　　　E.高血压

3.迟发性运动障碍的典型表现是( )。

A.肌张力增高　　　　　B.静坐不能　　　　　C.口舌颊三联征

D.癫痫发作　　　　　E.心动过速

4.改良电抽搐治疗(MECT)的绝对禁忌证是( )。

A.抑郁症　　　　　B.心脏起搏器植入　　　　　C.精神分裂症

D.躁狂发作　　　　　E.药物过敏

5.锂盐中毒的血锂浓度阈值是( )。

A.0.4 mmol/L　　　　　B.0.8 mmol/L　　　　　C.1.2 mmol/L

D.1.4 mmol/L　　　　　　　　E.2.0 mmol/L

6.5-羟色胺选择性再摄取抑制剂(SSRI)最常见的不良反应是(　　)。

A.便秘　　　　　　　　　B.性功能障碍　　　　　　　C.低血压

D.粒细胞缺乏　　　　　　　E.视力模糊

7.抗焦虑药物苯二氮䓬类长期使用易导致(　　)。

A.肝功能损害　　　　　　　B.药物依赖性　　　　　　　C.白细胞减少

D.血糖升高　　　　　　　　E.甲状腺功能异常

8.重复经颅磁刺激(rTMS)治疗最严重的并发症是(　　)。

A.头痛　　　　B.癫痫发作　　　C.睡眠障碍　　　D.听力下降　　　E.恶心

9.支持性心理治疗的核心技术不包括(　　)。

A.倾听　　　　B.面质　　　　C.电休克　　　D.共情　　　E.鼓励

10.认知行为疗法(CBT)用于抑郁症的主要目标是(　　)。

A.分析童年创伤　　　　　　B.修正负性自动思维　　　　C.增强潜意识冲突

D.提高药物剂量　　　　　　E.诱导催眠状态

11.急性肌张力障碍的紧急处理药物是(　　)。

A.碳酸锂　　　B.东莨菪碱　　　C.氟西汀　　　D.卡马西平　　　E.奥氮平

12.氯氮平最严重的不良反应是(　　)。

A.体重增加　　　B.白细胞减少　　　C.嗜睡　　　D.便秘　　　E.口干

13.心理危机干预的首要步骤是(　　)。

A.制订长期计划　　　　　　B.评估安全性　　　　　　　C.转介精神科

D.药物治疗　　　　　　　　E.家庭治疗

14.改良电抽搐治疗前患者的准备不包括(　　)。

A.禁食6小时　　　　　　　B.签署知情同意书　　　　　C.停用所有药物

D.测量体重　　　　　　　　E.排空膀胱

15.抗抑郁药中,需缓慢减药以避免撤药反应的是(　　)。

A.氟西汀　　　B.帕罗西汀　　　C.舍曲林　　　D.氟伏沙明　　　E.西酞普兰

16.恶性综合征的典型表现不包括(　　)。

A.高热　　　B.肌肉强直　　　C.心动过缓　　　D.意识障碍　　　E.多汗

17.创伤后应激障碍(PTSD)的一线心理治疗方法是(　　)。

A.精神分析　　　B.暴露疗法　　　C.家庭治疗　　　D.艺术治疗　　　E.催眠疗法

18.碳酸锂维持治疗的血锂浓度范围是(　　)。

A.0.1～0.3 mmol/L　　　　　B.0.4～0.8 mmol/L　　　　C.1.0～1.2 mmol/L

D.1.5～2.0 mmol/L　　　　　E.2.5～3.0 mmol/L

19.放松训练中渐进性肌肉放松法的目的是(　　)。

A.诱发癫痫　　　　　　　　B.缓解肌肉紧张　　　　　　C.提高心率

D.抑制呼吸　　　　　　　　E.降低血糖

20.精神分裂症目前首选且最有效的治疗方法是(　　)。

A.抗精神病药物治疗　　　　B.物理治疗　　　　　　　　C.心理治疗

D.改良电抽搐治疗　　　　　E.重复经颅磁刺激

21.抗精神病药最常见的不良反应(　　)。

A.心血管系统不良反应　　　B.消化系统不良反应　　　　C.恶性综合征

D.锥体外系反应　　　　　　E.内分泌系统不良反应

22.治疗躁狂症首选(　　)。

A.碳酸锂　　　　　　　　B.三环类抗抑郁药　　　　　C.电休克

D.氯丙嗪　　　　　　　　E.丙戊酸钠

23.对于抗精神病药物治疗无效或者无法承受药物不良反应的患者可采取(　　)。

A.心理治疗　　　　　　　B.理疗　　　　　　　　　　C.手术治疗

D.改良电抽搐治疗　　　　E.重复经颅磁刺激

24.下列属于锥体外系反应表现的是(　　)。

A.急性肌张力障碍　　　　B.静坐不能　　　　　　　　C.类帕金森病

D.迟发性运动障碍　　　　E.以上均是

25.若抑郁症患者出现强烈自伤、自杀,应采取的治疗方式为(　　)。

A.心理治疗　　　　　　　B.药物治疗　　　　　　　　C.手术治疗

D.改良电抽搐治疗　　　　E.重复经颅磁刺激

二、名词解释

1.改良电抽搐治疗

2.心理治疗

3.危机干预

三、简答题

1.简述抗精神药出现锥体外系反应的具体表现。

2.简述改良电抽搐治疗的适应证。

3.如何对精神障碍患者进行心理治疗?

(王　松　李莉萍)

项目五　焦虑与恐惧相关障碍患者的护理

扫码看课件

护考直通车
在线答题

项目五
思维导图

学习目标

知识目标：

1. 了解焦虑与恐惧相关障碍的诊断要点。

2. 熟悉焦虑与恐惧相关障碍病因及发病机制。

3. 掌握焦虑与恐惧相关障碍的临床表现及护理措施。

能力目标：

能识别焦虑与恐惧相关障碍的症状,能对焦虑与恐惧相关障碍患者进行护理,能预防焦虑与恐惧相关障碍患者意外事件的发生,并能帮助患者学会正确地应对生活中的各种事件。

素质目标：

尊重患者,具备关心、爱护焦虑与恐惧相关障碍患者的高尚情操及建立良好护患关系的意识;能理解患者的负性情绪,能帮助患者应对不良情绪,建立积极乐观的生活态度。

案例导入

陈先生,45岁,一年前突然出现没有原因的害怕、心慌、心悸、胸闷,有濒死感,由家人送至当地医院就诊。送医院过程中症状缓解,到医院后未能确诊何种问题。此后,陈先生频繁出现无预兆的发作,每次发作持续几分钟至十几分钟,伴心慌、胸闷、头晕、气促、无力感、濒死感等症状。陈先生因为上述情况多次到医院就诊,做了大量的检查和治疗,但仍未找到明确病因。

请思考:

(1)请识别陈先生主要存在哪些精神症状。

(2)请简述护士对陈先生应采取的护理措施。

任务一　焦虑与恐惧相关障碍概述

一、概念及流行病学特点

焦虑与恐惧相关障碍是一组以焦虑症状和恐惧症状为主要临床表现的精神障碍。其特点是过度的恐惧和焦虑,并伴有相应的行为紊乱。上述情况使患者持续并明显地感到严重痛苦,或导致患者在个人、家庭、社会、教育、职业或其他重要功能领域出现严重损害,即使患者功能得到维持,也需付出大量的额外努力。

历史上,焦虑与恐惧相关障碍、强迫相关障碍、应激相关障碍等精神障碍曾被归类为神经症

Note

(neurosis),但随着学科的不断发展,神经症这一概念在临床已不再适用。在最新版的 ICD-11 中,焦虑与恐惧相关障碍成为独立的疾病分组,这类疾病包括:广泛性焦虑障碍、惊恐障碍、社交焦虑障碍、场所恐惧障碍、特定恐惧障碍,以及其他特定或未特定的焦虑与恐惧相关障碍。不同种类的焦虑与恐惧相关障碍的核心区别在于:引起恐惧或焦虑反应的刺激物或刺激情景是不同的。

知识拓展

焦虑与恐惧的区别

焦虑与恐惧是两种相近且相关的现象,二者既有相似也有不同。相似之处在于:它们都是生物在面临危险、伤害等一系列不利情景时出现的正常自我保护性反应,有助于促使个体采取必要的措施来减轻或防止不利情景所带来的后果。

不同之处在于:焦虑是对未来的、预期的、缺乏具体因素威胁的反应;恐惧则是对迫在眉睫的、具体威胁的反应,如果脱离了相关事物或者环境,恐惧情绪就能自行缓解。

当前,焦虑与恐惧相关障碍是全球范围内常见的精神及行为障碍。据世界卫生组织(WHO)的调查显示,全球约 4.0% 的人患有焦虑与恐惧相关障碍。在我国,焦虑与恐惧相关障碍患病率约 3.4%,略低于全球平均水平,但仍是国内常见的精神及行为障碍。焦虑与恐惧相关障碍不仅发病率高,还给社会造成大量负担。据 WHO 全球疾病负担(global burden of disease,GBD)调查显示,焦虑与恐惧相关障碍所致的疾病负担在全球 371 种常见疾病或损伤中排名第 23 位。与此同时,其所致的疾病负担在近 10 年大幅上升,由 3180 万伤残调整生命年(disability-adjusted life year,DALY)上升至 4250 万,增幅排名第一。在我国,焦虑与恐惧相关障碍的疾病负担在近年也出现上升趋势,由 2019 年的 375.2/10 万人伤残调整年上升至 418.9/10 万人(统计至 2021 年止)。上述研究结果表明,焦虑与恐惧相关障碍的危害不容忽视,亟须临床护理工作者的关注与重视。

二、广泛性焦虑障碍

(一)概念及流行病学特点

广泛性焦虑障碍(generalized anxiety disorder,GAD)是一种以广泛和持续性的焦虑为主要特征的精神障碍。患者常常有原因不明的提心吊胆、紧张不安、肌肉紧张症状、运动性不安,以及头晕、胸闷、心悸、口干等自主神经功能紊乱症状。患者往往能认识到这些担忧是过度和不恰当的,却不能控制,因此感到难受和痛苦。

2024 年发布《中国焦虑障碍防治指南(第二版)》显示,终生患病率为 0.28%~0.3%,年患病率为 0.2%,女性明显高于男性。

(二)病因及发病机制

1. 遗传因素　系统性回顾和多项研究显示,广泛性焦虑障碍有家族聚集性,遗传度 30%~40%。

2. 神经生物学因素　神经递质学说认为,5-羟色胺(5-HT)系统与广泛性焦虑障碍有密切联系。研究显示,敲除 5-HT$_1$A 受体基因后,小鼠的焦虑样行为增加;当小鼠过度表达 5-HT$_1$A 受体时,则会导致焦虑样行为减少;与此同时,激动 5-HT$_2$A 受体会导致小鼠出现焦虑样行为,而缺乏 5-HT$_2$A 受体的小鼠则焦虑样行为较少。除了 5-HT 系统外,中枢神经系统的去甲肾上腺素

微课 5-1

典型案例 5-1

(norepinephrine,NE)系统也与焦虑行为有关。研究发现,应激诱导的 NE 释放可促进模型动物的焦虑样行为。NE 水平升高,刺激丘脑的 α 受体,引起实验对象的警觉性增加,变得易激惹和出现睡眠障碍。此外,γ-氨基丁酸(GABA)系统也与广泛性焦虑障碍有关,使用苯二氮䓬类药物激动 GABA 受体时,有抗焦虑作用。

3.心理相关因素 行为主义理论认为,焦虑的发生是对既往可怕情景的条件反射。心理动力学理论则认为,焦虑源于内在的心理冲突,是成长过程中被压抑在潜意识中的冲突在成年后被激活。

4.社会相关因素 流行病学调查显示,寡居或分居、离婚、低收入、消极应对方式等均可能成为广泛性焦虑障碍的诱因。

考点提示 广泛性焦虑障碍临床症状。

(三)临床症状

1.精神性焦虑 精神上的过度担心是其症状核心。表现为患者经常对未来可能发生的、难以预料的某种危险或不幸事件感到担心或忧虑,比如患者长期感到莫名的紧张和不安,做事总是心烦意乱。有的患者不能明确意识到担心的对象或内容,而只是有一种提心吊胆、惶恐不安的强烈内心体验,称为自由浮动性焦虑(free-floating anxiety)。有的患者担心的也许是现实生活中(如工作、财务、健康、家庭、生活、学习等)可能会发生不好的事情,但其担心和烦恼程度与现实十分不符,称为预期性焦虑(anticipatory anxiety)。患者警觉性增高,表现为对外界刺激敏感,注意力很难集中,容易受到干扰、易激惹、难入睡或易惊醒。

2.躯体性焦虑 表现为运动性不安与肌肉紧张。运动性不安表现为搓手顿足、坐立不安,不停来回走动,没有目的的小动作增多。肌肉紧张表现为患者感到一组或多组肌肉出现不舒服的紧张感,严重时可有酸痛感或肢体肌肉群震颤。

3.自主神经功能紊乱 表现为头晕、头痛、心悸、胸闷、气急、出汗、口干、恶心、腹痛、腹胀、腹泻、尿频、尿急等。

4.其他症状 广泛性焦虑障碍常常合并疲乏、抑郁、恐惧、强迫等症状。

知识拓展

焦虑与焦虑障碍的区别

焦虑,是即将面临某种处境时产生的一种紧张不安的感觉和不愉快的情绪,是应对危机或不利条件时的一种正常表现。正常的焦虑是有现实依据的,焦虑者能明确知道焦虑的来源,其发展变化、严重程度与现实相符。此外,正常焦虑者可以通过自我调整、转移注意力、宣泄情绪等常规方式缓解或平复焦虑。

与之相反,焦虑障碍患者的焦虑则有所不同,一方面,其焦虑来源很模糊并且缺乏充分的理由,即使有一定诱因,其焦虑的严重程度与诱因也明显不相称,比如一周后是交稿的最后限期,作家因为没完成书稿,感到大难临头,整天惶惶不可终日,既无法让思绪放松,也无法集中精力创作。另一方面,焦虑障碍患者的焦虑不能通过自我调整、转移注意力等常规方式缓解或平复,而且这种焦虑会对患者的功能造成损害。

(四)诊断要点

广泛性焦虑障碍诊断要点如下:必须在 6 个月内的大多数时间存在焦虑的原发症状,这些症

Note

状包括：

(1)过度的焦虑和担忧(如为将来的不幸烦恼,感到忐忑不安,注意力集中困难等)。

(2)运动性紧张(如坐卧不宁、紧张性头痛、颤抖、无法放松等)。

(3)自主神经活动亢进(如出汗、心动过速或呼吸急促、上腹不适、头晕、口干等)。

此外,上述症状并非源于压力情况下正常的焦虑反应或由其他精神障碍、物质滥用或躯体疾病所诱发。

(4)ICD-11关于广泛性焦虑障碍诊断细则。

①显著的焦虑症状:不限于任何特定周围环境的广泛忧虑(即自由浮动性焦虑);或对日常生活的诸多方面(如工作、财务、健康、家庭等)将发生不好的事情表现出过分的担忧(预期性焦虑)。

②其焦虑和广泛性忧虑或担忧有以下特征:肌肉紧张或坐立不安;交感神经活动亢进,表现为频繁的肠胃道症状,如恶心和(或)腹部不适、心悸、出汗、发抖、颤动和(或)口干;主观体验到紧张、坐立不安,或感到"忐忑不安";注意力集中困难;易激惹;睡眠障碍(入睡困难或睡不安稳,或坐卧不宁,睡眠质量难以令人满意)。

③这些症状并非短暂出现,而是持续至少数月,且大部分时间都存在。

④这些症状不能用其他精神障碍(如抑郁障碍)更好地解释。

⑤这些症状并非其他医疗状况(如甲状腺功能亢进)的表现,也不是物质(如咖啡)或药物作用于中枢神经系统的直接效应或其戒断反应(如酒精、苯二氮䓬类药物)。

⑥持续的焦虑症状使患者感到明显痛苦,或导致患者的个人、家庭、社会、教育、职业或其他重要方面的功能严重损害。如果功能得以维持,则只能通过付出大量额外的努力。

(五)治疗与预后

广泛性焦虑障碍是一种慢性和易复发疾病,其治疗遵循全程、足量、综合、长期及个体化的治疗原则,以达到缓解或消除焦虑症状,提高患者心理社会功能和生活质量。对于轻、中度患者可考虑单独使用药物或心理治疗,或两者联合使用;对于中度以上严重程度、无药物禁忌的患者优先使用药物治疗或联合心理治疗。治疗时长方面,患者经过急性期治疗后,还需要进行巩固治疗(2～6个月)和维持治疗(约12个月)。

1. 药物治疗

(1)有抗焦虑作用的抗抑郁药:临床上,5-羟色胺选择性再摄取抑制剂(SSRI)和5-羟色胺去甲肾上腺素再摄取抑制剂(SNRI)常用于广泛性焦虑障碍的治疗。SSRI具体药物有氟西汀、舍曲林、氟伏沙明、帕罗西汀、艾司西酞普兰;SNRI药物有文拉法辛、度洛西汀等。SSRI和SNRI药物因疗效显著,副作用较少等优点,成为当前临床治疗广泛性焦虑障碍的一线药物。此外,阿米替林、氯米帕明、地昔帕明、多塞平等三环类抗抑郁药(TCAs)也可用于广泛性焦虑障碍的治疗,但其副作用较大,需要按个体的具体情况谨慎使用。

(2)其他药物:苯二氮䓬类药物,如阿普唑仑、艾司唑仑等药物,起效快、作用强,但副作用明显,长期服用有成瘾性。因此,在治疗早期常与SSRI或SNRI联合用药,时间最长3周,随后逐步减量或停药。丁螺环酮、坦度螺酮是$5\text{-}HT_1A$受体部分激动剂,该类药物起效慢,无依赖性,也常用于广泛性焦虑障碍的治疗。此外,氟哌噻吨美利曲辛对焦虑也有较好的缓解作用,但不能长期使用。

2. 心理治疗

(1)认知行为疗法:认知行为疗法是认知疗法和行为疗法的有机结合,在治疗广泛性焦虑障碍中有明确的疗效。临床研究发现,广泛性焦虑障碍的患者存在一系列的认知问题,如患者过分夸大负性事件在其身上发生的可能性,以及过度灾难化想象事件的结果,而认知行为疗法则通过帮助患者调整或改变不良或不合理的认知进行认知重构,达到治疗的作用。

（2）健康教育：对疾病的康复和预防发挥着重要作用，让患者明白自己的情况是疾病状态，并且该状态能通过医疗干预得到改善，从而使患者树立战胜疾病的信心，积极寻求帮助，配合治疗。

3. 物理治疗　目前临床上尝试使用重复经颅磁刺激、针灸治疗等疗法对广泛性焦虑症进行治疗，取得了一定成效，但其疗效仍需更多临床证据进一步支持。

三、惊恐障碍

（一）概念及流行病学特点

惊恐障碍（panic disorder，PD）以突然发作、不可预测、反复出现和强烈的惊恐体验为主要特点。惊恐障碍一般持续 5～20 分钟，有濒死或失控感，可伴有心血管和呼吸系统症状，如心悸、呼吸困难、窒息感等。根据国家卫生健康委员会发布的《精神障碍诊疗规范（2020 年版）》，我国惊恐障碍的年患病率为 0.3%，终生患病率为 0.5%。

微课 5-2

典型案例 5-2

（二）病因及发病机制

1. 遗传因素　研究显示，惊恐障碍的遗传度约为 40%。女性的患病率高于男性，提示惊恐障碍可能与性别相关的遗传因素有关。

2. 神经生物学因素　临床中，苯二氮䓬类药物能迅速控制惊恐发作，提示 GABA 系统与疾病有紧密联系。此外，有研究显示，NE 系统和 5-HT 系统也与该疾病有关，但其机制尚未清晰。

3. 心理相关因素　精神分析学派认为，惊恐发作是个体害怕潜意识的冲动影响了现实生活；而行为主义学派则认为，惊恐障碍是对既往可怕创伤事件或情景的条件反射。上述理论都对惊恐障碍进行了一定的解释，但两种理论仍存在不足，需进一步完善。

4. 社会相关因素　既往流行病学调查显示，消极的应对方式、早年的创伤性体验、家庭环境及不良父母教养方式等均可能成为惊恐障碍的发病诱因。

考点提示　惊恐障碍临床症状。

（三）临床症状

1. 惊恐发作　患者在日常的无特殊恐惧性情景下突然出现害怕、紧张、恐惧，并感到即将大难临头、自己即将失控（失控感）、即将死去（濒死感）。此时，患者可出现肌肉紧张、全身发抖、手脚麻木、坐立不安等情况，还伴有心悸、胸闷、胸痛、喉头梗塞、眩晕等自主神经功能紊乱。患者此时一般意识清醒，会呼喊、惊叫或逃离所处环境。惊恐发作通常起病迅急，终止迅速，一般在 20 分钟内能自行缓解，事后患者能回忆当时情景，且不久后可突然再次发作。

2. 预期焦虑　患者在发作后的间歇期会一直担心何时再次发作，或发作后可能引起的不良后果，患者会有一定程度的焦虑情绪，但其焦虑体验不再突出。

3. 回避行为　研究显示，有大约 60% 的患者在发作间歇期会因为担心再次发作时被他人围观或无人帮助而采取回避行为，如不愿去热闹人多的地方、不愿乘坐公共交通工具或回避学习、工作场所等。

（四）诊断要点

惊恐障碍的诊断要点如下。

（1）患者以惊恐发作为主要临床症状，并伴有自主神经症状。

（2）在至少一次惊恐发作后 1 个月内存在：持续担心再次发作，担心发作的后果和不良影响，与发作相关的行为改变。

此外，上述症状并非源于压力情况下正常的焦虑反应或由其他精神障碍、物质滥用或躯体疾病所诱发。

（3）ICD-11 关于惊恐障碍诊断细则。

Note

①反复出现的惊恐发作,以数个典型症状快速同时出现为特征的强烈恐惧或忧虑散在发作,这些症状包括但不限于:心悸或心率加速、出汗、颤抖、呼吸急促感、窒息感、胸痛、恶心或腹部不适、眩晕感或头晕感、发冷或潮热、刺痛感或四肢缺乏感觉(即感觉异常)、人格解体或现实解体、害怕失控或发疯、濒死恐惧。

②至少部分惊恐发作是非预期的,即这些发作不限于特定刺激或环境,而是突如其来的。

③惊恐发作不限于另一种精神障碍引发焦虑的情况。

④症状并非其他健康问题,也不能归因于物质或药物作用于中枢神经系统的直接效应或其戒断反应。

⑤持续的焦虑症状使患者感到明显痛苦,或导致患者的个人、家庭、社会、教育、职业或其他重要方面的功能严重损害。如果功能得以维持,则只能通过付出大量额外的努力。

(五)治疗与预后

惊恐障碍的治疗目标是减少患者的惊恐发作频率,改善患者发作间歇期的焦虑症状和回避行为,最终达到提高患者生活质量,改善其社会功能。惊恐障碍的治疗原则包括:①早诊断、早治疗;②个体化治疗计划,有效监测,及时调整治疗方案;③选择合适的药物;④足量足疗程;⑤缓慢停药;⑥联合心理治疗等。根据上述原则,患者一般经过 8～12 周的急性期治疗后,还需要进行至少 1 年的巩固和维持期治疗。

1. 药物治疗

(1)苯二氮䓬类药物:能有效而迅速地控制惊恐发作,一般选用阿普唑仑、劳拉西泮等药物,但长期使用该类药物容易出现药物依赖。因此,在治疗早期与 SSRI 或 SNRI 药物联用以快速控制病情,在用药 4～6 周后逐渐减量并最终停止用药,以避免药物依赖。

(2)有抗焦虑作用的抗抑郁药:SSRI 和 SNRI 药物对焦虑与恐惧相关障碍都有效,在临床上被广泛使用。该药物的起效速度较苯二氮䓬类药物慢,需 2～3 周,但无依赖性,长期服用可降低复发率。

2. 心理治疗 研究显示,认知行为疗法对惊恐障碍治疗有效,通过暴露疗法和认知重构使患者症状得到控制。在康复阶段,进行日常心理健康教育和心理保健对患者康复和预防发作有重要意义。

四、场所恐惧障碍

微课 5-3

(一)概念及流行病学特点

场所恐惧障碍(agoraphobia)指患者对特定场所或处境出现不合理的恐惧或焦虑反应,患者知道这种恐惧是过分或不合理的,但仍然选择回避这些场所或处境,导致个体的功能、生活等重要方面出现问题。根据国家卫生健康委员会发布的《精神障碍诊疗规范(2020 年版)》,场所恐惧障碍的年患病率为 0.2%,终生患病率为 0.4%,女性患者约为男性的 2 倍。

(二)病因及发病机制

既往研究认为,场所恐惧障碍与遗传和社会环境因素高度相关。场所恐惧障碍本身有较高的遗传度(约 61%)。与此同时,家庭过度保护、家庭环境缺乏温暖等社会心理因素也会诱发该疾病。

考点提示 场所恐惧障碍临床症状。

(三)临床症状

场所恐惧障碍主要表现为患者害怕处于自认为被困、窘迫或无助的环境或处境,这些环境包括但不限于乘坐公共交通工具(如公交汽车、飞机等)、在拥挤的人群或排队、在公共场所(如商场、电梯等),或身处空旷的地方(如广场、山谷等)等。为避免焦虑或恐惧再次发生,患者会不自觉地回避这些环境或场所,甚至不敢出门。此外,患者常有期待性焦虑,持续地恐惧下一个可能发作的场合和不良后果。如果症状持续和泛化,患者在其他场合也会产生焦虑。尽管患者明知这样的恐惧不安是不合理的,但是又无法控制,并伴有明显的焦虑不安及自主神经症状。

(四)诊断要点

场所恐惧障碍的诊断要点:患者会主动回避自认为难以逃离或难以获得帮助的情景或场所,上述情况对患者的各项功能都造成严重损害或不良影响。

此外,上述症状并非源于压力情况下的正常焦虑反应或由其他精神障碍、物质滥用或躯体疾病所诱发。

ICD-11 关于场所恐惧障碍诊断细则如下。

(1)置身于多种难以逃离或难以获得帮助的情景时,产生或预期产生明显且过度的恐惧或焦虑,这些情景包括乘坐公共交通工具、置身于人群、独自离家、在商场、在剧院或排队。

(2)个体对这些情景感到持续的恐惧或焦虑,因为害怕其导致特定的不良后果,如惊恐发作、惊恐症状或其他失能(如跌倒)或令人尴尬的躯体症状(如失禁)。

(3)患者主动回避以上情景,只有特定情况下(如有人陪伴)才会进入,否则就会承受强烈的恐惧或焦虑。

(4)症状并非短暂出现,即症状持续一段时间(如数月)。

(5)症状并非其他健康问题,也不能归因于物质或药物作用于中枢神经系统的直接效应或其戒断反应。

(6)持续的焦虑症状使患者感到明显痛苦,或导致患者的个人、家庭、社会、教育、职业或其他重要方面的功能严重损害。如果功能得以维持,则只能通过付出大量额外的努力。

(五)治疗与预后

1.药物治疗 苯二氮䓬类药物对急性情境下的强烈惊恐或焦虑发作有良好效果,可用于短期治疗。有抗焦虑作用的抗抑郁药常用于多种焦虑或恐惧障碍的治疗,其中包括场所恐惧障碍。

2.心理治疗 认知行为疗法作为临床推荐的心理治疗技术,已广泛应用到焦虑与恐惧相关障碍的治疗中。针对场所恐惧障碍,使用认知行为疗法对恐怖环境或情景进行暴露或系统脱敏,能有效改善患者的情况。

五、社交焦虑障碍

(一)概念及流行病学特点

社交焦虑障碍(social anxiety disorder,SAD)又称社交恐惧症(social phobia),其特点是在社交场合出现持续紧张或恐惧,并伴有回避社交的行为。根据国家卫生健康委员会发布的《精神障碍诊疗规范(2020 年版)》,社交焦虑障碍的年患病率为 0.4%,终生患病率为 0.6%,女性患者多于男性,比例为(1.5~2):1。该疾病女性患者多于男性,发病年龄较早。此外,该疾病识别率较低,患者的疾病症状常常被误认为是"害羞"或"腼腆"。

(二)病因及发病机制

研究显示,遗传因素在社交焦虑障碍的发病起重要作用,遗传度为 30%~65%,但其具体机制尚未清晰。与此同时,临床中使用 SSRI 药物治疗社交焦虑障碍有效,提示社交焦虑障碍与 5-HT 系统功能异常有关。最后,调查发现社会环境因素,如儿童期的过度保护、行为被过分控制、

微课 5-4

典型案例 5-3

Note

过度批评、缺乏亲密关系、被虐待或忽视等,同样会诱发社交焦虑障碍。

(三)临床症状

社交焦虑障碍的核心症状是显著而持久地担心在公众面前可能出丑或有尴尬的表现,担心他人会嘲笑或对自己进行负面评价,在他人有意或无意的注视下,患者会显得更加拘束、紧张不安,因此患者常常出现回避社交行为,如拒绝约会、拒绝与他人交谈、拒绝当众讲话、吃饭等,甚至自我社会隔离。

(四)诊断要点

诊断要点:对一个或多个社交场合(公共场合演讲等)有强烈的恐惧感,且个体担忧的焦点是其行为方式或表现会得到他人的负性评价。上述情况不少于 6 个月,且每天大部分时间都存在,并对患者个人、家庭、职业等重要方面造成重大困扰或严重损害。

此外,上述症状并非源于压力情况下正常的焦虑反应或由其他精神障碍、物质滥用或躯体疾病所诱发。

ICD-11 关于社交障碍诊断细则如下。

(1)处于一个或多个社交情景时持续出现明显且过度的恐惧或焦虑,如社交互动(对话)、被看(如在他人面前吃、喝)或在他人面前表演(如演讲)。

(2)个体担心自己的言行或呈现出的焦虑症状会导致负性评价(即被羞辱或尴尬,导致被拒绝或冒犯他人)。

(3)持续回避相关社交场景,或带有强烈的恐惧或焦虑去忍受。

(4)这些症状并非暂时,即会持续一段时间(如持续数月)。

(5)症状并非其他健康问题,也不能归因于物质或药物作用于中枢神经系统的直接效应或其戒断反应。

(6)持续的焦虑症状使患者感到明显痛苦,或导致患者的个人、家庭、社会、教育、职业或其他重要方面的功能严重损害。如果功能得以维持,则只能通过付出大量额外的努力。

(五)治疗与预后

对于社交焦虑障碍,建议同时应用药物治疗和心理治疗,并且至少维持治疗 12 个月,症状稳定半年后,可适当减少药物剂量及延长心理治疗间隔时间。经过正规治疗后,部分患者可获得相对满意的效果。

1. 药物治疗　针对社交焦虑障碍,国外常见的一线治疗药物是 SSRI 药物;与此同时,苯二氮䓬类药物也常用于控制急性焦虑或恐惧,但不能长期使用。

2. 心理治疗　当前研究证据显示,认知行为疗法是首选的治疗方式,通过消除恐惧对象与焦虑反应之间的条件性联系、对抗回避行为、改善不合理认识、重塑认知达到治疗的目的。

六、其他特定焦虑与恐惧障碍

(一)特定恐惧障碍

特定恐惧障碍(specific phobia)是一种以过度惧怕或回避特定物体、活动或情景为主要特征的焦虑与恐惧相关障碍。患者害怕的对象可以是特定自然环境(如黑暗、高处等)、动物(如蛇、蜘蛛、老鼠等)、某种疾病(如梅毒、艾滋病等)或特定处境(如高速公路驾驶、乘坐飞机、处于密闭空间等)。患者通常害怕的不是物体或情景本身,而是随之可能带来的不良后果。尽管患者意识到这些恐惧是过分持久和不合理的,但依然不能减少自身对这些物体、活动或情景的恐惧。《精神障碍诊疗规范(2020 年版)》显示,特定恐惧障碍的年患病率为 2.0%,终生患病率为 2.6%。

Note

特定恐惧障碍的诊断要点：恐惧障碍的出现与恐惧刺激直接相关，面对恐惧对象或情景时，患者会出现明显的回避行为，如果无法回避，则要忍受强烈的恐惧或焦虑。此外，上述症状并非源于压力情况下正常的焦虑反应或由其他精神障碍、物质滥用或躯体疾病诱发。

特定恐惧障碍的治疗以暴露疗法为主，同时结合苯二氮䓬类药物等处理患者的急性焦虑或恐惧发作。

ICD-11 关于特定恐惧障碍诊断细则如下。

（1）暴露或预期暴露于一个或多个特定对象或情景时（如接近某种动物、高处、幽闭的空间、看见血或伤口等），产生明显且过度的恐惧或焦虑，这种恐惧或焦虑与这些特定对象或情景造成的实际危险不相符。

（2）患者主动回避这些恐怖对象或情景，或带着强烈的恐惧或焦虑去忍受。

（3）与特定对象或情景相关的恐惧、焦虑或回避模式并非暂时出现，即会持续一段时间（如持续数月）。

（4）症状并非其他健康问题，也不能归因于物质或药物作用于中枢神经系统的直接效应或其戒断反应。

（5）持续的焦虑症状使患者感到明显痛苦，或导致患者的个人、家庭、社会、教育、职业或其他重要方面的功能严重损害。如果功能得以维持，则只能通过付出大量额外的努力。

（二）分离焦虑障碍

分离焦虑障碍（separation anxiety disorder）是个体与所依恋对象分离时出现显著且过度的恐惧或焦虑症状，其恐惧或焦虑症状的持续时间和严重程度大大超过同龄人在分离场合的常见水平，并且导致其功能受到明显的不良影响。在 ICD-11 中，分离焦虑障碍的诊断范围不再局限于儿童或青少年，成人也可以被诊断为分离焦虑障碍。既往调查显示，我国分离焦虑障碍的年患病率为 0.2%，终身患病率为 1.3%；患者多数于 6 岁前起病，被认为与遗传和社会心理环境因素（对儿童过分保护、过分严厉、初次上学、转学、移民等）密切相关。

诊断要点：离别前，患者过分担心依恋对象可能遇到伤害，或一去不复返；过分担心依恋对象不在自己身边时，自己会发生不良情况，如走失、被绑架、被伤害等。也可表现为离别时或离别后过度的情绪反应，如出现烦躁不安、发脾气、痛苦或淡漠，或表现出社会性退缩等。上述症状持续1 个月以上，并且影响其各个方面的功能。最后，上述症状并非源于压力情况下正常的焦虑反应或由其他精神障碍、物质滥用或躯体疾病诱发。

治疗原则以心理治疗为主，目前尚未有明确的证据表明何种药物能有效治疗分离焦虑障碍，但临床上会酌情使用 SSRI 药物对患者的焦虑症状进行控制。

ICD-11 关于分离焦虑障碍诊断细则如下。

（1）个体对与依恋对象（即与之有深刻情感联结的对象）分离产生明显且过度的恐惧或焦虑。儿童和青少年主要担心与依恋对象的分离，包括父母、照料者以及其他家庭成员，其恐惧或焦虑超过正常的发育性范围。成人的分离焦虑常涉及配偶、伴侣或孩子。与分离有关的恐惧或焦虑表现取决于个体的发育水平，其表现包括但不限于：担心伤害或其他不幸事件（如被绑架）会导致分离的持续想法；不愿或拒绝上学或工作；与依恋对象分离相关的反复的、过度的痛苦（如发脾气、社交退缩）；依恋对象不在身边时，不愿或拒绝睡觉；反复做有关分离的噩梦；与依恋对象分离时（如离家上学或工作），出现躯体症状，如恶心、呕吐、胃痛、头疼。

（2）这些症状并非短暂出现，即会持续一段时间（如持续数月）。

（3）症状并非其他健康问题，也不能归因于物质或药物作用于中枢神经系统的直接效应或其戒断反应。

(4)持续的焦虑症状使患者感到明显痛苦,或导致患者的个人、家庭、社会、教育、职业或其他重要方面的功能严重损害。如果功能得以维持,则只能通过付出大量额外的努力。

任务二　焦虑与恐惧相关障碍患者的护理程序

一、护理评估

(一)健康史

1.个人成长史　患者患病前人格如何,是否属于适应不良人格,如敏感、自卑、内向、容易焦虑等,以及社会背景、受教育程度、学习工作经历等。

2.既往史　患者既往是否患过抑郁障碍、焦虑与恐惧相关障碍等精神疾病,或是否存在其他可引发精神障碍的躯体疾病,如甲状腺功能亢进、甲状腺功能减退等。

3.家族遗传史　患者是否有精神疾病家族史。

4.个人生活史　患者是否有过负性生活事件(如丧偶、离异、失业等),强度、频率、持续时间如何,患者应对负性或应激事件的方式如何等。

(二)生理功能

患者是否出现多种身体不适,如心慌、胸闷、心跳加速;气短、呼吸困难、有窒息感;恶心、腹胀、腹痛、胃肠道不适;肌肉紧张、尿频、尿急等症状;有无入睡困难、早醒、睡眠节律异常等睡眠障碍。

(三)心理功能

患者是否表现出焦虑、烦躁、提心吊胆、惶恐不安、易激惹;恐惧、害怕、惊慌失措;小动作增多、静坐不能、回避、逃离或出现各种求助行为;注意力和记忆力下降;有无幻觉、妄想症状等;情绪低落、兴趣缺乏,有无自杀观念或行为,特别要评估患者有无自杀先兆。

(四)社会功能

患者有无回避社交、疏远亲友等情况;患者是否出现工作效率低下或较之前明显下降,或对学习、工作无兴趣;家庭角色功能是否改变,家属对患者的评价、态度如何;患者可获得的资源等。

二、常见护理诊断/问题

1.有自伤的危险　与焦虑、恐惧症状持续时间长,导致抑郁有关。

2.焦虑　与焦虑发作、预期焦虑等有关。

3.恐惧　与惊恐发作等有关。

4.有自理能力下降的危险　与焦虑、恐惧症状导致的精力下降有关。

5.社交交往缺陷　与对社交活动的恐惧和回避有关。

三、护理目标

(1)患者未发生自伤、自杀等事件,或其自伤自杀行为被及时发现或制止。

(2)患者的焦虑症状缓解或消失,或能接受带症状生活。

(3)患者无惊恐发作,或发作频次减少,恐惧症状缓解或消失。

（4）患者的基本生理需求得到满足,舒适度增加。

（5）患者的社交功能得到改善。

> **考点提示** 焦虑与恐惧相关障碍患者的护理措施。

四、护理措施

(一)安全护理

密切观察患者病情变化,日常做好患者的焦虑、抑郁程度和自伤自杀的评估,通过观察、交谈,运用临床常用的自评或他评量表及时了解患者的焦虑、抑郁严重程度及识别其自伤、自杀意图。对出现自伤、自杀意图的患者,应评估其实施信念的强度与可能性,以及患者可能采取自杀的方式。护士对有消极意念的患者,要做到心中有数,与患者多沟通,鼓励患者表达内心感受。将有自杀企图的患者安置于监护室或便于观察的病房内,必要时设专人看护。对有自杀先兆的患者,应重点巡视并加强交接班,尤其是夜间、凌晨、午睡和交接班以及节假日等病房医护人员较少的情况下,要注意防范。提供安全的环境,在疾病的急性期切忌让患者独居一室。病房环境应光线充足、明亮、减少噪声的干扰;病区内放置的物品应简洁,安置合理,无危险性。同时,护士应定期对病区进行安全检查,清除所有的危险品,避免患者将其作为自杀工具。患者在服药时要防止其藏药或大量吞服药物进行自杀。一旦患者出现自杀、自伤等行为,应与医生合作实施有效抢救措施,及时通知家属,并做好善后工作。平时应做好巡视工作,对一级护理的患者应做到至少30分钟巡视一次,对二级护理的患者至少1小时巡视一次,有其他特殊情况的患者应根据病情或实际情况增加巡视次数。

(二)一般护理

1. 饮食护理 焦虑与恐惧相关障碍患者因烦躁不安常存在食欲不振、食欲缺乏等症状。护士应了解患者进食差的原因,耐心解释劝慰,根据不同的情况,制定相应的护理对策,保证患者营养的摄入,如陪伴患者进食、选择患者喜爱的食物、少食多餐等。少数情况下,患者坚持不进食,必要时给予肠内或肠外营养,以维持身体日常需要。

2. 睡眠护理 对出现睡眠障碍的患者,白天要减少卧床时间,护士可鼓励或陪伴患者,参与激发其兴趣的活动或进行体育锻炼。睡前热水泡脚,饮用适温的牛奶,保证安静的睡眠环境,必要时遵医嘱给予催眠药,并观察患者用药效果和睡眠质量。护士清晨应加强护理巡视,对早醒患者应给予安抚,使其延长睡眠时间。

3. 生活护理 患者可能因焦虑或伴发情绪低落影响个人的生活自理能力,甚至连最基本的起居、梳理都感到困难。因此,护士应给予积极的鼓励,给患者以支持和信心,鼓励患者做力所能及的事情,自行解决问题。必要时,护士以提醒、督促或适当协助的方式帮助患者。对生活完全不能自理的患者,护士应帮助患者料理好日常生活。

(三)心理护理

护士应具有高度的耐心和同情心,理解、尊重、接纳患者及其疾病症状。与患者建立良好的治疗性护患关系,与患者接触过程中应热情、大方,使患者消除陌生感和顾虑,让患者对医护人员产生认可和信任;主动关心患者,对患者提出的问题应认真对待,让患者感到被关心、被重视,进一步增进护患关系。尊重患者的人格,当患者出现焦虑、恐惧等症状时,护士应对其情况或处境表示理解和接纳,不嘲笑或鄙视患者;倾听患者的内心想法,鼓励其诉说内心的痛苦,不进行否定或评判。

| 育心铸魂坊 |

不否定、不批判的交流方式

焦虑与恐惧相关障碍的患者有许多思维误区和症状，譬如无焦点的焦虑或恐惧、对想象的不利事件存在过度或灾难化的解读等问题。这些想法在他人看来会很奇怪，甚至是可笑的、荒谬的，并由此对患者的方方面面进行批判或者否定，如你想太多了、这些感觉不是真实的、这是懦弱的表现等。这些否定或批判会加重患者的心理负担，让患者更不愿意透露内心想法，不利于治疗和康复。

与此同时，当护士发现患者的某些不良认知在维持着疾病的发展时，可以直截了当的方式告诉患者，"就是因为这种想法，所以您的病一直好不了"，让患者认识到问题。然而，这种方式对患者来说也是一种批判和否定，是对患者多年养成的行为习惯的批判和否定（潜台词：你本来的生活方式是错的，所以你才生病了；你继续坚持你的生活方式，所以病好不了）。这很可能会使患者产生羞愧或逆反情绪，不利于治疗关系的建立或维护，也不利于治疗的推进。

应对上述情况，我们可以更委婉的方式，如共情、启发式提问等方式，帮助患者认识到自身问题，比如"通过您的描述，我能感受到这些经历/感受/体验让您很不舒服""我能感受到您的不容易，这些感受在谁的身上都不会感到舒服"（共情）；"您刚才提到别人注视您，然后在笑，您觉得是在议论、嘲笑您，导致您不敢再和别人交流，是这样的吗？""我想了解一下，您是怎么发现对方是在议论或嘲笑您？您能详细地说说吗？""除了您刚才说到的，有没有其他的可能性？比如他关注的是您身后的人，又或者他在表达善意，想和您打招呼"（让患者认识到他的思维局限，其实他人的行为有多种可能性，只是他当时没察觉到）。注意提问时先易后难，而且提出一个问题后，给患者充分的时间思考和回答，不可快速而连续地发问或一次提问中包含多个问题，避免患者产生被审判、被质问的感受，或因为无法一次面对多个问题时感到挫败或无所适从（认知行为疗法的提问技巧）

此外，与患者交流的过程中，护士可在专人指导下或经过培训后使用认知行为疗法的谈话技术，帮助患者识别自身的不合理认知、情绪和行为，让患者更好地理解自身的疾病情况。同时，通过解释、分析等技巧帮助患者认识其症状引发的行为及其背后成因，有利于患者接受自身的症状，加速康复进程。最后，教会患者放松技巧，帮助患者学会放松，应对焦虑、恐惧症状。放松技巧包括：渐进性肌肉放松法、腹式呼吸放松法和冥想。

知识拓展

渐进性肌肉放松法

渐进性肌肉放松法由美国生理学家艾德蒙·捷克渐逊（Edmund Jacobsen）于20世纪30年代创立，后经逐步完善，成为目前广泛使用的放松方法。该方法通过全身主要肌肉收缩、放松的反复交替训练，使人体验到紧张和放松的不同感觉，通过比较而体验所产生的放松感，最后达到身心放松的目的。

Note

　　渐进性肌肉放松法的简易实施方式：在一个安静、舒适的场所，按顺序(手掌、前臂、肱二头肌、眼、颈和咽喉、肩、胸、腹、臀、大腿、小腿)对肌肉进行紧张、放松训练，每部分肌肉一张一弛做两次。在此过程中，肌肉紧绷5～7秒，留意肌肉紧张时产生的感受，然后彻底放松肌肉，同时留意肌肉放松时的感觉。

　　腹式呼吸放松法是临床上一种常用的简易放松方法，其实施方式如下：①以坐姿实施，身体向后保持挺直，松开有束缚感的皮带或衣物。②双掌五指并拢，掌心向下，放于肚脐上。把肺部想象成一个气球，用鼻子慢慢地吸入一口气，将这个气球充满，直到感到气球充满气体后，屏气约2秒。③之后，用嘴慢慢、轻轻地吐气。过程中，通过默数1,2,3,4,1,2,3,4……，控制呼吸速度，以4个节拍吸气，4个节拍呼气，如此循环。

(四)健康教育

　　护士应耐心细致地做好患者及其家属的健康宣教工作。讲解焦虑与恐惧相关障碍的疾病知识。强调坚持服药的重要性，让患者及其家属明白遵医嘱服药的重要性，督促患者按时服药。教会患者及其家属用药的方法，认识治疗药物的作用及副作用，叮嘱患者及其家属不能擅自增减药量或自行停药，严防患者囤积药物用于自杀。教会患者在接受治疗期间正常生活、学习或工作，指导患者运用正确的应对方式来处理压力，指导患者积极参加社会娱乐活动，培养积极乐观的生活态度。教会患者家属识别患者复发前期或早期症状，及时就诊，定期门诊复查。

(五)惊恐发作的护理

　　1.急性发作期　在患者出现惊恐发作时，护士自身应保持镇静、沉稳，立即协助患者脱离可能诱发惊恐发作的因素、情景，必要时脱离发作时所处的场景或环境，防止意外发生。创造安全的治疗环境，保证治疗和护理有条不紊地进行，并一直陪伴患者直到其发作缓解。若患者家属在场，建议暂时离开，以免互相影响。患者出现危及自身或他人安全的行为时，护士应对患者做出适当限制，如保护性隔离。在急性发作的全程中，护士应保持和蔼的态度，理解和尊重患者，耐心倾听和安抚患者，鼓励其说出内心感受。

　　2.间歇期　向患者做好疾病知识宣教，讲解与疾病相关的知识，帮助患者了解疾病本质，有利于患者识别疾病发作先兆，增强患者应对疾病的信心。教会患者放松技巧，能及时进行自我调适或控制。护士在培训或专人指导下，运用认知干预的方法，让患者认识到惊恐发作与诱发因素之间的关联性，帮助其识别可能的诱发因素(如特殊的情景或自身的想法)，这有助于降低诱发因素对惊恐发作的影响程度，降低惊恐发作出现的可能性。此外，护士还可以通过内感性暴露的方法帮助患者减轻其恐惧症状，如患者可因心动过速症状导致过度通气，进而产生强烈的恐惧感，此时护士可提前教会患者正确的换气方法，再让患者适当做一些运动(如慢跑)诱发心动过速的体验，并指导患者使用换气技巧，让患者感受到自身的呼吸与心跳逐渐地恢复到平稳的状态。

五、护理评价

　　(1)患者是否发生自伤、自杀等事件。或其自伤自杀行为是否被及时发现或制止。

　　(2)患者焦虑情绪是否得到缓解或消失。或是否能带症状生活。

　　(3)患者是否有惊恐发作？发作频次是否减少。患者恐惧情绪是否得到缓解或消失。

　　(4)患者的基本生理需求是否得到满足。舒适度是否增加。

　　(5)患者的社交功能是否得到改善。

学习小结

本项目从焦虑与恐惧相关障碍的概念及流行病学特点、病因及发病机制入手,主要讲解焦虑与恐惧相关障碍的临床症状、诊断要点、治疗与预后和护理。通过以上内容,学生能够更准确地判断个体是否患有焦虑与恐惧相关障碍,以及对患者做出正确的护理评估、护理诊断和实施具体的护理措施。在此过程中,学生用爱心、细心、同理心和患者建立良好的护患关系,融洽的护患关系让护理措施精准落地,从而达到缓解、控制焦虑与恐惧相关障碍患者病情的目的。

能力测验

扫码看答案

一、单项选择题

1.“濒死感”是哪种障碍核心症状?(　　)

　　A.广泛性焦虑障碍　　　　　　　B.惊恐障碍　　　　　　　　C.社交焦虑障碍

　　D.场所恐惧障碍　　　　　　　　E.分离焦虑障碍

2.小李,从小学进入初中,因路途遥远需要住校。住校已经好几个月了,小李总是表现得很毛躁,容易发脾气或变得很紧张,甚至不愿意进入课室上课,小李最可能的症状是(　　)。

　　A.情感低落　　　　　　　　　　B.易激惹　　　　　　　　　C.情感高涨

　　D.分离焦虑　　　　　　　　　　E.恶劣心境

3.王先生,数月前开始多次出现无故心慌、胸闷、呼吸困难,甚至感到有濒死感,但这些症状持续5~10分钟就消失了。王先生为此多次跑去医院检查,但也没查出病因,请问王先生的情况很可能是(　　)。

　　A.广泛性焦虑障碍　　　　　　　B.惊恐障碍　　　　　　　　C.社交焦虑障碍

　　D.场所恐惧障碍　　　　　　　　E.分离焦虑障碍

4.陈女士对老鼠特别害怕,她不能看到老鼠,不能看到与老鼠相关饰物、图案,甚至不能看到“老鼠”这两个字,否则她就会惊慌失措、紧张焦虑。这种情况已经持续好长时间了,请问陈女士的情况可能是(　　)。

　　A.广泛性焦虑障碍　　　　　　　B.惊恐障碍　　　　　　　　C.社交焦虑障碍

　　D.特定恐惧障碍　　　　　　　　E.分离焦虑障碍

5.以下哪一种障碍,患者会因为害怕他人的负性评价而拒绝或回避社交活动?(　　)

　　A.广泛性焦虑障碍　　　　　　　B.惊恐障碍　　　　　　　　C.社交焦虑障碍

　　D.特定恐惧障碍　　　　　　　　E.分离焦虑障碍

6.以下哪种症状不属于躯体性症状?(　　)

　　A.搓手顿足　　　　　　　　　　B.坐立不安　　　　　　　　C.预期焦虑

　　D.没有目的的小动作增多　　　　E.不停来回走动

7.以下哪一种药物常在治疗早期使用,应用一段时间后就逐渐停药,以避免依赖?(　　)

　　A.劳拉西泮　　　B.氟西汀　　　C.阿米替林　　　D.帕罗西汀　　　E.舍曲林

8.以下哪种药物不属于SSRI药物?(　　)

　　A.帕罗西汀　　　B.氟西汀　　　C.度洛西汀　　　D.舍曲林　　　E.西酞普兰

9.当陈小姐站在高楼或者高处时,她就会变得焦虑紧张、大汗淋漓、手抖,因此她不能坐观光电梯,甚至不愿意到高一点的地方,请问陈小姐的情况最可能是(　　)。

　　A.广泛性焦虑障碍　　　　　　　B.惊恐障碍　　　　　　　　C.社交焦虑障碍

Note

D. 特定恐惧障碍　　　　　　　E. 场所恐惧障碍

10. 以下哪一种障碍,不属于焦虑与恐惧相关障碍?(　　)

A. 广泛性焦虑障碍　　　　　　B. 惊恐障碍　　　　　　　　C. 社交焦虑障碍

D. 特定恐惧障碍　　　　　　　E. 压力性应激障碍

11. 患者急性焦虑发作,护士不应该(　　)。

A. 镇静、沉着　　　　　　　　B. 一直陪伴至发作结束　　　C. 让家属看好患者

D. 表示理解尊重　　　　　　　E. 为患者创造安静环境

12. 当护士护理场所恐惧障碍患者时,以下做法不妥的是(　　)。

A. 倾听患者感受　　　　　　　B. 对患者的痛苦给予理解　　C. 教会患者放松的方法

D. 不对患者的症状进行评判　　E. 实施行为暴露法帮助患者

13. 以下哪一项很可能不是场所恐惧障碍患者的恐惧对象?(　　)

A. 狭小的机舱　　　　　　　　B. 密闭的暗室　　　　　　　C. 空旷的广场

D. 拥挤的地铁　　　　　　　　E. 安静的房间

14. 李先生患有社交焦虑障碍,其首选治疗为(　　)。

A. 认知行为疗法　　　　　　　B. 氟西汀　　　　　　　　　C. 阿普唑仑

D. 劳拉西泮　　　　　　　　　E. 健康教育

15. 以下哪项是护理焦虑与恐惧相关障碍患者最重要的目标?(　　)

A. 满足生理需求

B. 教会患者放松身心的方法

C. 提高患者应对焦虑的能力

D. 提高患者舒适度

E. 保障患者安全,防止自杀出现

二、名词解释

1. 惊恐障碍

2. 分离焦虑障碍

三、简答题

1. 简述广泛性焦虑障碍患者的主要症状。

2. 简述惊恐障碍患者的主要症状。

3. 简述焦虑与惊恐相关障碍患者的安全护理措施。

(邝仕源)

项目六　强迫症患者的护理

学习目标

知识目标：

1. 掌握强迫症的临床症状及护理措施。

2. 熟悉强迫症的病因及发病机制。

3. 了解强迫症的诊断要点。

能力目标：

能识别强迫症的症状，能对强迫症患者进行护理，能预防强迫症患者意外事件的发生，并能帮助患者学会正确地应对生活中的各种事件。

素质目标：

尊重患者，具有关心、爱护强迫症患者的高尚情操及建立良好护患关系的意识。能接纳理解患者的负性情绪，在沟通中帮助患者建立积极乐观的情绪。

案例导入

王女士，23岁，因反复思虑，计数、检查门窗6个月入院。自述半年前因考研失利，逐渐出现反复回忆考研试题的情况，明知已经无法挽回，可是仍控制不住地想题目应该怎么做。有时还反复考虑某些简单事情，如出门应该穿哪双鞋，要不要带伞等。明知没有必要想这么多，但控制不住。患者开始没在意，后发展为反复数高楼有多少层，出门时担心被盗，反复检查门窗有没有关，晚上睡觉时反复检查煤气阀有没有扭紧，每次都要检查七八次才安心。患者曾试图停止这些无意义行为，但如果不重复则烦躁不安。因上述症状严重影响其正常学习、生活而前来就诊。

请思考：

(1)请识别该患者主要存在哪些精神症状？

(2)请简述护士对该患者应采取的护理措施。

任务一　强迫症相关概述

一、概念及流行病学特点

强迫及相关障碍(obsessive-compulsive or related disorders)是一类以反复出现的想法和行为为特征的疾病。虽然这类疾病与其他疾病(如焦虑及恐惧相关障碍)具有某些类似的特征，但归于强迫及相关障碍的这组疾病在关键诊断要素上具有共性，且常常彼此共病，部分原因可能是

Note

这组疾病具有相似的遗传特点。

强迫及相关障碍包括强迫症、躯体变形障碍、嗅觉牵连障碍、疑病症、囤积障碍、以身体为中心的重复行为障碍、其他特定强迫及相关障碍、未特定的强迫及相关障碍等。强迫思维、闯入性思维、先占观念等认知症状是这类疾病(如强迫症、躯体变形障碍、疑病症)的重要特征,同时伴有相应的强迫行为。囤积障碍与闯入性思维、不必要的想法无关,但患者存在难以控制的积攒物品的行为以及与丢弃物品相关的痛苦。这类疾病还包括以身体为中心的重复行为障碍,其主要特点为具有针对皮肤及其附属器的反复或习惯性动作(如拔毛、抠皮),但缺乏突出的认知症状。本项目主要描述强迫症。

强迫症(obsessive-compulsive disorder)是一种以反复出现的强迫观念、强迫冲动或强迫行为等症状为主要临床表现的精神障碍。患者明知道这些强迫症状不合理、没有必要,但无法控制或摆脱,因而感到焦虑和痛苦。其症状复杂多样,病程迁延,易慢性化,致残率较高,对婚姻、职业、情感、社会功能都有严重影响。患者自知力通常保持完好,但早期并不主动寻求医治。

WHO 将强迫症列为人类第十位致残性疾病,在 ICD-11 中维持了全球范围内 0.8%～3.0% 的发病率。国家卫生健康委员会 2024 年报告显示,国内强迫症终身患病率约为 1.63%,略低于全球平均水平。

强迫症与其他精神障碍具有较高的共病率。中国医药信息查询平台 2025 年的数据指出,精神科门诊患者中强迫症比例为 8%～12%,且常与焦虑障碍、抑郁障碍、抽动症、酒精使用障碍、惊恐发作、进食障碍、人格障碍等共病,因而容易误诊。

二、病因及发病机制

强迫症是一种多维度、多因素疾病,病前人格、遗传风险、生理因素、心理因素、环境因素均在其发病过程中发挥作用。

(一)生物学因素

1. 遗传因素 强迫症患者的家系遗传、双生子遗传、基因关联等研究均一致认为强迫症与遗传关系密切,具有明显的家族聚集性。强迫症患者一级亲属具有较高的患病率,是普通人群的 4 倍;同卵双生子的同病率为 65%～85%,而异卵双生子则为 15%～45%。

2. 神经生物学因素 有研究提出,纹状体,尤其是尾状核是强迫症的原发病理部位。皮质-纹状体-丘脑-皮质环路是强迫症发生的神经解剖学结构基础,其病变引起了丘脑水平的门控功能缺陷,从而导致眶额皮质(与强迫性思维有关)和前扣带回(与强迫症的非特异性焦虑有关)的高度激活,表现出强迫性思维和继发性焦虑。强迫症的神经生化学主要涉及中枢神经系统的 5-HT、多巴胺(DA)、谷氨酸和 γ-氨基丁酸(GABA)能神经元及其相关神经递质的功能异常。治疗强迫症的一线药物能选择性抑制突触前膜对 5-HT 的回收,DA 阻滞剂能够增强 SSRI 抗强迫作用,这些药物治疗的有效性进一步支持强迫症可能存在某些神经递质的异常。

(二)心理社会因素

1. 心理因素 主要涉及人格特质、自我概念、应对方式和归因风格等。研究发现,约 2/3 的强迫症患者病前即有强迫型人格,通常表现为:①做事要求完美,墨守成规;②对自己要求极为严格,固执而灵活性差;③常有不安全感,为人处世唯恐发生疏忽或差错,经常检查或反思自己的行动是否正确;④拘泥细节,甚至生活琐事也要"程序化"。负性生活事件包括工作、生活环境的变迁,人际关系不佳,责任加重,家庭不和睦、亲人去世和突然的惊吓等。

2. 社会因素 生活事件可成为本病诱因,如工作变动、亲人去世、人际关系紧张等。青少年学业压力过大、父母管教过严、父母教育方式存在较大差异亦可诱发本病。

微课 6-1

Note

考点提示 强迫症患者的临床症状。

三、临床症状

强迫症的核心症状包括持续存在的强迫思维和(或)强迫行为,且这些症状较为耗时,如每天出现 1 小时以上,症状引起患者明显的痛苦,或者导致个体、家庭、社交、教育、职业或其他重要功能方面的损害。部分患者通过付出大量的额外努力,才得以维持社会功能。

(一)强迫观念

强迫观念指反复闯入患者意识的观念,患者明知没有必要,试图忽略、压抑或用其他思想、动作来对抗,但无法摆脱,因而苦恼和焦虑。强迫观念是强迫症的核心症状,在强迫症患者中非常常见,有以下几种形式。

1.强迫表象 强迫表象是以刻板形式反复闯入患者头脑中的观念、表象或冲动思维,内容常常为暴力或毫无意义的、令人痛苦的。患者往往试图抵制,但不成功,如患者吞咽唾液时总觉得是在咽尿,只要觉察吞咽唾液即产生此想法,患者极为痛苦,但无法摆脱。

2.强迫穷思竭虑 患者对一些常见的事情、概念或现象反复思索,刨根究底,自知毫无现实意义,但不能自已,如反复思考"人为什么会说话?""地球为什么是圆的而不是方的?""1 加 1 为什么等于 2?"等。

3.强迫怀疑 患者对自己言行的正确性反复产生怀疑,需要反复检查、核对,如怀疑自己未完成家庭作业、门窗没有关好、钱物没有点清等。患者能意识到事情已做好,只是不放心而想要反复检查。

4.强迫对立观念 患者脑中出现一个观念或看到一句话,便不由自主地联想另一个观念或词句,且性质对立,如想起"和平",马上就联想"战争";看到"拥护",脑中即出现"打倒"。

5.强迫联想 所谓联想就是由一个观念联想到另一个观念。当强迫症患者看到、听到或想到某事物时,就不由自主地联想到一些令人不愉快的情境,如看见异性就会联想对方会不会喜欢自己;见到打火机,就联想到炸药爆炸的恐怖情景;见到有人抽烟,就联想到火灾等。联想时,患者越想越紧张,而且反复联想,不能控制。

6.强迫回忆 患者意识中不由自主地反复呈现出经历过的事情,无法摆脱,感到苦恼。有时强迫回忆和强迫怀疑可同时出现。强迫回忆时,有的患者表现为发呆,实际上是在冥想,若被打断或认为"想得不对",则需再次从头想起。

7.强迫意向 患者体会到一种强烈的内在冲动要去做某种违背自己意愿的事情,但实际上不会转变为行动,因患者知道这种冲动是非理性的、荒谬的,故努力克制,但内心冲动无法摆脱,如站在高处就想往下跳,走在路上就想撞向行驶的汽车等。

(二)强迫行为

强迫行为是反复出现的行为或仪式,包括反复的精神活动,个体往往感到重复行为或精神活动是为应对强迫思维而被迫执行的,以满足必须严格执行的规则,或获得"完整"感。外显行为的例子包括清洗、检查和摆放物品。内隐行为的例子包括:为避免坏结果而心里重复特定短语,反复回忆以确保自己没有伤害别人,以及在心里计数。强迫行为与恐惧事件没有现实联系(如对称摆放物品以防止伤害爱人),或该行为明显过分(如每天洗澡数小时以预防疾病)。

1.强迫检查 多为减轻强迫怀疑所致焦虑而采取的措施。常表现为反复检查门窗、煤气是否关好,电源插头是否拔掉,作业是否做对等,严重者检查数十遍仍不放心。

2.强迫洗涤 患者为了消除对脏物、毒物或细菌污染的担忧,表现为反复不断地洗手,洗澡或洗衣服、餐具等,多源于"怕受污染"这一强迫观念。这种洗涤往往要遵循一定的程序。

3.强迫询问 强迫症患者常常不相信自己的所见所闻,为消除此疑虑所带来的焦虑,常不厌其烦地询问他人(尤其是家人),以获得解释和保证,如反复询问自己是否说错话,有无做错事等。

这与他们的不安全感、苛求自己、过于理智和具有完美主义倾向等心理有密切关系。

4.强迫计数 患者对数字产生强迫观念,整日沉浸于无意义的计数动作中,即使对偶然碰到的电话号码、汽车牌照等都要反复默记,或反复不断地数窗格、楼梯、楼层,浪费了大量时间而不能自控。

5.强迫性仪式动作 一些反复出现的、刻板的、过分的程序或仪式动作,通常是为了对抗某种强迫观念所致焦虑而逐渐发展起来的。如患者出门一定要先左脚迈出家门,如未如此,则一定要退回来再迈一次,口中还念念有词;回家一定要右脚先迈进家门,鞋子头朝东摆放等。这些仪式程序对他们来说往往象征着吉凶祸福或逢凶化吉等。强迫性仪式动作可占去患者一天中的数小时,还可伴有明显的犹豫不决和行事迟缓。

(三)回避行为

回避行为是强迫症引起的伴随症状,患者为了减轻焦虑的心理,通常回避会诱发强迫思维和强迫行为的人、地点及事物。疾病严重时,回避可能成为最受关注的症状。因为治疗使患者更多地暴露在易诱发强迫症状的环境中,治疗过程中随着回避行为的减少,强迫行为可能增加。

(四)其他

当面对诱发强迫思维和强迫行为的情境时,强迫症患者会经历很大的情绪波动。这些情绪反应包括明显的焦虑和(或)惊恐发作,强烈的厌恶感,和(或)对"不完美"感到痛苦或不安,直到事情看上去、感觉上或者听上去"恰到好处"。强迫症患者伴焦虑的程度并不完全取决于病程,而是取决于强迫症状内容的性质和强度,以及与以缓解焦虑为目的的强迫行为之间相互作用的结果。一般来说,焦虑或抑郁症状的加重或减轻,一般会伴随强迫症状严重程度的同步变化。

强迫洗手的患者常可见双手皮肤角质层受损,强迫性抠、挖、拔毛的患者可见相应部位的损伤。部分患者可能有神经系统体征和精细运动协调障碍。

患者常常有不良的人际关系:患者要求他人容忍自己的症状,更有甚者,家属被患者要求迁就甚至执行其仪式行为,这可能使症状强化、慢性化;另一种是患者与家属产生敌对关系,若强迫症状被他人认为是患者的有意对抗,可能会加重患者的强迫症状并导致敌对情绪进一步加剧。

| 育心铸魂坊 |

预防强迫症,关爱儿童

研究显示,30%~50%的成年强迫症个体报告儿童期出现过强迫症症状。儿童、青少年的强迫症状以亲人(如父母)有坏事要发生为主的强迫观念常见。儿童的认知发育水平可能妨碍其对强迫思维的口头表达,因此儿童的强迫行为更容易评估。儿童强迫症的病程因与其他精神障碍共病而变得复杂,共病也影响了对强迫症的识别。相比成人,儿童强迫症更容易与抽动障碍和(或)注意缺陷与多动障碍共病。

强迫症发病年龄越小,基因负荷越大,且因其症状妨碍了重要发育阶段(如形成同伴关系、获得学术成就),导致预后更差。儿童期发作的强迫症常遵循慢性病程,尤其当不进行治疗时。因此,家庭、学校及社会应重视孩子的童年期经历,营造和谐的家庭环境,采用正性激励的教育方式,增加亲子互动和社会交往,增强孩子的自尊和自信心,培养健全的人格。

Note

四、诊断要点

(一)诊断标准

(1)症状主要表现为强迫观念、强迫行为,或二者皆有。

(2)强迫行为须占据一定时间(如每天出现 1 小时或以上)。

(3)强迫行为引起患者明显的痛苦,或导致患者生活、家庭、社交、教育、职业等方面的损害。

(二)自知力

强迫症患者的自知力水平可分为以下几种。

1.自知力良好 患者能够意识到强迫观念可能不是真的,或可以接受它们不是真的。

2.自知力较差 患者意识到强迫观念可能是真的。

3.自知力缺乏 在大部分或全部时间内,患者完全确信强迫观念是真的。

五、治疗与预后

强迫症通常在儿童或青少年早期发病,约 10% 的患者起病于 10～15 岁,多数病例起病缓慢,病程较长,呈波动性。预后良好的指标有病前人格较为健全,有明显的发病诱因,社会功能保持良好,症状呈发作性,病程短;预后不良的指标有病前有明显的人格障碍,起病于童年期,症状弥散且严重。因此,提倡早发现、早治疗。药物治疗、心理治疗和物理治疗均是强迫症的有效治疗方法。

(一)药物治疗

药物治疗是强迫症主要的治疗方法之一。5-HT 选择性再摄取抑制剂(SSRI)是目前的一线治疗药物,如氟西汀、氟伏沙明、舍曲林、帕罗西汀、西酞普兰等。药物治疗原则为全病程治疗,包括急性期治疗、巩固期治疗和维持期治疗三个阶段。

1.急性期治疗 一般建议急性期治疗 10～12 周,药物应从推荐的一线药物中选择,足量(处方推荐的较高或最高剂量)、足疗程开始。多数患者治疗 4～6 周后会有显著效果,有些患者 10～12 周方有改善。经 12 周急性期治疗疗效不佳者,首先考虑增加药量至最大治疗剂量,仍无效者可考虑联合增效剂、换药治疗或选用其他治疗方法(如心理治疗或物理治疗)。应注意,不宜因一种治疗药物短期使用便认定无效而频繁换药。

抗精神病药单药治疗不宜作为强迫症的常规治疗手段,但 SSRI 联合抗精神病药可以增强疗效。常用药物包括非传统抗精神病药,如利培酮、阿立哌唑、喹硫平和奥氮平等。与抗精神病药联合 SSRI 的方案相比,氯米帕明作为 SSRI 的联合用药,疗效较好,但安全性较差,所以一般不作为联合方案的首选。

2.巩固期与维持期治疗 急性期治疗效果显著者,可进入为期 1～2 年的巩固期与维持期治疗。研究表明,持续治疗能减少患者的复发。完成维持期治疗的患者,经系统评估后可考虑逐渐减药,每 1～2 个月减掉药物治疗剂量的 10%～25%,并严密监测停药反应和疾病是否复发。如症状波动,则加至原来的治疗剂量,延长维持期治疗时间。

(二)心理治疗

强迫症的发病与病前人格、幼年生活经历、社会心理因素及精神创伤等密切相关,单靠药物治疗往往很难达到令人满意的效果,因而需要辅以适当形式的心理治疗。目前强迫症的主要心理治疗方法有行为疗法、精神分析疗法、认知疗法、认知行为疗法、森田疗法和支持性心理治疗等。在强迫症的整个治疗体系中,无论是药物治疗还是心理治疗,支持性心理治疗是最重要的基础,包括:①对强迫症患者的耐心解释和心理教育;②帮助患者分析自己的人格特点和发病原因,尽力克服心理上的诱因,以消除焦虑情绪;③认真配合医生,找出心理因素,进行系统心理治疗或药物治疗等。

暴露和反应阻止疗法(ERP)是治疗强迫症有效的行为治疗方法。暴露疗法是使患者面对引起焦虑的物品和环境;反应阻止要求患者推迟、减少甚至放弃能减轻焦虑的行为,如缩短洗手时间、减少洗手频率,甚至放弃洗手。在实施治疗时,首先应对患者进行疾病知识宣教,增强患者信心,使其依从治疗计划。此疗法应结合家庭治疗,对患者家庭成员的教育和支持鼓励十分重要,因为他们是监督患者完成家庭作业最重要的人选,而且家庭治疗有助于减少人际系统中对症状起维持作用的因素。起初治疗者和患者须制订一个特别的激发焦虑的计划,通过会谈在治疗室内指导患者如何去做,以后通过家庭作业让患者单独去做,逐步增加难度,并在实施的过程中评估患者的反应和认知疗法的效果。有效的暴露疗法和反应预防一般需 12 次会谈和长时间的家庭作业。

对于多数强迫症患者,药物治疗与心理治疗同时或相继进行均比单独使用任一种治疗的效果要好,而且认知行为疗法可在维持治疗中发挥作用。

(三)物理治疗

物理治疗常用于强迫症的增效治疗,目前可供选择的物理治疗方法有经颅磁刺激(TMS)、改良电抽搐治疗(MECT)、脑深部电刺激(DBS)、迷走神经刺激(VNS)等,但疗效有待肯定。

知识拓展

暴露和反应阻止疗法

暴露和反应阻止疗法(ERP)是强迫症的一线治疗方法。ERP 是认知行为疗法的一种形式,该疗法涉及为患者提供心理教育,帮助患者面对与其强迫性想法(暴露)相关的恐惧或不适,并让患者抵制执行强迫行为(反应阻止)。患者可以暴露于实际情况(体内暴露)、想象的情况(想象的暴露)或与焦虑或不适相关的身体感觉(内感受暴露)。例如,一个有洁癖症状的患者可能会在治疗开始被挑战接触某些他们认为是"肮脏"的东西,然后继续接触和使用相同的物品,直到他们不再感到恐惧和不安。通过将患者逐渐引入其恐惧和焦虑的情境,他们可以学会高效的自我管理策略,以改变所选择的行为或观念。ERP 的目标是挑战患者应对痛苦的方式,并最终了解恐惧的刺激是安全的。它是一种非常有效的治疗方法,对于强迫、担忧、惊恐和其他焦虑症状都有很好的疗效。但 ERP 可能不适合有中度或重度抑郁障碍、自残倾向、酒精或药物成瘾等问题的患者。

任务二 强迫症患者的护理程序

一、护理评估

在对强迫症患者的评估过程中,护士需在最短时间内建立治疗性护患关系,在充分信任的基础上详细、全面地观察患者,认真、细致地询问患者。可以借助量表,如耶鲁-布朗强迫量表(包括成人版和儿童版)、Maudsley 强迫症状问卷、人格测验等进行评估。同时,也应该重视家属、朋友、

Note

同事提供的患者疾病相关信息。

（一）健康史

1.现病史 发病时间、具体症状、是否进行治疗及治疗情况。

2.个人成长史 患者孩童时代的成长环境、父母的教养方式,家庭相处模式,患者成长过程中是否存在创伤,如被拒绝、被苛责、被忽视、缺乏温暖、紧张、受虐等。

3.既往史 患者既往健康情况,是否曾患精神疾病及曾经治疗情况等。

4.家族史 家族成员的健康情况,是否有精神障碍患者、父母的性格特征。

5.过敏史 患者食物、药物的过敏史,强迫洗涤者是否有清洁用品过敏史。

（二）生理功能

1.生命体征 意识状态、生命体征是否正常。

2.一般状态 饮食、营养状况,有无营养失调表现;睡眠情况,有无入睡困难、早醒、多梦、睡中易醒等情况;二便情况;生活自理能力,是否完全自理或需要部分协助。

3.躯体状况 是否有心慌、出汗、烦躁等自主神经功能紊乱情况;是否伴有一些躯体的症状如头痛、胃痛、胸闷等;有无器质性躯体疾病。

（三）心理功能

1.病前的人格特质 患者病前人格是否为强迫型人格。

2.应对方式 患者日常生活中应对压力的方式,处理不同压力事件的能力,应对压力的支持系统如何,患者对强迫症状的应对方式。

3.思维及认知情况 患者的自我认知水平;存在强迫思维的相关情况;存在哪些错误认知;哪些行为由错误认知引起;对所患疾病的认知情况。

4.情感 强迫症状是否引起情绪反应,患者情绪表现如何,情绪是否稳定,有无沮丧、烦躁、焦虑、紧张不安、厌世等。

5.行为 是否已出现回避行为;强迫症状有无导致患者其他异常行为,有无自伤、自杀、冲动、出走等危险因素存在;强迫观念与强迫行为是否同时存在。

（四）社会功能

患者社会背景、受教育程度;近期有无突发生活事件,及其内容与强度;家属对患者患病前、后的评价;患病后家属对患者的态度有无改变;患者对住院所持态度;患者各方面支持系统;社交及人际关系是否受影响。

（五）强迫相关症状的评估

(1)评估患者存在哪些强迫观念,具体内容是什么;每天出现的频次;是否存在诱因;是否伴随强迫行为。

(2)评估患者存在哪些强迫行为,具体表现是什么;每天出现的频次、时间,持续的时间;是否存在诱因、有无伴随症状。

(3)患者设法摆脱强迫症状的努力程度和抵抗行为以及最终的效果。

(4)强迫观念与强迫行为对患者日常生活造成的影响。

二、常见护理诊断/问题

1.认知改变 与对强迫症状存在错误认知有关。

2.焦虑 与强迫症状影响有关。

3.睡眠型态紊乱 与社会心理因素刺激、焦虑情绪影响等有关。

4.生活自理能力下降 与强迫行为有关。

5. 皮肤完整性受损　与强迫洗涤行为有关。

6. 知识缺乏　缺乏强迫症的相关知识。

7. 个人应对无效　与持续存在的强迫观念、强迫行为有关。

8. 潜在的自杀、自伤行为　与情绪抑郁或在症状影响下可能采取的过激行为有关。

9. 社会交往障碍　与强迫引起的回避行为有关。

三、护理目标

（1）患者住院期间焦虑症状减轻或消失，心态平和，可以面对疾病状态。

（2）患者睡眠改善，并掌握一定睡眠卫生知识及应对失眠的方法。

（3）患者明确疾病症状与自己的错误认知相关，已建立正确认知。

（4）患者强迫症状缓解，强迫症状对生活影响减小，可以恢复正常生活。

（5）患者手部皮肤损伤愈合，手部皮肤正常。

（6）患者及家属了解强迫症相关知识，并掌握一些应对技巧。

（7）患者能够接受尚存的强迫症，并可以带着症状生活。

（8）患者住院期间无自伤行为，无自伤、自杀倾向。

（9）患者可以与医护人员、家人、亲友交流沟通，并能倾诉想法，社会功能正常。

> **考点提示**　强迫症患者的护理措施。

四、护理措施

（一）一般护理

1. 饮食护理　为患者创造宽敞、安静的就餐环境，合理安排就餐时间，并保证足够的进餐时间；为患者提供易消化、营养丰富的食物，满足患者个性化进餐需求；观察患者进食情况，根据患者进食情况随时调整饮食方案。

2. 睡眠护理　观察患者睡眠型态，评估睡眠与患者焦虑、抑郁及强迫观念、强迫行为的相关性。与患者共同分析强迫症状，如睡前的强迫仪式动作、强迫洗涤等均会对睡眠造成一定影响，告知患者随着强迫症状的改善，睡眠状态会缓解。给予患者睡眠卫生知识宣教，如生活规律、睡眠时间相对固定，不可一天早一天晚，白天午睡时间不超过 30 分钟；晚间睡前避免安排过度兴奋的活动，如长时间聊天，看情节激烈的电影；睡前不饮浓茶、咖啡、可乐，不过多进食；睡前排空二便。

（二）安全护理

（1）提供安全的住院环境，病房安静、整洁，光线适宜，温、湿度适中，避免噪声。

（2）对强迫伴有严重焦虑、抑郁患者，特别是有自杀意念者，应密切观察患者情绪变化，注意是否存在自杀先兆，护士需加强安全意识，防止患者出现自伤、自杀等危险行为。护士加强安全巡视，强化危险品管理。

（3）对强迫行为无法控制、明显冲动躁动患者，护士应耐心，态度温和，陪伴患者，鼓励患者表达情绪，协助患者合理控制情绪，避免引发暴力行为。

（三）用药护理

（1）用药前详细讲解疾病治疗的原则、用药情况、用药疗程，以及可能出现的不良反应等，需重点强调药物治疗起效慢、疗程长，让患者需有一定心理准备。护士需使用通俗易懂的语言，确保患者及家属理解并配合，家属需鼓励、督促和协助患者用药，以提高用药的依从性。

（2）观察用药过程中患者是否出现不良反应，如嗜睡、乏力、双手细微震颤；视物模糊、头晕、

微课 6-2

排尿困难；血压升高、直立性低血压；恶心、呕吐、腹泻等消化道症状，如果出现，立即遵医嘱给予对症处理。

（3）药物治疗期间让患者保持稳定情绪、充足睡眠、合理营养，保证药物治疗顺利进行。

（四）心理护理

（1）在准确、全面评估患者的基础上，尽快建立治疗性护患关系，掌握患者心理状态，为心理护理方案的实施奠定基础。

（2）耐心倾听患者讲述强迫行为发生时的情绪反应，积极关注，表达同理心，允许患者发泄不良情绪，表达提供帮助的意愿。

（3）与患者分析既往应对压力事件的方式，协助患者建立良好的应对方式，适当给予患者肯定。

（4）不要过多对患者表现出的强迫行为进行说教，以免加深患者内心的挫败感和痛苦。

（5）协助梳理患者错误认知，如"把念头当作事实""这件事必须这样做""事情一定会那样""做事一定要尽善尽美"等，帮助患者分析在强迫症状中存在哪些错误认知。

（五）健康教育

（1）从小注意个性的培养，不要给予过多、过于刻板的要求。及时发现强迫倾向，早期干预。

（2）学习疗愈情绪创伤的方法，比如如何缓解痛苦情绪、如何在沮丧中振作精神。

（3）鼓励患者带着症状生活，不纠结、不强迫，顺其自然，为所当为。

（4）鼓励患者家属正确面对疾病及患者表现，给予患者多方面的支持。

五、护理评价

（1）患者住院期间情绪是否稳定。有无焦虑、恐惧、紧张等不良情绪。

（2）患者是否学会促进睡眠的方法。是否有效保证睡眠的正常需求。

（3）患者是否明确自身存在的错误认知。是否建立正确认知。

（4）患者的强迫症症状是否缓解。患者是否恢复正常生活。

（5）患者手部皮肤是否存在伤口或伤口是否愈合。

（6）患者及家属是否了解强迫症相关知识。是否学会正常应对方法。

（7）患者是否接受了症状。是否能够顺其自然，带着症状生活。

（8）患者住院期间有无意外事件和并发症的发生。

（9）患者是否能够正常交流。是否社会功能良好。

学习小结

本项目主要介绍了强迫症的概念及流行病学特点、病因及发病机制、临床症状、诊断要点和治疗与预后，以及介绍了强迫症的护理评估、常见护理诊断/问题、护理目标、护理措施、护理评价。通过以上内容，使学生能够初步判断患者是否患有强迫症，以及对强迫症患者做出正确的护理评估，并针对患者的护理诊断对患者实施具体的护理措施。在此过程中，学生需要具备对患者的理解、爱心和耐心，并能和患者建立良好的护患关系，让患者配合医嘱和护理措施的实施，从而达到强迫症患者的护理目标。

扫码看答案

Note

能力测验

一、单项选择题

1.关于强迫症描述,下列何种说法不正确?（　　）

A.有意识的自我强迫和反强迫并存　　　　B.患者感到焦虑和痛苦

C.表现为以强迫观念和强迫行为为主　　　D.认知行为疗法对强迫症治疗效果较好

E.患者病前人格多表现为情感丰富、好表现

2.强迫症患者反复地洗手是为了（　　）。

A.自己觉得很有必要不断地洗手　　　　B.实际环境中往往需要患者反复地洗手

C.为缓解没有重复洗手所带来的焦虑　　D.患者自己想洗,没有特别的原因

E.为了使自己的手更加干净

3.患者,女性,18岁,每晚睡觉前宽衣解带都有一定程序,如先脱左边的鞋子,再脱右边的鞋子,再解开衣扣等,不能打乱顺序,否则得重来一遍,该患者的表现属于什么症状?（　　）

A.强迫　　　　B.焦虑　　　　C.恐惧　　　　D.抑郁　　　　E.神经衰弱

4.患者,男性,23岁,半年来有反复洗手行为,自觉擦过桌子,手上沾满无数细菌,必须重复洗手,甚至洗几十遍,明知没有必要却无法停止,双手因反复洗手皮肤溃烂。护士开始接触患者时,下列哪项措施比较恰当?（　　）

A.将患者隔离在保护室中禁止其洗手

B.让患者有足够时间完成其洗手行为

C.向患者解释洗手一两次后,手上残留的病菌不足以对人的健康产生影响

D.教患者正确的洗手方式以彻底消灭细菌

E.让患者戴上手套,避免接触污染以减少洗手次数

5.强迫症患者反复检查门窗是否关好,这属于哪种强迫症状?（　　）

A.强迫怀疑　　　　　B.强迫性穷思竭虑　　　　　C.强迫情绪

D.强迫意向　　　　　E.强迫行为

6.以下哪项不是强迫症患者的日常护理措施?（　　）

A.详细评估洗涤处皮肤健康　　B.使用刺激性强的清洁产品　　C.制定每天活动计划

D.提供营养丰富的食物　　E.限定活动范围(对症状顽固者)

7.当强迫症患者出现自残倾向时,应采取的首要护理措施是（　　）。

A.严厉制止并批评　　　　B.立即进行保护性隔离　　　　C.强制患者参与娱乐活动

D.给予患者更多自由　　　　E.鼓励患者继续强迫行为

8.强迫症患者反复思考无意义的问题,这属于哪种强迫症状?（　　）

A.强迫行为　　　　　B.强迫意向　　　　　C.强迫穷思竭虑

D.强迫怀疑　　　　　E.强迫情绪

9.以下哪项不是强迫症患者心理护理的要点?（　　）

A.引导患者进行心理治疗　　　　　B.详细了解患者的内心感受

C.禁止患者表达强迫思维　　　　　D.缓解患者强迫状态下的紧张心理

E.让患者保持积极乐观的心态

10.强迫症患者反复体验到想要做某种违背自己意愿的动作或行为的强烈内心冲动,这属于哪种强迫症状?（　　）

A.强迫行为　　　　　B.强迫怀疑　　　　　C.强迫意向

D.强迫穷思竭虑　　　　　E.强迫情绪

Note

11. 在强迫症患者的护理中,以下哪项措施是错误的?(　　)

A. 鼓励患者参与社交活动　　　　　B. 禁止患者参加文娱治疗

C. 对患者进行心理疏导　　　　　　D. 详细了解患者的强迫行为模式

E. 为患者提供安全舒适的环境

12. 以下哪项措施有助于强迫症患者更好地管理自己的强迫症状?(　　)

A. 鼓励患者独自面对强迫症状　　　B. 让患者自由决定何时接受治疗

C. 教会患者使用缓解和消除焦虑的方法　D. 强制患者接受药物治疗

E. 禁止患者参与任何社交活动

13. 强迫症患者在家庭环境中,以下哪项措施有助于减少强迫症状的出现?(　　)

A. 保持家庭环境的整洁和有序　　　B. 允许患者无限制地执行强迫行为

C. 对患者的强迫症状进行严厉批评　D. 禁止患者参与任何可能引发焦虑的活动

E. 强制患者接受严格的日程安排以消除症状

14. 以下哪项不是强迫症患者在进行心理教育时可能涉及的内容?(　　)

A. 强迫症的病因和发病机制　　　　B. 强迫症的常见症状和影响

C. 强迫症的治疗和预后　　　　　　D. 强迫症患者的饮食和营养建议

E. 如何应对强迫症状和减少焦虑

15. 强迫症患者在进行认知行为疗法时,以下哪项不是治疗的目标?(　　)

A. 识别并挑战不合理的强迫思维　　B. 发展应对强迫症状的应对策略

C. 消除所有的强迫症状　　　　　　D. 提高患者的生活质量

E. 增强患者的自我控制能力

二、名词解释

1. 强迫观念

2. 强迫行为

三、简答题

简述强迫症患者的护理措施。

(黄　辛)

项目七　抑郁障碍患者的护理

扫码看课件

护考直通车
在线答题

项目七
思维导图

学习目标

知识目标：

1.掌握抑郁障碍的临床症状及护理措施。

2.熟悉抑郁障碍病因及发病机制。

3.了解抑郁障碍的诊断要点。

能力目标：

能识别抑郁障碍的症状，能对抑郁障碍患者进行护理，能预防抑郁障碍患者意外事件的发生，并能帮助患者学会正确地应对生活中的各种事件。

素质目标：

尊重患者，具有关心、爱护抑郁障碍患者的高尚情操及建立良好护患关系的意识。能接纳理解患者的负性情绪，在沟通中帮助患者建立积极乐观的情绪。

案例导入

张女士,29岁,半年前因单位调整工作岗位导致心情不悦。近两个月来,说话逐渐减少,活动也比以前少了很多,不愿出门。在家唉声叹气,独自流泪,家人问话时偶尔低声回答,说脑子没用了,什么事情也不想做。以前喜欢打羽毛球,现在也不感兴趣了。称胃口差,每天只吃一顿饭,体重下降 6 kg。睡眠减少,凌晨 2～3 点即醒来。由家属搀扶入院,低头不语,愁眉不展,多问少答,声音低沉,缓慢或以点头、摇头示意。谈到病情时,眼中含泪说:"我活着没意思,什么也不想做,我应该去死。"

请思考：

(1)请识别该患者主要存在哪些精神症状？

(2)请简述护士对该患者应采取的护理措施。

任务一　抑郁障碍相关概述

一、概念及流行病学特点

抑郁障碍(depressive disorder)是以与现实处境不相称的、显著而持久的情绪低落为基本临床特点的一类心境障碍(mood disorder,MD)。心境障碍是一类临床常见的精神障碍,抑郁障碍是其比较常见的亚型,也是所有精神障碍中自杀率最高的。抑郁障碍患者的高自杀率已经成为

Note

重要的公共卫生问题。

据世界卫生组织(WHO)数据显示,全球约有 3.5 亿抑郁障碍患者,平均每 20 人就有 1 人曾经或目前罹患抑郁障碍。据国家卫生健康委员会发布的《健康中国行动(2019—2030 年)》显示,中国抑郁障碍患病率达到 2.1%。抑郁障碍在成人比在儿童中更常见。女性出现轻度和重度抑郁症状的可能性约是男性的 2 倍。抑郁障碍可能成为仅次于癌症的人类第二大"杀手"。

近年来,人们对抑郁障碍的认识日益增加,但抑郁障碍的诊断率,特别是综合性医院对抑郁障碍的诊断率却较低,这是值得临床护理工作者特别重视的事情。

二、病因及发病机制

抑郁障碍的病因和发病机制目前还不十分明确,可能与生物学、心理社会因素等多种因素有关。

(一)生物学因素

1. 遗传因素　大样本家系调查资料表明,抑郁障碍患者有家族史者为 30%~41.8%,抑郁障碍患者一级亲属患病概率为一般人群的 2~10 倍。血缘关系越近,患病概率越高。国外研究发现,同卵双生子患病率为 56.7%,异卵双生子为 12.9%,由此说明遗传因素占有重要地位。患有抑郁障碍的寄养子,其亲生父母患病率为 31%,而其养父母患病率仅为 12%,进一步说明抑郁障碍发病中遗传因素的作用远远大于环境因素。

2. 神经生化因素　5-HT 假说认为,5-HT 功能活动降低可能与抑郁障碍发病有关。去甲肾上腺素(NE)假说认为,NE 功能降低可能与抑郁障碍有关。多巴胺(DA)假说认为,抑郁障碍患者脑内 DA 功能降低。第二信使平衡失调假说认为,环腺苷酸(cAMP)和磷脂酰肌醇(PI)作为第二信使参与神经递质的信号传导,cAMP 与 PI 代谢异常可能与抑郁障碍有关。

3. 神经内分泌因素　某些特定神经内分泌功能的变化有可能是抑郁障碍病因之一,研究发现下丘脑-垂体-肾上腺轴、下丘脑-垂体-甲状腺轴、下丘脑-垂体-生长激素轴功能异常与抑郁障碍发病关系密切,抑郁障碍患者肾上腺皮质醇分泌增多。

(二)心理社会因素

1. 心理因素　具有明显的焦虑、强迫、冲动等特质的个体易发生抑郁障碍。紧张性生活事件如配偶、子女或父母亡故,以及慢性应激性处境,如家庭关系破裂、失业、贫困、慢性躯体疾病等,可增加情感性精神障碍的发病率,尤其是抑郁障碍。有调查表明,在经历一些可能危及生命的生活事件后,6 个月内抑郁障碍发病危险增加 6 倍,自杀的危险率增加 7 倍。

2. 社会因素　儿童期遭受虐待、父母失和、因分离或死亡造成的母爱剥夺,在成人期抑郁障碍发病率明显增高。

抑郁障碍的病因及发病机制错综复杂,目前一致的观点认为生物学因素构成了患者的易感素质,而心理社会因素则起到了触发媒介的作用。

三、临床症状

抑郁障碍的表现可分为核心症状、心理症状群和躯体症状群。

考点提示　抑郁障碍核心症状。

(一)核心症状

抑郁障碍的核心症状包括情绪低落、兴趣缺乏、乐趣丧失,这些是抑郁的关键症状,诊断时必有其中之一。

1. 情绪低落　患者自觉情绪低沉,高兴不起来,常表现为愁眉不展、忧心忡忡、郁郁寡欢,其

微课 7-1

典型案例 7-1

Note

至悲观、绝望，自诉"活着没意思"，可出现典型的"抑郁面容"，即眉头紧锁，长吁短叹。严重者可有度日如年、生不如死之感。典型病例常具有"晨重暮轻"的特点，即早晨醒来情绪最低落，傍晚症状则有所减轻。60％患者在抑郁障碍基础上可出现焦虑、激越症状，表现为表情紧张、局促不安、惶惶不可终日；或不停地踱步、捏手指等。

2.兴趣缺乏 患者对过去喜欢做的各种活动失去兴趣，做任何事都提不起劲，即使能做事也是敷衍了事；或是为了消磨时间，希望摆脱悲观失望情绪而进行的。

3.乐趣丧失 患者丧失了体验快乐的能力，不能从平时从事的活动中获得乐趣，生活索然无味。部分患者也能参与一些看书、看电视的活动，但毫无快乐可言。

知识拓展

微笑型抑郁障碍

微笑型抑郁障碍是一种新型抑郁症，是少部分抑郁患者的症状。患者如同在抑郁的心境表面蒙上了一层微笑的面纱，其病症的根源是患者无法正确地处理外界的压力。他们的共同点是不愿意倾诉，不愿意放弃尊严，从而陷入一个恶性循环。这部分患者尽管内心深处感到极度的痛苦、压抑、忧愁和悲哀，但表面上却若无其事，常带微笑。这种微笑不是发自内心深处的真实感受，而是出于应对社会交往、应付工作、应付家人或碍于面子而违心的强作欢颜。

(二)心理症状群

1.认知方面

(1)抑郁性认知：在抑郁内心体验的基础上，患者往往会出现认知扭曲，即抑郁性认知，这是抑郁障碍的重要特征之一，如对各种事物均做出悲观的解释。常有"三无"症状，即无用、无助、无望。无用，认为自己一无是处，充满了失败感，无价值感；无助，对自己的现状缺乏改变的信心。无望，对前途充满失望，一片茫然。

在"三无"症状的基础上，患者往往会出现"三自症状"，即自责、自罪、自杀。患者对自己既往的一些轻微过失或错误痛加责备，把自己说得一无是处，充满罪恶感和羞耻感，认为自己给家人或社会带来了巨大负担。约半数患者会出现自杀观念，轻者常常会想到死亡有关的内容，或感到活着没意思，重者自杀念头日益强烈，会主动寻找自杀的方法，并反复寻求自杀。抑郁障碍的自杀率比一般人群约高20倍，约3/4的患者有此症状。患者自杀意图坚决，采取的自杀行为计划严密，难以防范，因此自杀是抑郁障碍发作最危险的症状。偶尔患者可出现"扩大性自杀"，即患者可在杀死数人后再自杀，应提高警惕。

(2)注意力和记忆力下降：患者往往无法集中注意力思考一个问题，思维效率下降，无法进行创造性思考。这类症状属于可逆性的，随治疗有效而缓解。

(3)思维迟缓：患者感觉到自己的思维无法启动，思维联想速度缓慢，思路闭塞，"脑子好像是生锈了的机器一样"，主动言语减少，语速明显减慢，声音低沉，思考问题困难，工作和学习能力下降。

(4)精神症状：抑郁障碍发作可在一段时间内出现幻觉和妄想，内容可与抑郁心境相协调，如罪恶妄想、疑病妄想；也可与抑郁心境不相协调，如被害妄想、关系妄想等。抑郁发作时，若幻觉、妄想等精神症状非常突出，称为妄想性抑郁或精神病性抑郁。

(5)自知力：多数抑郁障碍患者自知力完整，一般会主动求治。存在明显自杀倾向者缺乏对

Note

自己当前状态的清醒认识,甚至完全失去求治意愿。伴有精神症状者自知力不完整,甚至完全丧失自知力的比例增高。双相障碍抑郁发作患者自知力保持完整的程度不如单相障碍抑郁发作患者。

2.情感方面 主要表现为焦虑、紧张、无法放松,主观的焦虑可以伴发一些躯体症状,如胸闷、尿频、心跳加快、出汗等,躯体症状可以掩盖主观的焦虑体验而成为临床主诉。

3.意志行为方面 主要表现为行动迟缓,生活被动、懒散,不想做事,不愿与周围人交往,常独坐一旁,或整日卧床,不愿意上班,不愿外出,常闭门独居,疏远亲友,回避社交。严重者无法料理基本生活,甚至发展为不语、不食、不动,可出现"抑郁性木僵"。

(三)躯体症状群

抑郁发作患者可出现睡眠障碍、食欲紊乱、性功能减退、精力丧失、非特异性躯体症状等伴随的躯体症状群。

1.睡眠障碍 抑郁患者最突出的躯体症状,约80%的抑郁发作患者会出现此症状。睡眠障碍最主要的表现为早醒,一般比平时早醒2~3小时,醒后陷入痛苦的思绪中,不能继续入睡,这对抑郁发作的诊断具有特征性意义。有的患者表现为入睡困难、睡眠不深,少数患者表现为睡眠过多。

2.食欲紊乱 70%患者食欲缺乏,终日不思茶饭,无饥饿感,勉强进食也是食之乏味,体重明显下降。不典型抑郁障碍发作会有食欲亢进和体重增加的情况。

3.性功能减退 相当一部分抑郁发作患者可出现性欲减退、阳痿等症状,有的患者即使勉强维持性行为,但无法从中体验到快乐。

4.精力丧失 表现为无精打采、疲乏无力、懒惰、不愿见人,伴精神运动性抑制。

5.非特异性躯体症状 大部分患者各种主观躯体不适临床表现体验十分突出,如疼痛、心悸、胸闷、胃肠道不适、便秘、食欲缺乏等,甚至掩盖了抑郁情绪,称为隐匿性抑郁障碍。这些患者大多长期在其他科室就诊,容易造成误诊。

儿童和老年的抑郁障碍患者,其症状常不典型。儿童多表现为兴趣减退、不愿意上学、退缩、学习成绩下降等。而老年人除抑郁心境外,焦虑、易激惹、躯体不适等主诉较为突出,病程较迁延,易发展成为慢性。

知识拓展

老年抑郁症

老年抑郁症是指抑郁障碍患者年龄在60岁以上。老年抑郁症常与躯体疾病共病,情绪症状不典型,多主诉为轻度抑郁、躯体不适,认知功能损害较重,自杀率低但自杀成功率高。

老年抑郁症的3个常见表现:①即使情绪低落,也不轻易表达,因此旁人很难发现;患者会表现出闷闷不乐,不愿意说话,不愿意见人。②患者思维变慢,记忆力明显下降,注意力不集中,思考问题特别困难。③精力不足,患者主诉为乏力。另外患者还会出现各种身体不适与疼痛。因此,老年抑郁症状有时不典型,诊断较为困难,后果可能更加严重,应该得到亲人和护士更多的关注。

四、诊断要点

目前临床依据抑郁障碍的诊断标准来自ICD-11及DSM-5。在ICD-11中,抑郁障碍的诊断标准包括 3 条核心症状：①心境低落；②兴趣和愉快感丧失；③意志活动降低。7 条附加症状：①注意力降低；②自我评价和自信降低；③自罪观念和无价值感；④认为前途黯淡悲观；⑤自伤或自杀观念或行为；⑥任何类型的睡眠障碍；⑦食欲降低或体重明显减轻。

ICD-11 的分类比较复杂。根据发作次数分为单次和多次发作；根据严重程度，分为轻、中、重度三种类型。

（一）轻度抑郁

具有至少 2 条核心症状和至少 2 条附加症状，且患者日常工作和社交活动具有一定的困难，对患者的社会功能轻度影响。

（二）中度抑郁

具有至少 2 条核心症状和至少 3 条（最好 4 条）附加症状，且患者日常工作、社交活动或生活存在相当的困难。

（三）重度抑郁

具有 3 条核心症状和至少 4 条附加症状，且患者日常工作、社交活动或生活严重受损。

（四）伴有精神症状

（1）符合中、重度抑郁障碍的诊断标准，并存在妄想、幻觉或抑郁性木僵等症状。

（2）诊断抑郁障碍时，一般要求病程持续至少 2 周，并且存在临床意义的痛苦或社会功能受损。

五、治疗与预后

大多数患者在接受治疗后　年内痊愈，但抑郁障碍复发率高达 $50\%\sim85\%$，其中 50% 的患者在疾病发生后 2 年内复发。为改善这种高复发性疾病的预后，防止复发及复燃，目前倡导全程治疗。全程治疗分为急性期治疗、巩固期和维持期治疗 3 期。

（一）急性期治疗（8~12 周）

急性期治疗的目标是控制症状，尽量达到临床痊愈，同时促进患者社会功能的恢复，提高患者的生活质量。急性期治疗效果在抑郁障碍预后和结局中起关键作用。一般抗抑郁药治疗 2~4 周开始起效，6~8 周的足量治疗仍无效可考虑换药。

| 育心铸魂坊 |

不怕失败，执着坚持
——盐酸氟西汀（俗称百忧解）的诞生

1961 年，汪大卫（1936—）完成博士后研究后，他加入了礼来公司。他发现，当时科学界对生物化学和脑神经科学的研究才刚刚起步。于是，汪大卫决定从不被大家重视的 5-羟色胺入手，寻找一种选择性更高，也更具安全性的抗抑郁药。实验不断失败，但是，他非常执着，始终不肯放弃，也不顾同事们的嘲笑，坚持测试那些看起来在脱水吗啡老鼠模型实验中已经失败的化合物。六个月后，几经周折，终于盐酸氟西汀诞生了！

1988 年，盐酸氟西汀上市，商品名百忧解。它的问世，在当时被誉为世界药物开发史上的一大里程碑。

Note

1. 药物治疗　目前临床一线用药是 SSRI、SNRI。与疗效相近的三环类抗抑郁药相比，不良反应小，安全性高，服药依从性高。伴有精神症状的抑郁障碍可选用抗精神病药与抗抑郁药联合使用。其用药原则为个体化、足量、足疗程，尽可能单一用药，逐渐增加剂量，症状缓解后不要立即停药。

2. 非药物治疗

(1)改良电抽搐治疗：对于有严重自杀倾向、木僵、拒食、拒药、极度兴奋躁动者，或者药物治疗效果不好的难治性抑郁障碍患者，可采用改良电抽搐治疗。目前，它也是伴有严重自杀行为的抑郁障碍患者的首选治疗方法。这种治疗会对某些患者造成长期记忆的损害，治疗之前要做好知情同意工作。

(2)重复经颅磁刺激治疗：重复经颅磁治疗抑郁障碍部位为左背外侧前额叶皮质，每天治疗 1 次，时间约 30 分钟，10 次为 1 个疗程，一般连续治疗 1～2 个疗程。作为辅助治疗的方法，抗抑郁药联合重复经颅磁刺激治疗难治性抑郁障碍的疗效与安全性已有研究证实。

(3)心理治疗：对所有的抑郁障碍患者都应进行相应的心理治疗，心理治疗具有重要的作用，应贯穿整个治疗过程。对于中、重度抑郁障碍患者的心理治疗应与抗抑郁药联合，进行综合性的治疗。目前认为抑郁障碍的心理治疗的目的包括：①减轻和缓解症状；②恢复正常心理社会和工作功能；③预防复发；④改善患者对服药的依从性；⑤帮助抑郁障碍患者正确应对各种生活事件。为帮助患者正确认识和对待自身疾病，主动配合治疗，可采用倾听、解释、指导、鼓励和安慰等支持性心理治疗。此外，认知疗法、行为治疗法、人际关系心理治疗、婚姻及家庭治疗等可帮助患者识别和改变认知歪曲，矫正患者适应不良行为，改善患者人际交往能力和心理适应功能，提高患者家庭和婚姻生活的满意度，调动患者的积极性，纠正不良人格，提高患者解决问题和应对应激的能力。

(二)巩固期治疗(4～9 个月)

症状缓解后，最低有效剂量应继续巩固治疗 4～9 个月。治疗的目标是巩固原有疗效，避免病情复燃。

(三)维持期治疗

维持期治疗的目的是防止症状复发。维持治疗的时间根据不同的情况，时间的长短有所不同。一般认为，首次发作且药物治疗得到缓解的患者，药物的维持时间为至少 6 个月；若有 2 次以上的复发，特别是起病于青少年、伴有精神症状、病情严重、自杀危险大、有家族遗传病史的患者，维持治疗 2～3 年；多次复发者，应长期维持治疗必要时终生服药。

任务二　抑郁障碍患者的护理程序

一、护理评估

(一)健康史

1. 个人成长史　患者是否属于适应不良人格，如敏感、自卑、内向、容易焦虑等。

2. 既往史　患者既往是否患过抑郁或其他精神疾病。

3. 家族遗传史　患者是否有精神疾病家族史。

4. 个人生活史　患者是否经历过负性生活事件，强度、频率、持续时间如何。

(二)生理功能

患者是否出现多种身体不适,如恶心、腹胀、腹痛、胃肠道不适、胸闷、气短等症状,是否以自主神经功能紊乱为主;有无入睡困难、早醒等睡眠障碍。

(三)心理功能

患者是否表现出核心症状,如情绪低落、兴趣缺乏、乐趣丧失;有无自杀观念或行为,特别要评估患者有无自杀先兆,如沉默寡言、烦躁不安、失眠、拒食等;有无自责、自罪感;有无思维迟缓、注意力和记忆力下降;有无焦虑;有无行为被动、懒散、木僵;有无幻觉、妄想症状等。

(四)社会功能

患者有无回避社交、疏远亲友等情况;患者是否出现工作效率低下,对学习工作没有兴趣;家庭角色功能是否改变。

二、常见护理诊断/问题

1.有自伤的危险 与自责自罪、自我评价低、悲观绝望等情绪有关。

2.营养失调:低于机体需要量 与食欲缺乏、卧床不动、木僵状态等所致的营养摄入不足有关。

3.睡眠型态紊乱 与严重抑郁所致的早醒、入睡困难等睡眠障碍有关。

4.沐浴/穿着/进食/如厕缺陷 与精神运动迟滞、兴趣丧失、无力照顾自己有关。

5.自我认同紊乱 与自我评价过低、抑郁情绪有关。

6.焦虑 与恐惧、回避有关。

7.社交孤立 与抑郁情绪、兴趣丧失、缺乏人际交往意愿等因素有关。

三、护理目标

(1)患者住院期间能做到不伤害自己,能通过谈话、书写等方式宣泄不良情绪,消除或不产生自杀想法。

(2)患者能自主进食,营养状况恢复。

(3)患者能遵医嘱服用药物入睡。随着病情的控制,能在不服用药物的情况下,保证正常睡眠达 6 小时以上,且醒后精神面貌较好。

(4)患者能了解抑郁发作的相关知识,恰当表达自己的需要,有适当的应对方式。

(5)患者能逐渐消除扭曲的认知,对自己有正确的评价,社会功能恢复。

(6)患者学会识别焦虑,掌握缓解焦虑的方法。

考点提示 抑郁障碍患者的护理措施。

微课 7-2

四、护理措施

(一)安全护理

及时辨认出抑郁障碍患者自杀意图的强度与可能性,以及患者可能采取的自杀方式,密切观察病情,严格执行护理巡视制度。对有消极意念的患者,要做到心中有数,与患者多沟通,鼓励患者表达内心感受。将有自杀企图的患者安排在便于观察的病房内,必要时设专人看护。对有自杀先兆的患者,应重点巡视并加强交接班制度,尤其是夜间、凌晨、午睡和交接班以及节假日等病房医护人员较少的情况下,要注意防范。提供安全的环境,在疾病的急性期切忌让患者独居一室,病房光线应充足、明亮,减少噪声的干扰,物品应简洁,清除所有的危险品,以免患者将其作为自杀工具。患者在服药时要防止其藏药或大量吞服进行自杀。患者一旦出现自杀、自伤等行为,

Note

应与医生合作实施有效抢救措施,并及时通知家属。

(二)一般护理

1. 饮食护理 抑郁障碍患者常存在食欲缺乏甚至丧失、自责、自罪等症状,可使患者拒食。护士应了解患者进食差的原因,耐心解释劝慰,根据不同的情况,制定相应的护理对策,保证患者营养的摄入,如陪伴患者进食、选择患者喜爱的食物、少食多餐等。患者坚持不进食,可给予肠内或肠外营养,以维持身体日常需要。

2. 睡眠护理 对抑郁障碍发作出现睡眠障碍的患者,白天要减少卧床时间,护士应鼓励或陪伴患者,参与激发兴趣的活动,如做手工、下棋、做运动等。睡前热水泡脚,饮用适温的牛奶,保证安静的睡眠环境,必要时遵医嘱给予催眠药。护士清晨应加强护理巡视,对早醒患者应给予安抚,使其延长睡眠时间。

3. 生活护理 患者可能因情绪低落影响个人的生活自理能力,甚至连最基本的起居、梳理都感到困难,护士应给予积极的鼓励,给予患者支持和信心,鼓励患者自行解决,必要时提醒、督促或适当协助患者完成。对重度抑郁障碍、生活完全不能自理的患者,护士应协助做好日常生活护理工作。

(三)心理护理

护士应具有高度的耐心和同情心,理解、接纳患者,与患者建立良好的治疗性护患关系。定期陪伴患者,鼓励其诉说内心的痛苦。耐心倾听患者的诉说,设法改变患者的一些负性思维,以使其从负性情绪中解脱出来,培养其正性认知方式。训练患者识别焦虑及缓解焦虑的方法,学习新的应对方式,积极为患者创造各类个体和团体人际接触的机会,协助患者改善以往消极被动的交往方式,逐渐培养积极健康的人际交往能力,提升社交技巧。对存在自罪妄想的患者,要启发其回忆以往积极、成功、高兴的事情,指导患者用积极的心态面对未来。对存在疑病妄想的患者,要通过必要的躯体检查来证实其躯体健康状况,对患者诉说的身体不适给予必要的关心,不要事事都予以过分关注。对曾经实施过自杀的患者,不要歧视和埋怨,要一如既往地关心患者,了解其自杀前后的心理状态,做好自杀风险评估,完善护理措施。

| 育心铸魂坊 |

你我皆凡人,活着是幸福

《活下去的理由》是英国作家马特·海格的自传体随笔,记录了他与抑郁障碍抗争的历程。24 岁时,海格突然被重度抑郁和焦虑障碍击垮,甚至萌生了自杀的想法,书中以细腻笔触还原了那段黑暗时光:他无法出门、惧怕阳光,连刷牙都成了巨大挑战,展现了精神疾病对日常生活的吞噬。但本书并非停留在痛苦的倾诉,海格以"幸存者"视角,分享了走出阴霾的具体方法:从强迫自己出门散步,到重新发现阅读、音乐的美好,再到与爱人建立联结。他用"抑郁像黑洞,但光总会找到缝隙"这样的比喻,让抽象的心理痛苦变得可感。书中穿插着写给读者的温暖短句,如"活着本身就是反抗",既是自我救赎的总结,也为同样挣扎的人提供慰藉。它减少了社会对精神障碍的污名化,证明抑郁障碍并非软弱,而带着伤痕前行的勇气本身。

Note

(四)健康教育

护士应耐心细致地做好患者及家属的健康宣教工作,讲解抑郁障碍的相关疾病知识。强调坚持服药的重要性,切不可擅自增减药量或自行停药。教会患者运用正确的应对方式来处理压力,指导患者积极参加社会、娱乐活动,培养乐观生活的积极态度。教会患者家属识别患者复发前期或早期症状,及时就诊,定期门诊复查。让患者家属明白患者遵医嘱服药的重要性,督促患者按时服药,严防其囤积药物用于自杀。

五、护理评价

(1)患者是否学会控制和适当宣泄自己不良的情绪。是否将自杀风险控制到最低。

(2)患者的饮食是否正常。营养状况是否恢复。

(3)患者睡眠是否得到改善。醒后是否有较好的精神面貌。

(4)患者是否了解抑郁障碍的相关知识。能否恰当表达自己的需求。是否有适当的应对方式。

(5)患者能否认识到自己的不正确认知。社会功能是否恢复。

(6)患者是否学会使用有效的方法来缓解焦虑。

学习小结

本项目从抑郁障碍的概念及流行病学特点、病因及发病机制入手,主要讲解抑郁障碍的临床症状、诊断要点和治疗与预后,通过以上内容,学生能够更准确地判断是否患有抑郁障碍,以及对患者做出正确的护理评估,并针对患者护理诊断对患者实施具体的护理措施。在此过程中,学生用爱心、细心和同理心和患者建立良好的护患关系,融洽的护患关系让护理措施精准落地,从而达到缓解、控制抑郁障碍患者病情的目的。

能力测验

一、单项选择题

1.抑郁障碍核心症状中最重要的是(　　)。

A.情感低落　　B.兴趣降低　　C.乐趣丧失　　D.睡眠障碍　　E.思维迟缓

2.李女士,近期出现唉声叹气,整天闷闷不乐,做什么事都提不起兴趣,李女士最可能的症状是(　　)。

A.情感低落　　B.思维迟缓　　C.行为迟缓　　D.言语减少　　E.恶劣心境

3.王先生,最近生意失败,整天把自己关在家中,不言不语,觉得自己连累家人,不如一死了之。家人将其送入院,对该患者最重要的护理措施是(　　)。

A.安全护理　　B.饮食护理　　C.睡眠护理　　D.心理护理　　E.健康教育

4.抑郁障碍在哪个群体中更常见?(　　)

A.儿童　　B.青少年　　C.成人　　D.老年人　　E.婴幼儿

5.抑郁障碍的病因不包括以下哪项?(　　)

A.遗传因素　　B.神经生化因素　　C.社会支持系统

D.心理社会因素　　E.神经内分泌因素

6.抑郁障碍的核心症状不包括以下哪项?(　　)

A.情绪低落　　B.兴趣缺乏　　C.乐趣丧失　　D.睡眠障碍　　E.注意力下降

7.抑郁障碍患者最突出的躯体症状是(　　)。

A.食欲紊乱　　B.性功能减退　　C.睡眠障碍

扫码看答案

117

D. 精力丧失　　　　　　　E. 非特异性躯体症状

8. 抑郁障碍的诊断标准中,核心症状不包括以下哪项?(　　)

A. 心境低落　　　　　　B. 兴趣和愉快感丧失　　　　C. 意志活动降低

D. 注意力降低　　　　　　E. 自我评价降低

9. 轻度抑郁的诊断标准是(　　)。

A. 至少 2 条核心症状和 2 条附加症状　　　B. 至少 2 条核心症状和 3 条附加症状

C. 至少 3 条核心症状和 4 条附加症状　　　D. 至少 1 条核心症状和 2 条附加症状

E. 至少 3 条核心症状和 2 条附加症状

10. 抑郁障碍的急性期治疗时间为(　　)。

A. 2~4 周　　　B. 4~8 周　　　C. 8~12 周　　　D. 12~16 周　　　E. 16~20 周

11. 抑郁障碍的一线治疗药物不包括以下哪项?(　　)

A. SSRI

B. SNRI

C. 三环类抗抑郁药

D. 抗精神病药

E. 电抽搐治疗

12. 抑郁障碍患者最常见的自杀风险因素是(　　)。

A. 自责自罪　　　B. 兴趣缺乏　　　C. 食欲下降　　　D. 睡眠障碍　　　E. 躯体症状

13. 抑郁障碍患者的心理护理重点不包括以下哪项?(　　)

A. 倾听患者的诉说　　　　B. 改变患者的负性思维　　　　C. 鼓励患者参与社交活动

D. 提供高热量饮食　　　　E. 帮助患者建立积极认知

14. 抑郁障碍患者的护理目标不包括以下哪项?(　　)

A. 患者能自主进食　　　　　　B. 患者能保证正常睡眠

C. 患者能识别焦虑并掌握缓解方法　　　D. 患者能完全消除所有负性情绪

E. 患者能逐渐恢复社会功能

15. 抑郁障碍患者护理措施中,不包括以下哪项?(　　)

A. 安全护理　　　B. 饮食护理　　　C. 心理护理　　　D. 电击治疗　　　E. 健康教育

二、名词解释

抑郁障碍

三、简答题

1. 简述抑郁障碍的核心症状及其表现。

2. 如何对抑郁障碍患者进行心理护理?请列举至少 3 种具体方法。

3. 抑郁障碍的治疗分为哪几个阶段?每个阶段的目标是什么?

(王　松　张　敏)

项目八　双相障碍患者的护理

扫码看课件

学习目标

知识目标：

1. 掌握双相障碍的临床表现及护理措施。

2. 熟悉双相障碍病因及发病机制。

3. 了解双相障碍的诊断要点。

能力目标：

1. 应用专业知识对患者进行评估，制订个性化护理计划，实施适宜的专科护理措施。

2. 患者躁狂发作出现暴力行为时，运用沟通技巧缓和患者激越情绪。

素质目标：

尊重患者，具有同理心及建立良好护患关系的意识。接纳理解患者不稳定的情绪，具备对待患者有耐心、信心、爱心的良好职业素养。

项目八 思维导图

案例导入

邹某，17岁，女高中生，由于长期遭受校园暴力，如同学给自己起外号、当面说坏话等，让她感到精神崩溃，压力很大，每天都有自杀念头，想割腕甚至想拿笔捅死自己；有时又情绪亢奋，大脑控制不住自己的身体，大喊大叫，无故对父母和同学发脾气，想发泄自己，异常难受。近半年情绪极不稳定，时而高兴时而悲观，总是胡思乱想，觉得干什么都没意思，不想和任何人交流。

请思考：

(1)请识别该患者主要存在哪些精神症状？

(2)请简述护士对该患者应采取的护理措施。

任务一　双相障碍相关概述

一、概念及流行病学特点

双相障碍(bipolar disorder,BPD)，指临床上同时存在躁狂(或轻躁狂)发作和抑郁发作的一类心境障碍。双相障碍患者可反复循环或交替出现躁狂发作和抑郁发作，常呈发作性病程，或以混合方式存在，每次发作症状往往持续一段时间，发作期间对患者的日常生活和社会功能等产生较大的不良影响。

Note

2023 年《中国精神障碍疾病负担及卫生服务利用的研究》显示,双向情感障碍的年患病率为0.5％,终生患病率为0.6％。

| 育心铸魂坊 |

双相障碍是"天才病"吗?

双相障碍并不是天才病,这是一种常见的误解。患者的心境会在"躁狂的高峰"与"抑郁的低谷"这两个极端之间来回波动,这种情绪的不稳定性会对患者的日常生活、工作、学习和人际关系带来极大的挑战。

虽然历史上确实有一些著名人物,如梵高、贝多芬、海明威等,在患有双相障碍的同时,也在艺术、文学、科学等领域取得了卓越的成就。但这只是个别案例,这种联系是偶然的,而非必然。事实上,大多数双相障碍患者并未展现出超乎常人的天赋或才能,反而长期受到疾病的困扰和折磨。

将双相障碍视为"天才病",不仅忽视了疾病本身的严重性和复杂性,还可能对患者造成额外的心理负担。它可能让患者误以为自己必须达到某种超乎常人的成就,以证明自己的"天才"身份,从而加剧其内心的压力和焦虑。同时,这种误解也可能导致社会对患者的偏见和歧视,进一步加剧他们的孤立感和无助感。

二、病因和发病机制

本病病因和发病机制尚不清楚,大量研究提示遗传与环境因素、神经生化因素和神经内分泌因素等对本病的发生有明显影响。

(一)遗传与环境因素

家系研究显示,双相障碍患者的生物学亲属的患病风险明显增加,患病率为一般人群的10～30倍,血缘关系越近,患病风险也越高,以及有早发遗传现象(即发病年龄逐代提早、疾病严重性逐代增加)。寄养子研究也显示,患有双相障碍的亲生父母所生寄养子的患病率高于正常亲生父母所生寄养子的患病率。这些研究充分说明了遗传因素对双相障碍发病的重要影响,其影响远大于环境因素。

遗传与环境的相互作用共同导致本病发作。研究显示,应激、负性生活事件(如丧偶、离婚、婚姻不和谐、失业、严重躯体疾病、家庭成员患重病或突然病故)及社会经济状况缺乏等因素与本病的发病有明显的关系。

(二)神经生化因素

5-HT 假说认为,5-HT 功能活动降低可能与抑郁发作有关,5-HT 功能活动增高可能与躁狂发作有关。DA 假说认为,DA 功能活动降低可能与抑郁发作有关,DA 功能活动增高可能与躁狂发作有关。NE 假说认为,NE 功能活动降低可能与抑郁发作有关,NE 功能活动增高可能与躁狂发作有关。另有研究显示,上述神经递质相应受体功能的改变以及受体后信号传导系统,如第二信使环腺苷酸(cAMP)和磷脂酰肌醇(phosphatidylinositol,PI)的改变也参与双相障碍的发病。

(三)神经内分泌因素

研究发现,双相障碍患者有下丘脑-垂体-肾上腺轴(hypothalamic-pituitary-adrenal axis,HPA)、下丘脑-垂体-生长素轴、下丘脑-垂体-甲状腺轴(hypothalamic-pituitary-thyroid axis,

Note

HPT)的功能异常,尤其是 HPA 功能异常,导致双相障碍患者的抑郁发作。

（四）脑电生理变化

研究发现,双相障碍患者抑郁发作时多为低 α 频率脑电活动,躁狂发作时多为高 α 频率或高幅慢波脑电活动。同时,患者抑郁发作时觉醒次数增多,总睡眠时间减少,快速眼动睡眠期潜伏时间缩短(与抑郁严重程度成正相关)。据抑郁障碍与双相障碍抑郁发作的脑电功率谱差异研究显示,抑郁障碍组 α 的绝对功率较双相障碍抑郁发作组低,这可能与脑电图(EEG)半球间及半球内功率谱不对称性有关。

（五）神经影像改变

据正电子发射计算机断层成像(PET)和单光子发射计算机断层成像(SPECT)研究结果显示,双相障碍患者抑郁发作时全脑血流/代谢呈弥漫性降低,其中额叶和前扣带回最为明显;躁狂发作时全脑血流/代谢增加。据大多数功能磁共振成像(fMRI)研究结果显示,双相障碍的情感症状发作可能与情绪调节相关的皮质边缘系统通路的过度激活有关。双相障碍的影像学改变主要涉及与认知、情感调节关系较密切的神经环路,如额叶、基底节区、扣带回、杏仁核、海马等的损害,也涉及这些脑区皮质下白质的微观结构变化,从而出现脑功能和皮质及皮质下的连接损害,最终导致双相障碍的情感症状发作。

近年来,有关双相障碍的静息态脑功能磁共振成像(rs-fMRI)研究显示,静息态下的局部脑区、脑区间、网络内或网络间的功能活动异常,主要表现为凸显网络、FPN 及 DMN 相关脑区的功能活动异常。这些异常的功能信号与其临床症状和认知功能、精神运动功能、情绪评分相关。此外,特定的异常脑活动模式也与双相障碍患者的年龄、性别、病程、病情严重程度、炎症因素和遗传基因等相关。

三、双相障碍的分型及其临床表现

（一）常见临床分型

ICD-11 将双相障碍分为两个亚型。双相Ⅰ型(BP-Ⅰ):只有一次或多次躁狂发作或混合发作,又有重型抑郁发作,这是临床上最常见的情感障碍。双相Ⅱ型(BP-Ⅱ):有明显的抑郁发作,同时有一次或多次轻躁狂发作,但无躁狂发作。

双相障碍临床特点是反复(至少两次)出现心境和活动水平的明显改变,有时表现为心境高涨、精力充沛和活动增加,有时表现为心境低落、精力减退和活动减少。最典型的形式是躁狂和抑郁交替发作。发作期间通常完全缓解。

环性心境(cyclothymia)障碍主要特征是持续性心境不稳定,心境高涨与低落反复交替出现,但程度都较轻。心境波动通常与生活事件无明显关系,与患者的人格特征有密切关系,且波动幅度相对较小,每次波动均不符合躁狂或抑郁发作的诊断标准。

考点提示 双相障碍的临床表现。

（二）临床表现

双相障碍典型临床表现可有抑郁发作、躁狂发作和混合发作。

1.抑郁发作 抑郁发作(depressive episode)的临床表现包括核心症状(心境低落、兴趣减退、快感缺失)、心理症状群(思维迟缓、认知功能损害、负性认知模式、自责自罪、自杀观念和行为、精神症状、自知力缺乏)和躯体症状群(睡眠障碍、与自主神经功能紊乱相关的症状、进食紊乱、精力下降和性功能障碍等)。症状发作应至少持续 2 周,并且造成不同程度的社会功能损害,或给本人造成痛苦或不良后果。重症抑郁发作的典型"三低"症状(情绪低落、思维迟缓、意志活动减

微课 8-1

典型案例 8-1

121

退),在双相障碍患者中不一定全部出现(可参考第七章抑郁障碍的临床表现)。

(1)精神运动性改变。

①焦虑:表现为心烦、紧张、无法放松,担心失控或发生意外等,也可表现为易激惹、冲动等。这些症状常与抑郁症状共存。

②精神运动性迟滞或激越:精神运动性迟滞表现为言语活动和行为显著减少,如行动迟缓、拒绝沟通等,严重时可出现木僵状态;精神运动性激越表现为言语活动和行为的显著增加,如烦躁不安、坐立不安等。

(2)生物学症状。

①精力缺失:表现为常感到疲乏无力,精力不足,体力下降。

②睡眠障碍:主要表现为早醒,即比平时早醒2~3小时,醒后不能再次入睡;或表现为入睡困难,思虑过重,辗转反侧,自述睡得浅。少数表现为睡眠过多。

③食欲异常、性欲减退:食欲异常下降,进食很少,食之无味,体重下降,更有甚者丧失进食欲望,或表现为食欲异常增加,或两者兼有;另有患者表现为性欲减退,阳痿,闭经等。

④其他躯体不适:表现为头痛、全身痛等非特异性的疼痛;或表现出被诊断为"自主神经功能紊乱"的症状,如恶心、呕吐、胸闷、心慌、尿频、尿急、出汗、便秘等。此类症状可掩盖抑郁发作的症状,且抗抑郁药物有效,故称为"隐匿性抑郁障碍"。此类症状与受教育程度、文化背景、经济状况等相关。

(3)精神症状:抑郁发作严重时可出现幻觉或妄想等精神症状,如幻听、罪恶妄想、无价值妄想或灾难妄想等。

2.躁狂发作 躁狂发作(manic episode)的典型临床表现是"三高"症状(情感高涨、思维奔逸、活动增多),部分患者可伴有夸大观念或妄想、冲动行为等。发作时间应至少持续一周,并有不同程度的社会功能损害,给自己或他人造成危险或不良后果。

(1)情感高涨:表现为患者自我感觉特别良好,主观体验特别愉快,整日兴高采烈,得意扬扬。患者高涨的情感具有较强的感染力,而且谈吐诙谐风趣。但当受到挫折时,患者可表现为易激惹、愤怒等。

(2)思维奔逸:表现为患者的联想速度明显加快,思维内容丰富多变,自觉脑子反应敏捷,聪明非凡。患者说话时声音洪亮、语速快,口若悬河,高谈阔论,联想丰富,交谈内容不停切换,或评论时政,或引经据典。由于患者思维活动受周围环境变化的影响较大,因此常出现话题突然改变,严重时可出现"音联"和"意联"。患者讲话时眉飞色舞或手舞足蹈,常因说话过多而口干舌燥、声音嘶哑。

(3)夸大观念或妄想:夸大观念表现为在心境高涨的背景上,谈吐内容常夸大(涉及健康、容貌、能力、学识、地位和财富等),自我评价过高,说话漫无边际,自认为能力强、才华出众、出身名门、腰缠万贯、神通广大等,严重时可为夸大妄想。由于患者说话具有感染力,常常使人信以为真。

(4)活动增多、意志行为增强:表现为患者自觉精力旺盛、兴趣范围广、能力强,想有所作为,整日忙碌不停,故活动增多。由于患者思维奔逸,注意力无法集中,故做事多虎头蛇尾,有始无终。双相障碍患者躁狂发作时的内心体验、行为方式与外界环境多数时候是协调的,属于协调性精神运动性兴奋。如喜交往,与陌生人一见如故,爱管闲事,爱打抱不平,爱开玩笑,爱接近异性,言语轻佻甚至粗言秽语;注重打扮装饰,但并不得体,行为轻率或鲁莽,自控能力差,易激惹。患者无疲倦感,自称"全身有使不完的劲"。病情严重时,患者自控能力下降,举止粗鲁,可出现攻击他人和毁物行为。

(5)睡眠需求减少:表现为睡眠需求量明显减少,每天只睡2~3小时,但仍诉睡眠足够,且整天精力充沛,无困倦感。

(6)其他症状:可伴有食欲增加、性欲亢进,如在不适当的场合与人过分亲热而不顾别人的感受,甚至出现性骚扰行为。体格检查可发现瞳孔轻度扩大,心率加快,交感神经兴奋症状等。多数患者在疾病的早期没有自知力。

躁狂发作中临床表现较轻的称为轻躁狂(hypomania),患者可存在持续数天的心境高涨、精力充沛、活动增多,显著的自我感觉良好,注意力不集中,轻度挥霍等。由于部分患者发作时有时达不到影响社会功能的程度,故一般人常不易觉察。

3.混合发作 混合发作表现为躁狂症状和抑郁症状在一次发作中同时出现,如抑郁心境伴有连续数日至数周的活动增多和言语急促,或躁狂心境伴有精力和本能活动降低等。抑郁症状和躁狂症状也可快速转换,症状表现因日而异、因时而异。如果在目前的疾病发作中,两类症状在大部分时间里都很突出,则应归为混合发作。

4.其他症状 患者可伴有精神症状,且常与心境高涨等躁狂症状有联系,如夸大妄想、被害妄想及关系妄想,幻觉相对较少且短暂。

四、双相障碍的诊断标准与要点

目前临床依据的双相障碍的诊断标准来自 ICD-11 以及 DSM-5。在 ICD-11 中,临床上以目前发作的类型确定双相障碍的亚型:①目前为轻躁狂发作;②目前为不伴精神症状的躁狂发作;③目前为伴有精神症状的躁狂发作;④目前为轻度或中度抑郁发作;⑤目前为不伴精神症状的重度抑郁发作;⑥目前为伴有精神症状的重度抑郁发作;⑦目前为混合性发作;⑧目前为缓解状态。

(一)双相障碍 I 型

双相障碍 I 型至少出现一次躁狂发作或混合发作,且持续时间至少为 1 周,这是临床上最常见的情感障碍。

躁狂发作是一种持续至少一周的极端情绪状态,其特征是欣快、易怒或扩张性,存在活动增加或能量增加的主观体验,同时伴其他特征性症状,如语速变快、思想飞扬、自尊心或自大感增加、睡眠需求减少、注意力分散、冲动或鲁莽行为,以及不同情绪状态之间的快速变化(即情绪不稳定)。混合发作的特点是在绝大多数日子里(至少 2 周),出现显著的躁狂症状和抑郁症状之间的混合或非常快速的交替。

(二)双相障碍 II 型

双相障碍 II 型有明显的抑郁发作,同时有一次或多次轻躁狂发作,但无躁狂发作。

轻躁狂发作是持久的情绪状态(至少 4 天),其特征为欣快、情绪高涨,易激惹,话多、活动多等,同时伴随其他特征性症状,如话语增多、思绪奔涌,自尊心增强、睡眠需求减少、注意力分散,以及冲动或鲁莽行为。抑郁发作的特征是持续至少 2 周的抑郁情绪,兴趣减少,伴有其他症状,如食欲或睡眠改变、精神运动性激越或迟缓、疲劳、无价值或无望或不适当的内疚感、绝望感和自杀倾向,且没有躁狂发作或混合发作的既往史。上述症状一般不伴有精神症状且仅体现于个体行为的改变,并不严重到导致功能明显受损。

(三)环性心境障碍

环性心境障碍是指反复出现轻度心境高涨或低落,心境不稳定至少 2 年,但不符合躁狂或抑郁发作症状标准。心境不稳定通常与生活事件无明显关系,与患者的人格特征有密切关系。一般开始于成年早期,呈慢性病程,可一次持续数年,有时甚至占据个体一生中的大部分时间,不过有时也可有正常心境,且稳定数月。

世界双相障碍日，解码双相障碍，拥抱多彩人生

双相障碍还被人们称为"天才病"，历史上确实有很多天才型名人患有双相障碍，比如贝多芬、达·芬奇、海明威、梵高等。世界著名的印象派画家梵高的生日为 3 月 30 日，医学界推断他很可能因双相障碍而于 37 岁时自杀，因此，每年的 3 月 30 日是世界双相障碍日，旨在提高公众对这一疾病的认识。

2012 年上映的美国电影《乌云背后的幸福线》(Silver Linings Playbook)通过主角帕特·索利塔诺的挣扎与成长，生动地描绘了双相障碍的复杂表现。尽管双相障碍是一种常见的精神疾病，但公众对其仍存在许多误解。例如，许多人认为双相障碍患者是"天才"或"不稳定"，这可能导致患者遭受歧视或误解。因此，提高社会认知和公众教育显得尤为重要。

健康人的情绪波动像平静湖面的涟漪，而双相障碍患者的大脑如同遭遇情绪海啸。其核心特征是躁狂（轻躁狂）发作与抑郁发作的交替循环，即情绪不稳定是双相障碍的核心症状。双相障碍的确是一个挑战，但通过积极应对，患者可以实现自我管理，拥抱更加多彩的人生。生活中，总会有起伏，但正是这些波动让人生更加丰富多彩。希望每一位受双相障碍影响的人都能勇敢面对，寻求帮助，找到适合自己的应对方式，重新书写属于自己的故事。无论多么艰难的时刻，都要相信，阳光总在风雨后，未来一定会更加美好。

五、双相障碍的治疗与预后

（一）治疗

1. 基本原则

（1）综合治疗原则：采取药物治疗、物理治疗、心理治疗等措施综合治疗，可有效提高疗效、改善患者依从性、预防患者复发和自杀、改善患者社会功能及提高患者生活质量。

（2）长期治疗原则：双相障碍反复发作、几乎伴随终身，应坚持长期治疗。治疗可分为三个阶段，即急性治疗期、巩固治疗期和维持治疗期。

（3）个体化治疗原则：制定治疗方案时需要考虑患者性别、年龄、主要症状、躯体情况、是否合并使用药物、首发或复发等多方面因素，选择合适的药物。同时，治疗过程中需要密切观察治疗反应、不良反应以及药物相互作用等，并及时调整，提高患者的耐受性和依从性。

（4）心境稳定剂为基础治疗原则：不论何种类型的双相障碍，都必须以心境稳定剂为主要治疗药物。双相障碍抑郁发作时，需在心境稳定剂的基础上谨慎使用抗抑郁药物。

（5）联合用药治疗原则：根据病情需要可及时联合用药。药物联用方式有两种或多种心境稳定剂联合使用，心境稳定剂与苯二氮䓬类药物、抗精神病药物、抗抑郁药物联合使用。

（6）定期监测血药浓度原则：锂盐的治疗剂量和中毒剂量接近，应定期对血锂浓度进行动态监测。卡马西平或丙戊酸盐治疗躁狂时，其剂量也应达到抗癫痫的血药浓度水平。

2. 双相躁狂发作

（1）药物治疗：以心境稳定剂为主，包括锂盐（碳酸锂）、卡马西平和丙戊酸盐等。当碳酸锂治

疗效果不佳或不能耐受碳酸锂治疗时可选用抗癫痫药,如丙戊酸盐(钠盐或镁盐)和卡马西平。对严重兴奋、激惹、攻击或伴有精神症状的急性躁狂患者,可选用抗精神病药物,其中第二代抗精神病药物如喹硫平、奥氮平、利培酮、氯氮平等疗效较好。同时,常联合使用苯二氮䓬类药物,以控制兴奋、激惹、攻击、失眠等症状。

(2)电抽搐或改良电抽搐治疗:对急性重症躁狂发作、极度兴奋躁动、对锂盐治疗无效或不能耐受的患者可使用电抽搐或改良电抽搐治疗。

3. 双相抑郁发作

(1)心境稳定剂:首选碳酸锂。对于未缓解甚至恶化的患者,加用另一种心境稳定剂(锂盐或丙戊酸盐)与加用抗抑郁药物治疗同样有效,但两种心境稳定剂联用时患者耐受性较差。

(2)第二代抗精神病药物:喹硫平、奥氮平等。临床研究证实,喹硫平能有效缓解双相抑郁发作,奥氮平能有效治疗急性双相抑郁发作并预防其短期内转躁狂。

(3)抗抑郁药物:此类药物存在促使患者情感状态转向另一个极端的风险。澳大利亚与新西兰皇家精神病学院 2020 年情绪障碍临床实践指南(MDcpg 2020)建议轻至中度的双相抑郁患者单用心境稳定剂,避免使用抗抑郁药物;对于重度或持续的双相抑郁患者,在其症状缓解后应尽快使用抗抑郁药物。

(4)心理治疗:常用的方法有一般性心理治疗,如支持、鼓励、保证、解释、倾听等,认知行为疗法也可对患者的负性认知进行调整,还有心理教育干预、朋辈支持、家庭中心治疗、人际与社会和谐治疗等诸多心理治疗方法。

(二)预后

多数双相障碍患者躁狂和抑郁发作呈现反复循环或交替出现,躁狂发作和混合发作的自然病程是数周到数月,平均 3 个月,但有的发作只持续数天,个别可达 10 年以上,只有 10%～20% 的患者仅出现躁狂发作。虽然本病具有自限性,但复发率较高。研究发现,在未经治疗的患者中,50% 能够在首次发作后的第一年内自发缓解,其余的在以后的时间里缓解的不足 1/3,终身复发率达 90% 以上,约 15% 的患者自杀死亡,10% 转为慢性状态,而长期的反复发作可导致人格改变和社会功能受损。经药物治疗已康复的患者在停药后一年内复发率较高,绝大多数患者可有多次复发,且双相障碍的复发率明显高于单相抑郁障碍。

服用锂盐预防性治疗,不仅可以预防自杀的发生,还可有效防止躁狂或抑郁的复发,针对躁狂发作的有效率达 80% 以上。预防性治疗时锂盐的剂量需要遵循个性化用药原则,一般建议服药期间血锂浓度控制在 0.4～0.8 mmol/L 即可达到满意的效果,应嘱患者坚持长期治疗,定期随访观察,监测血药浓度,积极参与心理治疗、康复治疗和提高社会支持系统,以有效地预防本病复发。

任务二 双相障碍患者的护理程序

一、护理评估

评估双相障碍患者时,应系统地评估患者的整体健康状况,从健康史、生理功能、心理功能、社会功能等多层面进行全面细致地分析。重点应评估患者的情绪状态,如躁狂状态的患者应重点评估是否存在伤人、毁物的风险;抑郁状态的患者应重点评估是否存在自伤、自杀的风险;混合状态的患者应给予两种状态下双重风险的关注。应针对不同的情绪状态给予不同的评估重点。

(一)健康史评估

了解患者有无其他躯体疾病及其严重程度,掌握患者的个人成长发育史、既往史、生活方式、特殊嗜好、家族史、过敏史等。对服用丙戊酸盐及碳酸锂的患者,应重点评估患者的药物不良反应,防止药物中毒的发生。

(二)生理功能评估

评估患者的营养状况与体重变化,有无食欲旺盛或减退、性欲亢进等;睡眠情况,每日睡眠时长,有无入睡困难、醒后难以入睡、早醒等。评估患者的生活自理能力,衣着是否整洁,身上是否有异味等;有无自杀、自伤或暴力行为所致躯体损伤等。

(三)心理功能评估

评估患者的情感与认知特点,思维过程及内容改变情况,有无幻觉、妄想,幻觉及妄想的种类、内容、对患者的影响等,判断患者的情绪状态,评估患者情绪变化、自我评价等。抑郁发作重点评估患者有无自杀企图和行为,特别评估有无自杀先兆症状(如沉默少语、烦躁不安、失眠、拒食、写遗书、交代后事等);躁狂发作重点评估患者有无外逃、冲动、伤人、毁物等企图和行为。可借助量表作为辅助检查工具。

(四)社会功能评估

评估患者患病前的个性特点,应对挫折与压力的行为、方式和效果,以及患者所面临的困境及问题,评估患病的诱发因素,是否有重大负性生活事件和慢性长期的不良环境。评估患者社会关系及支持系统,对疾病的理解与态度,对治疗的合作程度。

二、护理诊断

针对患者所表现出的各种护理问题,护士首先应确立护理诊断的优先次序,将威胁患者生命安全、对患者影响较大的健康问题作为护理工作的重点。

(一)与躁狂发作有关的常见护理诊断

1.对他人施行暴力行为、受外伤的危险 与易激惹、好挑剔、爱管闲事、不合理要求受阻有关。

2.不依从行为 与情感高涨、易激惹、自知力缺乏有关。

3.睡眠型态紊乱(入睡困难、早醒) 与精力旺盛、精神运动性兴奋有关。

4.卫生/穿着/进食自理缺陷 与躁狂兴奋、无暇料理自我有关。

5.营养失调(低于机体需要量) 与进食无规律、兴奋消耗过多有关。

6.便秘 与生活起居无规律、饮水量不足有关。

7.自我认同紊乱 与思维障碍(夸大妄想)的内容有关。

(二)与抑郁发作有关的常见护理诊断

与抑郁发作有关的常见护理诊断包括自杀的企图和行为、睡眠型态紊乱、焦虑、营养失调等(详见项目七)。

三、护理目标

(一)躁狂发作的护理目标

(1)在护士的帮助下,患者能控制自己的情感与行为,不伤害他人、自伤和受外伤。

(2)建立良好的护患关系,提高患者治疗依从性。

(3)患者生活起居有规律,睡眠恢复正常。

（4）在护士的协助下，患者生活自理能力明显改善。

（5）患者饮食正常，过多的活动量减少，机体消耗与营养供给达到基本平衡。

（6）患者饮水充足，便秘缓解或消失。

（7）患者能理性客观地评价自己，对疾病及自身的情绪波动有所认识。

（二）抑郁发作的护理目标

抑郁发作的护理目标包括住院期间不发生自伤或自杀行为、遵医嘱服药、睡眠障碍缓解、恢复日常自理能力、配合自主饮食、对疾病有所认识等（详见第七章抑郁障碍的护理目标）。

考点提示 双相障碍患者的护理措施。

四、护理措施

护理措施遵循个体化原则。每一个双相障碍患者都有其各自的临床特点和个性特征，因此制订护理计划、实施护理措施时也应该因人而异。

（一）生活护理

患者对自己的行为缺乏判断，生活无法自理。护士应提醒和鼓励患者自行完成有关个人卫生、衣着的活动，对于不恰当的行为给予正确引导，同时给予积极性的言语鼓励，要保证床单位及衣服的干燥、整洁，做好皮肤、口腔等方面的护理，并做好记录。

（二）躁狂发作的护理

1. 保安全防意外 躁狂发作患者由于情感高涨、意志活动增强，易发生伤人、毁物等冲动暴力行为，因此安全护理非常重要。

（1）针对新入院患者需评估其发生暴力行为的风险等级，详细了解患者既往有无冲动伤人行为及其原因。及时回应患者的疑问和要求，运用同理心等沟通技巧，稳定患者的情绪，转移患者的注意。若患者出现拉扯工作人员肢体、袭击等暴力行为时，应保持沉着、镇静，设法分散其注意，疏散周围其他患者，启动暴力行为处理应急预案，争取其他医务人员的支援配合，有组织地阻止患者的冲动行为，适当地予以保护性隔离或约束。及时掌握患者发生暴力行为的原因，设法消除或减少引发暴力行为的因素，从而有效防范暴力事件。对于不合理、无法满足的要求应尽量避免简单、直率地拒绝，可尝试采取婉转、转移、暂缓等方法，适当解释和疏导，以稳定和减缓患者的激越情绪。

（2）合理安置患者的居住环境，休养环境应安静、安全、舒适，室内空气应清新，墙壁、窗帘应选择淡雅色，避免艳色、噪声等不良环境因素的干扰。室内陈设应实用、简单，危险物品应及时移开，以防被患者用作伤人的工具。极度躁动、兴奋的患者应安置在单人病室内，严密观察巡视，严防患者自伤或伤人。

2. 满足基本生理需求 躁狂状态的患者常因活动过度而忽略了基本生理需求。

（1）保证营养摄入量：护士必须根据患者的具体情况为其提供充足的食物和水，必要时安排单独进餐，食物的形式可多样，如打碎的食物等，可不受进餐时间的限制。对于部分患者应防止其进食过快或抢食。

（2）睡眠障碍的护理：合理安排患者的活动，提供安静的睡眠环境，使患者得到适当的休息和睡眠。

（3）衣着卫生及日常仪态护理：躁狂患者对自己的行为缺乏判断，可能会出现一些不恰当的言行，如乱穿衣服、举止轻浮等。护士应对其不恰当的言行给予正确的引导和限制，同时鼓励患者自行完成一些有关衣着、个人卫生的活动。

（4）便秘的护理：鼓励患者多饮水、多食水果和蔬菜等。

3. 症状的护理　护士应引导患者把过剩的精力运用到正性的、有意义的活动中去,以减少或避免其可能造成的破坏性行为。根据患者病情及场地设施等,适当安排消耗体能又不具备竞争性的活动项目,如健身、跑步等。或鼓励患者参加书法、绘画等静态活动,疏解其内心感受。同时,护士应及时给予肯定,以增强患者的自尊,避免暴力事件的发生。

对于患者的挑剔行为,护士应态度友善,接纳患者,引导合作,避免公开批评;对于患者的夸大行为,护士应以缓和、肯定的语言陈述现实状况,避免讥笑和责备,以增加患者的现实感。护士还应充分运用治疗性沟通技巧,帮助患者改善人际交往活动,提高其社交能力,以使其早日回归家庭和社会。

4. 药物治疗的护理　护士应了解患者无法坚持用药的原因及困难,从而针对性地解决问题,并帮助患者明确了解坚持用药对于巩固疗效、减少复发的意义。在药物治疗过程中,应密切观察患者的依从性、对药物的耐受性和不良反应,特别是应用锂盐治疗的患者,要注意监测其血锂浓度。若发现恶心、呕吐、手的细小震颤等异常情况应及时报告医生,并如实记录,以确保患者的用药安全。

（三）抑郁发作的护理

抑郁发作的护理措施包括安全护理、日常生活护理、精神症状护理、用药护理、饮食护理、睡眠护理等(详见项目七)。

针对抑郁发作期的双相障碍患者,应该着重观察其心境是否出现由抑郁相转变为躁狂相的临床表现,如情感高涨、思维奔逸和活动增多、意志行为增强的前驱表现,临床上可见短时间内言语活动增多,自我感觉良好,自觉痊愈,主动参加集体活动等。这些前驱表现,有时会使护士误以为患者病情好转。因此,护士应该充分结合患者既往躁狂发作的临床表现进行评估,判断患者是否出现心境转变,并及时告知医生调整治疗方案。

康复护理方面,抑郁发作的患者常感无力、疲乏,护士可以安排一些难度较小、体力强度较轻的兴奋性工娱治疗活动,如绘画、插花、观看节目、进行低强度的有氧运动等。在执行工娱疗法过程中,护士应严格执行安全护理常规,防止患者收集危险物品和出走。若患者不能独立完成活动,护士可协助患者一同完成,并在过程中不断鼓励患者,在完成后及时给予其肯定。针对生活懒散的患者,护士应鼓励其完成力所能及的生活任务,如洗漱、洗碗、整理床位等。

（四）健康教育

护士应向患者及其家属宣讲所患疾病的病因、临床特征、治疗手段和如何观察药物不良反应、复发先兆症状(如睡眠不佳、情绪不稳、乏力、烦躁)等方面的知识,使家属充分认识到协助和督促患者坚持服药、定期复查的重要性。告知患者若出现复发症状,需及时到医院就诊,不得擅自增加、减少药物的剂量或停止服药。告知患者自杀意念是疾病的症状之一,待疾病好转,症状自会缓解,若出现强烈的自杀意念,需及时寻求医务人员的帮助。讲解保持健康的情绪、稳定的心境、合理的营养、充足的睡眠对疾病的作用,使患者真正获得恢复健康的主动权。同时激发家属承担督促患者的责任心,指导其为患者创造良好的家庭环境,以锻炼患者的生活和工作能力。

五、护理评价

护理评价贯穿于整个护理过程,可从以下几方面系统地评价双相障碍患者的护理效果。

（一）躁狂发作的护理评价

1. 症状改善情况　患者是否发生过异常情绪状态下的冲动、伤人、毁物、扰乱秩序等意外行为;患者的异常情绪反应是否得到改善;患者有无超出限定范围和限定时间的异常表现。

2. 护患关系　患者是否能配合住院过程中的治疗,能否与患者建立良好的护患关系。

3. 睡眠情况　患者睡眠情况是否得到改善。

4.生活自理情况 患者能否生活自理,能否满足个人基本生理需求。

5.营养状况 患者过多的活动量是否减少,营养状况是否改善。

6.排便情况 患者每日饮水量是否充足,便秘情况是否缓解或消失。

7.自知力状况 患者能否正确认识疾病,能否客观地评价自己,能否认同自己不合理波动的情绪。

(二)抑郁发作的护理评价

抑郁发作的护理评价包括症状改善情况、不良情绪管理情况、睡眠饮食恢复情况、对疾病的认识程度和家属对疾病的了解情况(详见项目七)。

学习小结

本项目从双相障碍的概念和流行病学、病因及发病机制入手,主要讲解双相障碍的临床表现、诊断要点和治疗。通过以上内容,学生能够更准确地判断是否患有双相障碍并对患者做出正确的护理评估和护理诊断,随后能重点针对处于躁狂或抑郁状态的患者实施具体的护理措施。在此过程中,学生应和患者建立良好的护患关系,同时对患者及其家属进行必要的健康教育,接纳理解患者不稳定的情绪,具备对待患者有耐心、信心和爱心的良好职业素养。

能力测验

扫码看答案

一、单项选择题

1.对于双相障碍患者的护理,以下哪项是错误的?( )

A.提供安静舒适的环境 B.避免与患者沟通和交流

C.观察患者的情绪波动和行为变化 D.监测患者的用药情况

E.观察患者的行为变化

2.双相障碍患者在躁狂期可能表现出的症状是( )。

A.兴奋、多动、冲动 B.情绪低落、消极、自责 C.焦虑、恐惧、回避

D.记忆力减退、认知功能障碍 E.嗜睡、昏迷

3.双相障碍患者在哪个阶段可能表现出极度兴奋和过度活跃?( )

A.抑郁期 B.躁狂期 C.混合期 D.稳定期 E.缓解期

4.对于双相障碍患者,以下哪项护理措施是不恰当的?( )

A.鼓励规律作息 B.监督药物服用

C.强制隔离以防止伤害他人 D.提供情感支持

E.教育引导行为

5.在护理双相障碍患者时,如何有效管理其情绪波动?( )

A.避免与患者交流 B.忽视患者的情绪波动 C.识别并应对触发因素

D.允许患者自由表达任何情绪 E.限制患者的行为

6.双相障碍患者在抑郁期可能出现哪种症状?( )

A.失眠 B.过度自信 C.精力充沛 D.食欲大增 E.兴奋激动

7.以下哪项是评估双相障碍患者康复进展的重要指标?( )

A.社交活动参与度 B.体重变化 C.药物治疗的副作用

D.症状改善情况 E.以上都是

8.问患者多少岁了,患者答道:"三十三,三月初三生,三月桃花开,开花结果给猴吃,我是属

Note

猴的。"你认为这个患者是下列哪项症状?(　　)

　　A.思维散漫　　　　　　　B.音联意联　　　　　　C.病理性象征性思维

　　D.病理性赘述　　　　　　E.虚构

9.双相障碍患者在抑郁期常表现为(　　)。

　　A.情绪高涨　　　　　　　B.情绪低落　　　　　　C.多动和冲动

　　D.精力充沛　　　　　　　E.活动增多

10.有关碳酸锂中毒的描述,下列哪项不正确?(　　)

　　A.肾脏疾病的影响

　　B.钠摄入减少

　　C.中毒不引起昏迷

　　D.年老体弱以及血锂浓度控制不当等

　　E.呕吐

11.王先生,近半月来自觉聪明过人,能力非凡,精力旺盛,每天很早出门,很晚回家,睡眠时间减少,好管闲事,举止轻浮,不顾后果,情绪不稳,常因小事而勃然大怒,对该患者的主要护理措施是(　　)。

　　A.躁狂发作的护理　　　　B.饮食护理　　　　　　C.睡眠护理

　　D.心理护理　　　　　　　E.健康教育

12.患者李先生,45岁,被诊断为双相障碍。近期,他表现出明显的躁狂症状,包括极度兴奋、睡眠需求减少、言语增多和冲动行为。针对李先生的躁狂症状,以下哪项护理措施是合适的?(　　)

　　A.鼓励他多参加社交活动,以释放能量

　　B.限制他的咖啡因摄入,避免刺激

　　C.允许他自由支配自己的时间和金钱,以满足他的冲动

　　D.忽视他的过度活跃行为,希望他自行恢复

　　E.允许他按照自己的意愿行动,放任不管

13.张女士,30岁,双相障碍患者,目前处于抑郁期。她表现出持续的悲伤、缺乏兴趣和活力,以及睡眠障碍。在护理张女士时,以下哪项措施有助于缓解她的抑郁症状?(　　)

　　A.鼓励她进行高强度的体育锻炼

　　B.提供一个安静、舒适的环境,让她得到充分的休息

　　C.让她独自面对自己的问题,以培养独立解决问题的能力

　　D.允许她无限制地使用社交媒体,以分散注意力

　　E.对患者的挑剔、钻牛角尖等行为置之不理

14.王先生,28岁,双相障碍患者,有自杀倾向。他最近一次住院是因为服用过量药物试图自杀。对于王先生这种有自杀倾向的双相障碍患者,以下哪项护理措施最为关键?(　　)

　　A.监督他的药物摄入,确保他按医嘱服药

　　B.提供一个安全的环境,移除所有可能用于自杀的物品

　　C.鼓励他参与团体活动,以改善他的社交能力

　　D.对他进行心理治疗,帮助他解决深层次的心理问题

　　E.鼓励他参加体育锻炼活动,以释放压力

15.刘先生,35岁,双相障碍患者,有多次住院记录。他经历了多次从躁狂到抑郁的极端情绪波动。目前,他正在接受药物治疗和心理咨询。针对刘先生的病情,以下哪项综合护理措施是合适的?(　　)

　　A.提供一个稳定的生活环境,减少外部刺激　　B.监督他的药物摄入,确保按时按量服药

C.定期进行心理健康评估,以监测病情变化　　D.向患者宣教所患疾病的医学知识

E.以上都是

二、名词解释

双相障碍

三、简答题

1.简述双相障碍患者的护理措施。

2.双相障碍患者情绪波动时,应如何为其提供心理支持?

3.在护理双相障碍患者时,应如何平衡患者的自主性和安全性?

（王　鹏）

Note

项目九 精神分裂症患者的护理

➕ 学习目标

知识目标：

1.掌握精神分裂症的临床表现及护理措施。

2.熟悉精神分裂症的病因及发病机制。

3.了解精神分裂症的诊断要点。

能力目标：

能识别精神分裂症的症状,能对精神分裂症患者进行护理,能预防精神分裂症意外事件的发生,并能帮助患者学会正确地应对生活中的各种不良事件。

素质目标：

能尊重患者,关心理解患者,能接纳理解患者的负性情绪,在沟通中帮助患者建立积极乐观的情绪。

案例导入

张先生,29岁,半年多前无明显原因出现多疑、敏感,认为朋友同事都在背后议论他,说他的坏话,觉得大马路上的人也在说他,侮辱他的名誉。近1个月病情加重,认为邻居收买了公安局的人跟踪监视他,想害死他,并用高科技仪器控制他的脑子,让他头痛,使他生不如死。为此,患者多次拿刀找邻居,被家人及时制止。近一周,患者拒绝进食,听到有声音告诉他:"饭里有毒,不能吃。"医生与其交谈时,患者表情变化不明显,语声偏低,反应慢,很少抬头看医生,否认自己有病。

请思考:

(1)请识别该患者主要存在哪些精神症状?

(2)请简述护士对该患者应采取的护理措施。

任务一　精神分裂症相关概述

一、概念及流行病学特点

精神分裂症(schizophrenia)是一组病因尚未完全明晰的常见精神障碍,大多在青壮年期起病,主要表现在认知思维、情感和行为意志等方面出现障碍,该疾病以精神活动脱离现实并与周围环境不相协调为特征,一般意识清楚且没有明显的智能障碍,病程多迁延,常缓慢起病,导致个

Note

体出现精神残疾,影响患者的各个方面,包括个人生活、社会功能、受教育程度及职业功能。

精神分裂症见于不同文化背景和各社会阶层人群,占精神科住院患者的一半以上。世界卫生组织 2022 年公布的数据显示,全球精神分裂症患者约 2400 万人,每 300 人中就有 1 位精神分裂症患者(0.32%),发病高峰期多聚集在成年早期,男性发病高峰在 15～25 岁,平均年龄为 21 岁,女性稍晚,平均年龄为 27 岁。一项横断面研究指出我国精神分裂症患病率为 0.60%,较多的疾病医疗支出会给家庭和社会带来沉重的负担,且该病预后较差,致残率高,目前仍是导致精神残疾的最主要疾病。

二、病因及发病机制

精神分裂症的病因和发病机制尚未十分清楚,依据学者研究提示可能与生物学、心理社会等多种因素有关。

(一)生物学因素

1. 遗传因素 研究表明精神分裂症是一种有遗传倾向的疾病,国内外关于精神分裂症的家系调查发现该病患者家属中的患病率要比普通人群高数倍,且血缘关系越近疾病发生的可能性越高,一级亲属患病率约是普通人群的 10 倍,血缘双生子研究显示,单卵双生子的同病率是双卵双生子的 4～6 倍。寄养子研究也显示,将精神分裂症母亲所生的小孩自出生后就寄养出去,让其生活在正常家庭环境中,但其成年后患精神分裂症的概率仍较高,明显高于其寄养亲属,提示遗传因素在本病发病中的重要作用。

2. 大脑结构异常 计算机断层成像(CT)、磁共振成像(MRI)及组织病理学研究发现,部分精神分裂症患者出现脑室扩大、沟回增宽、脑皮质体积缩小等脑结构异常表现,其中脑室扩大尤以侧脑室扩大明显,同时脑灰质的改变在发病后更明显,表现为进行性体积变小。

3. 神经生化因素

(1)DA 假说:该假说自 20 世纪 60 年代被提出,认为精神分裂症患者中枢 DA 功能亢进,有较多证据可支撑该假说,如可卡因和苯丙胺等精神活性物质能提高突触间隙的 DA 水平,长期使用此类物质会使一个没有任何精神疾病遗传史的人产生幻觉和妄想。而阻断 DA 受体中的 D_2 受体的药物(如氟哌啶醇等第一代抗精神病药物)可有效控制精神分裂症患者的阳性症状。经典的抗精神病药物基本是通过阻断 DA 受体而起到治疗作用。近年来,有研究进一步更新了关于多巴胺假说的观点,认为精神分裂症包含 DA 功能亢进和低下两种状态,幻觉妄想等阳性症状为中脑-边缘系统的 DA 系统功能亢进所致,而精神分裂症的阴性症状及认知缺陷症状等为中脑-皮质的 DA 系统功能低下所致。

(2)氨基酸类神经递质假说:该假说认为中枢谷氨酸功能不足可能是导致精神分裂症发生的原因之一,谷氨酸是皮层神经元的一种关键的兴奋性递质。有学者应用放射配基结合法和磁共振波谱技术进行分析,发现与普通人群相比,精神分裂症患者脑内某些区域谷氨酸受体亚型的结合力有明显改变,谷氨酸受体拮抗剂苯环己哌啶可引起受试者出现幻觉和妄想,进而推测 N-甲基-D-天冬氨酸受体功能障碍在精神分裂症病理过程中可能有重要作用。非典型抗精神病药物的作用机制就是通过增强中枢谷氨酸的功能而达到治疗效果。

(3)5-HT 假说:1954 年 Woley 等学者提出精神分裂症患者可能存在 5-HT 代谢障碍,同时随着非典型抗精神病药物(如奥氮平、利培酮等)的临床应用,5-HT 在精神分裂症病理机制中的作用愈发受到重视,非典型(新型)抗精神病药物(如利培酮)可同时拮抗 D_2 受体及 $5-HT_{2A}$ 受体,除引起锥体外系反应较少外,也能对精神分裂症患者阴性症状和认知缺陷症状有一定治疗效果,这可能是由于该类药物作用的 $5-HT_{2A}$ 受体和情感、行为控制及多巴胺调节释放有关。

4. 神经发育病因学假说 神经发育病因学假说由学者 Weinberger 等人于 1987 年提出,该假说认为,个体的遗传因素作用或者其母体在孕期或围产期受到损伤,使得大脑在胚胎期发育过程中发生了某种神经病理改变现象,这种改变集中在新皮质形成阶段,神经细胞从大脑深部向皮质迁移过程中发生紊乱,进而导致心理整合功能出现异常,当步入青春期或成年早期后,在外界不良环境因素的触发下会导致精神分裂症症状的发生。

(二)心理社会因素

1. 心理因素 研究表明,绝大多数精神分裂症患者患病前其性格具有内向、孤僻、敏感多疑等特征,一些患者的家属也可能存在相似的性格特点。部分精神分裂症患者患病前6个月可追溯到有相应的应激性生活事件发生,此类患者被认为具有精神分裂症易患素质,而应激性生活事件则是诱发因素,可导致患者发生精神症状。

2. 社会因素 精神分裂症受文化背景、教育程度、职业、生活环境、所处社会阶层等社会因素影响。研究显示,处于社会底层、贫困、文化程度低者较易患病,这可能与生活环境欠佳、经济状况差所造成的心理压力大相关。但也有研究与此结论相悖,认为经济状况差是精神分裂症的结果而非发病原因。

三、临床症状

精神分裂症的症状较为多样化,可从前驱症状和典型症状进行了解。

考点提示 精神分裂症患者的临床症状。

(一)前驱症状

在患者出现明显的精神分裂症症状前,常有某种程度上的性格改变(如热情健谈的人变得不愿与人沟通、注重仪容的人变得懒散或不修边幅、遵规守纪的人变得无视纪律等),行为方式异常(日常行为变得离奇古怪,做一些难以理解的事情,如无故离职、对身体某一部位过分关注、自语自笑等),类神经样症状(如无缘由的焦虑、失眠、头痛、抑郁、非典型强迫、易疲劳、注意减弱、工作能力下降等)或其他方面的改变。前驱期变化一般发展缓慢,不是非常显著,不易将其看作是病态表现,很多时候在追溯病史时才注意到这些改变。典型的前驱期症状按出现频次由高到低排序为注意力减弱、动力和动机下降、精力缺乏、精神症状、睡眠障碍、焦虑、社交退缩、猜疑、角色功能受损和易激惹,这些前驱症状可持续数周、数月或数年。

考点提示 精神分裂症主要精神症状。

(二)主要精神症状

1. 感知觉障碍 幻觉是精神分裂症最突出的感知觉障碍,它是一种在没有客观感官刺激情况下所产生的虚幻的知觉体验。具体可以表现为幻听、幻嗅、幻味、幻视、幻触,其中以幻听最为常见。幻听按照声音类别可分为非言语性幻听(如患者描述听到鸟叫声、汽车声、乐器声、机器的轰鸣声等)和言语性幻听(更常见,主要是在意识清楚的情况下听见说话声音,如患者听到亲友、同事或陌生人在说话,内容往往令其不适);按照内容划分可分为评论性幻听(声音不断地对患者的言行举止评头论足)、命令性幻听(该种幻听最应引起重视,如不允许患者吃饭、喝水,命令患者去跳楼等)和争论性幻听(如有声音议论患者的好坏)。急性期患者一般对幻听较为敏感,常伴有相应的情绪或行为反应,相较而言,幻听对慢性期患者的影响较小。患者常表现为侧耳倾听、自言自语、自笑、表情愤怒、对着空气破口大骂,以及伤人、自伤、自杀等行为。某些患者可能不是通过耳朵听到的,而是"感到"体内某个部位有声音,如"感到脑内或腹腔内有人说话",这类症状被称为假性幻觉,如患者出现思维鸣响时,患者所进行的思考内容,都被一种声音读了出来。对医务人员来说,对患者幻听的症状进行评估和判断,了解幻听的类型及其可能对患者和他人的影响,并及时采取合适的护理措施至关重要。其他类型的幻觉虽相较于幻听较为少见,但也可以在

微课 9-1

典型案例 9-1

Note

精神分裂症患者身上出现,如患者拒绝喝水,因为闻到水中有奇怪的气味(幻味);患者感觉自己身上有蚂蚁在爬(幻触);患者看见房间里有老虎在跑(幻视)等。精神分裂症的幻觉体验可以非常形象生动具体,也可以模糊而抽象,但产生的症状会极大地影响患者的思维和行动,甚至导致患者可能在幻觉的支配下做出违背本性、不合常理的举动,且患者通常很难违抗命令性幻听指令。

2.思维障碍 在精神分裂症的诸多症状中,思维障碍是最核心的症状,当思维出现紊乱后,往往导致患者知、情、意、行等精神活动的不协调与脱离现实,也就是所谓的"精神分裂"。具体表现在思维内容、思维联想和思维逻辑方面的障碍。

(1)思维内容障碍:精神分裂症患者经常出现的思维内容障碍主要为妄想。原发性妄想多突然发生且完全不能以患者当时状态和心理背景来解释,是精神分裂症的特征性症状,对诊断精神分裂症具有重要价值。精神分裂症妄想有时会出现被动体验,这通常是精神分裂症的典型症状。患者感到自身躯体运动、思维活动、情感活动被其他人或外界所控制,对自身行为丧失了支配感,被动体验常描述为物理影响妄想或被控制感、被洞悉感。精神分裂症妄想发生突然,内容离奇荒谬,且有不断扩大和泛化的趋势,患者对自身妄想具体内容多不愿主动暴露,并往往企图隐蔽它,也抗拒回答与妄想有关的问题,包括对自己的亲人。在疾病初期,患者对自己的某些与常理相悖的想法还处于将信将疑的态度,但随着疾病的进展,患者逐渐与病态的信念融为一体。患者可能出现一种或多种妄想症状,较常见的为被害妄想与关系妄想。被害妄想表现为患者坚信自己被人诽谤、跟踪、监视、陷害、投毒等。关系妄想是指患者认为环境中一些实际与他无关的现象都与之相关,如身边邻居同事的言行举止都与其相关,甚至认为电视新闻或广播报纸上的内容都和他相关。其他还有夸大妄想、疑病妄想、钟情妄想、嫉妒妄想、非血统妄想、特殊意义妄想等。

(2)思维联想障碍:思维联想过程缺乏逻辑性与连贯性,是精神分裂症最具有特征性的症状。主要表现为思维贫乏、思维散漫和思维破裂。思维贫乏主要体现在患者感到自己脑子空空,联想内容空洞,交谈时概念和语句减少,谈话内容单调,容易词穷,回答问题时用词也较为简短,多用"是""否"作答。思维散漫具体表现为患者说话内容散漫、东拉西扯,与人交流时表达内容经常与主题不相关,回答问题抓不住核心要点,令人感到沟通困难。思维破裂的患者病情严重,表现为患者联想缺乏内在逻辑联系,虽然能表述完整的句子,但语句间缺乏联系,不能表达完整的意思,难以沟通交流。除以上三种主要表现形式外,思维云集、思维中断、思维插入、思维扩散、思维被夺等也为精神分裂症思维联想障碍的表现形式。

(3)思维逻辑障碍:也是精神分裂症患者较常见的思维障碍,具体可表现为病理性象征性思维、语词新作和逻辑倒错性思维。病理性象征性思维主要指患者用一些常见的、普通的语句或动作来表示某些特殊意义,且所指内容只有患者本人能理解,其他人不经过患者解释无法明白,如某位患者走路时必须要走左边,代表自己是"左派"。语词新作是指患者自创符号、公式、图形、语言或文字等表达一种离奇的含义,如用"男女"表达男女平等,"]["表示离婚,多表现为概念的浓缩或无关概念的拼凑。逻辑倒错性思维主要指推理缺乏逻辑性,推理过程较为荒谬奇怪,有的甚至表现为因果颠倒,令人难以理解。

3.情感障碍 精神分裂症患者情感障碍主要表现为情感淡漠和情感倒错(情感不协调)。情感淡漠早期表现为情感迟钝或平淡,细腻情感减少,如对身边亲朋好友关心减少,变得冷漠,伴随疾病进一步发展,患者逐渐对生活失去热情、兴趣减少,患者情感体验日益贫乏,面部表情单一,和他人目光不交流,对一切事物都表露出无所谓的态度,即使是身边人遭遇较大变故或不幸,也显示无动于衷,医生与此类患者交谈很难唤起其情感上的共鸣。情感不协调意为情感反应与其思维内容、其他精神活动或周围环境明显不一致,如当患者知道有人要迫害自己时,没有呈现出害怕紧张的情绪,面容表情表现得轻松自在,易激惹(微小刺激或非明显刺激也令患者产生明显而剧烈的情感反应,如大发雷霆)也为情感不协调的表现形式之一。部分患者可能会出现情感倒

Note

错,即对客观刺激做出完全不相称的情感反应,如在亲人离世时表现得开心大笑,在充满幸福的氛围中却突然失声痛哭。

4.意志与行为障碍

(1)意志减退或缺乏:在精神分裂症患者中较为常见,患者表现为无法独自实施有目标的行为,自身动力不足且主观意愿不强烈,行为较被动,做事虎头蛇尾;在生活、学习、工作等方面的要求减少,人变得懒散孤僻;患者日常活动减少,可以静静地坐好几个小时不伴随任何自发活动;对未来生活没有规划且缺乏主动性,对个人发展漠不关心。随着疾病进一步发展,患者在完成个人工作、学业、料理家务等方面出现很多困难,甚至连个人卫生都不愿料理,患者可以很久不外出,也不洗漱,每天就躺在床上。

(2)紧张综合征:主要表现为患者全身肌张力增高,分为紧张性木僵和紧张性兴奋两种状态,二者可交替出现,为精神分裂症紧张型的典型表现。精神运动性被抑制的患者,处于木僵或亚木僵状态,患者虽意识保持清醒,但言语和动作表现为部分或全部被抑制,患者维持着一个固定姿势,不语不动、不进食,也不解大小便,面部表情单一,对外界刺激没有回应。有些患者可表现为蜡样屈曲,肢体任由他人摆布,即便长时间保持着不舒服或奇怪的姿势,也可以像蜡像一样保持不变,甚至可在床上让头部悬空并保持一段时间,即空气样枕头姿势。精神运动性兴奋与抑制能在快速间相互转换,如处于抑制状态的患者可能突然转为兴奋状态,从卧床不起状态突然转为兴奋冲动甚至出现无目的的冲动伤人的举动。

5.自知力缺乏 绝大部分精神分裂症患者均有不同程度的自知力缺乏。患者排斥治疗,拒绝承认自己有病,认为自己的认知、情感及意志行为方面没有异常,甚至觉得是其他人有病,将责任归咎于他人。

知识拓展

精神分裂症的三级预防

1.一级预防 一级预防属于病因学预防,关键在于对危险因素的预防,通常在发病前采取预防措施。部分精神分裂症由生活事件刺激引起,降低应激刺激可避免部分病例的发生。减少或消除病因或致病因素,阻止或减慢精神障碍的发生,即为精神分裂症一级预防的核心内容。

2.二级预防 精神分裂症患者初始治疗时间及全面治疗时间对其社会功能、人格完整性等具有较大影响,若能对疾病早发现、早诊断、早治疗,可促使症状早日得到控制,提高治疗依从性,在很大程度上促进患者社会功能的恢复和生活质量的提高。二级预防面对的人群为精神分裂症高危人群及出现症状的早期患者,或需要照顾的急性期患者和危重患者。

3.三级预防 部分精神分裂症患者可能会反复发作、迁延不愈、出现残留症状,及时进行康复训练、减少功能残疾、延迟衰退、减弱痛苦、促进生活质量提升是精神分裂症三级预防的主要内容。三级预防面对的人群主要为需要康复和长期照顾的患者。

四、诊断要点

1.症状标准 具备下列(1)~(4)症状中的任意一个(如不十分确切则需2个或2个以上)或(5)~(9)至少两组症状群中的十分明确的症状。

(1)思维鸣响、思维插入、思维被撤走及思维广播。

(2)明确涉及躯体、四肢运动、特殊思维、行动或感觉的被影响、被控制,或被动妄想、妄想性知觉。

(3)对患者的行为进行跟踪性评论,或彼此对患者加以讨论的幻听,或来源于身体某一部分的其他类型的幻听。

(4)与文化不相称且根本不可能的其他类型的持续性妄想,如具有某种宗教或政治身份,或超人的力量和能力。

(5)伴有转瞬即逝或未充分形成的无明显情感内容的妄想,或伴有持久的超价观念,或连续数周或数月每日均出现的任何感官的幻觉。

(6)思潮断裂或无关的插入语,导致言语不连贯、不中肯及语词新作。

(7)紧张性行为,如兴奋、摆姿势,或蜡样屈曲、违拗、缄默及木僵。

(8)阴性症状,如显著情感淡漠、言语贫乏、情感迟钝及不协调,常导致社会退缩及社会功能下降,但需澄清这些症状并非由抑郁症或神经阻滞剂治疗所致。

(9)个人行为的某些方面发生显著而持久的总体性质的改变,表现为丧失兴趣、缺乏目的、懒散、自我专注及社会退缩。

2. 病程标准 特征性症状在 1 个月或以上时期的大部分时间内肯定存在以上(1)～(4)症状中的至少 1 个,或(5)～(9)至少 2 组症状群中的十分明确的症状。

3. 排除标准

(1)存在广泛情感症状(抑郁、躁狂)时,就不应做出精神分裂症的诊断,除非精神分裂症的症状早于情感症状出现。

(2)精神分裂症的症状和情感症状一起出现,程度均衡,应诊断分裂情感性障碍。

(3)严重脑病、癫痫、药物中毒或药物戒断状态应排除。

五、治疗与预后

对于精神分裂症的治疗,抗精神病药物占首要地位,同时心理支持治疗和社会康复治疗在预防疾病复发、帮助患者回归社会角色方面也起到不可忽视的作用。精神分裂症治疗的主要目的是降低复发率,最大程度帮助患者恢复社会功能及提高生活质量。

(一)药物治疗

1. 治疗原则 早发现、早诊断、早治疗,降低未治率;足量、足疗程用药,提高治疗依从性;尽可能单一用药,提高用药安全性;以促进患者回归社会为治疗终极目标。

(1)早期治疗:精神障碍前驱期至精神分裂症发生后的前 5 年是影响该病预后的关键节点,在此阶段精神功能的损害程度相对稳定,如果及时治疗,可有较显著的效果。因此,精神分裂症初次发病时是治疗的关键时期,药物在此时期效果最好,所需用药量也较小,若能及时、系统、有效地控制疾病,完全恢复的可能性很大,预后也较好。

(2)足疗程治疗:精神分裂症的药物治疗过程包含三个阶段,即急性阶段、巩固阶段以及维持阶段。急性阶段的治疗周期通常不少于 6 周,巩固阶段的治疗则需持续 3～6 个月。关于维持阶段的治疗时长,《中国精神分裂症防治指南(第二版)》一书中提出,首次发病者应接受 1～2 年的维持治疗,复发 1 次及以上患者应维持至少 5 年的治疗;对于反复发作、有严重自杀/攻击风险或功能持续受损者,建议长期甚至终身维持治疗。

2. 抗精神病药物分类

(1)经典抗精神病药物:又称神经阻滞剂,其主要作用于脑 D_2 受体,为 D_2 受体阻断剂,包括氯丙嗪、氟哌啶醇、舒必利、奋乃静等药物。这些药物在治疗幻觉、妄想、思维混乱、行为异常、过度兴奋、过度激动及紧张综合征等阳性症状方面展现出显著效果。它们能有效控制急性发作,降

Note

低精神分裂症复发或恶化的风险。此类药物也存在一些劣势：无法改善认知功能；对原发性阴性症状作用较小，部分药物甚至可以产生继发性阴性症状；约 30％患者的阳性症状得不到有效缓解；且较常引发锥体外系反应和迟发性运动障碍。

（2）非典型抗精神病药物：主要包括氯氮平、利培酮、奥氮平及喹硫平等药物。该类药物不仅对阳性症状有良好疗效，而且对阴性症状、认知障碍及情感症状也有效。此外，该类药物中的大部分药物副作用相对较小，尤其是锥体外系副作用和过度镇静作用相较于经典抗精神病药物明显减轻，在一定程度上提高了患者的服药依从性，这对于降低精神分裂症的复发率及再次入院率意义重大。

（二）改良电抽搐治疗

改良电抽搐治疗适用于控制急性兴奋躁动、自杀、紧张性木僵、违拗拒食状态以及在精神分裂症病程中或病愈后出现重度抑郁情绪的患者。该治疗对 5％～10％难治性精神分裂症患者也有效，见效较快，在急性症状控制后仍应保持药物治疗。以药物治疗为基础并结合改良电抽搐治疗，能够加速减轻症状，缩短患者的住院时间，促进患者康复进程。值得注意的是，该疗法可能会导致短期的记忆功能受损。

（三）心理社会干预

心理社会干预在精神分裂症急性期症状得到有效控制后，扮演着至关重要的角色。对精神分裂症患者的治疗可以采用支持性心理治疗，它通过提供情感关怀和精神支持，帮助患者感受到被尊重、被理解，进而重新找回生活的勇气，可采用陪伴、解释、疏泄、保证、同情及鼓励等形式和技巧进行治疗。此外，集体心理治疗也是一种可行的方案，它把具有共同特征的患者编成一组，制订治疗计划，定期指导并动员小组成员进行讨论，或采用心理剧的形式，患者自编自演，在互助互动中提高认知。对青少年患者，可使用家庭治疗的形式，营造良好的家庭支持氛围，促进家庭成员友好互动。对精神分裂症伴发的阴性症状和某些行为问题，可以借助行为治疗技术，如"代币治疗""奖惩治疗"，以塑造患者的行为，增强患者对生活的主动性和参与性，延缓精神衰退。心理社会干预对精神分裂症的治疗具有重要作用，应与药物治疗密切结合，构成完整的心理社会康复体系，使患者重新回到社会，而不是离群索居。药物治疗既不能自动地提高患者对疾病的认识，使其接受治疗并预防复发，也不能使患者自动适应患病后的环境，而在培养社交、独立生活和职业能力等方面都需要心理社会干预。

任务二　精神分裂症患者的护理程序

一、护理评估

（一）健康史

1.个人成长史　评估患者个人成长过程中身体和智力的发育状况及其母亲妊娠期身体情况。同时，评估患者的文化程度、工作现状、婚姻状态、人格特征，关注患者是否有吸烟、酗酒或其他不良嗜好。对于女性患者，还应评估其月经史以及生育史。

2.既往史　评估患者过往身体情况，既往是否有精神疾病或其他躯体疾病，了解过往发病情形、治疗经过、服药类型及是否坚持服药等。

3.家族遗传史　患者家族成员中是否有精神障碍病史。

4.个人生活史　患者近期是否有负性生活事件发生，患者对该事件的看法、感受、应对方式以及相关事件对患者产生的影响。

（二）生理功能

评估患者身体是否出现不适,生命体征、意识、睡眠、排便、营养状况是否正常,个人卫生、自理能力等方面有无异常。

（三）心理功能

1.患病前个性特征 评估患者患病前的性格特点属于内向型还是外向型,以及患者的兴趣爱好。

2.应对方式 评估患者在入院前如何应对悲伤和压力以及具体采用的策略和方法。

3.对住院的看法 评估患者是否自愿住院,对治疗的依从性如何,是否重视自己的病情以及能否配合治疗。

4.认知方面 评估患者是否存在幻觉,关注其是否存在命令性幻听,并详细记录幻听发生的时间、频率、具体内容,以及患者对幻听内容的感受和反应;评估患者思维形式是否存在异常,有无思维散漫、思维破裂等症状,同时关注患者是否存在思维内容障碍,如妄想,并仔细分析妄想的类型、内容、性质、出现时间、影响范围是否固定、是否有扩散趋势,以及这些妄想对患者行为的具体影响;评估患者对疾病有无自知力。

5.情感方面 通过观察患者的面部表情、姿势、动作、语调、面色等自主神经反应,以及患者的主观情感体验,来判断情感状态。评估患者是否存在情感淡漠、情感反应迟钝,以及情感与周围环境是否协调;同时关注患者是否存在抑郁情绪,以及是否有自杀的念头。

6.意志与行为方面 评估患者意志行为改变情况,是否出现行为减退或退缩;是否存在攻击、自杀、伤人等行为风险;同时了解患者对未来的规划和打算。

（四）社会功能

对患者的社交能力、家庭氛围、经济状况、工作情况、教育背景及社会支持系统进行评估,了解患者与家庭成员之间的关系状况。同时,要深入了解患者近期是否经历了负性生活事件,这些事件对患者产生了何种影响,患者对此的看法、感受以及采取的应对方式。患者有无回避社交、疏远亲友等情况,是否出现工作效率低下、对学习工作无兴趣,家庭角色功能是否改变。

二、常见护理诊断/问题

1.有对他人/自己实施暴力的危险 与幻觉、妄想、精神运动性兴奋及自知力缺乏等有关。

2.不依从行为 与幻觉、妄想、自知力差、担心药物不良反应及不适应新环境等有关。

3.思维过程改变 与思维内容障碍、思维逻辑障碍、思维联想障碍等有关。

4.营养失调(低于机体需要量) 与精神运动性消耗量明显增加、紧张性木僵而致摄入不足及违拗不合作有关。

5.睡眠型态紊乱 与幻觉、妄想、兴奋及不适应新环境等有关。

6.沐浴/卫生自理缺陷 与运动障碍、意志行为障碍及精神衰退等有关。

7.应对无效 与妄想、幻觉等精神症状导致应对能力下降有关。

8.社交障碍 与情感障碍、思维障碍及精神异常等有关。

9.便秘 与服用抗精神病药物所致的不良反应等有关。

三、护理目标

（1）患者在住院期间无冲动伤人、自伤及破坏财物的行为,能合理控制攻击性行为。

（2）患者在住院期间能对自身症状有正确的认识并学会正确的应对方法。

（3）患者能配合医务人员的治疗安排,主动服药并能描述服药后的相应反应。

Note

（4）患者能够按照要求主动进食，保证机体营养的摄入量。

（5）患者的睡眠情况得到改善，能按时入睡，保证每天睡眠时间为 7～8 小时，并能说出应对失眠的方法。

（6）患者能保持自身穿戴整洁，身体无异味，能在一定程度上完成生活自理。

（7）患者能学会调控情绪的技巧，并采用适当方式宣泄愤怒情绪。

（8）患者能掌握预防便秘的方法，养成定时排便的习惯。

（9）患者能主动表达内心感受，并愿意积极参与社交活动，能主动与医务人员交谈。

（10）患者的精神症状得到较大程度减轻，日常生活能不受精神症状的干扰。

考点提示　精神分裂症患者的护理措施。

四、护理措施

(一)安全护理

1. 密切观察，掌握病情　精神分裂症患者可能会有自伤、自杀、出走、毁物等异常举动。护士必须仔细观察患者的病情变化，深入了解其病史，分析可能发生的突发事件，并采取必要的预防措施，对于患者的各项情况要做到心中有数。遵守分级护理制度，根据患者病情严重程度按时巡视，重点关注病情较重的患者，保证其在视线范围内，对于情绪躁动兴奋的患者可安排单独病房或必要时遵医嘱采取保护性约束，动态评估患者的各项危险因素，每班交接时都要注意清点患者人数，有异常及时上报，并做好应急准备。

2. 加强病房安全管理　病房安全管理至关重要，需确保各项安全检查落实到位。严禁携带危险物品进入病房，谨防意外事件发生。在患者入院时、外出活动后及家属探视后，应进行危险物品检查，并应向家属做好安全管理宣教，获得家属的配合。每日晨、午间护理时，需认真检查床头柜、枕头下、床褥里、床底及衣物内是否藏有危险物品。病房设施需由专人负责定期检查，当发现病房门窗、锁具、桌椅、防护网或天花板等设施损坏时，应立即进行维修。病区环境应保持整洁，地面应保持干燥，病房内药品、医疗用具应妥善放置，使用后的治疗用品应做好清点和处理，以免遗留在病房内。医护办公室、患者活动室及配药间等场所，当人员离开时应锁好门，并妥善保管钥匙，以免患者跟随进入相关区域或借机跑出医院。

3. 服药安全　每天定点发药并要确认患者将药物服下，做到"发药到手，看服到口，送水咽下，看后再走"，以防患者藏药、弃药，必要时可在患者吃完药后让其张开嘴检查口腔内、舌下等部位是否有藏药，密切观察患者服药后反应，当发现患者出现不良反应后，应立即报告医生并遵医嘱采取相应的护理措施。

(二)一般护理

1. 饮食护理

（1）一般患者选取普通饮食，如有特殊情况则遵医嘱。患者通常在护士的监护下采用集体进餐形式，餐具多选用塑料等不易碎裂的材质，在就餐前后，护士应仔细核对餐具数量，防止患者将其作为自伤或伤人的工具，就餐过程中需时刻关注患者的进食状况，加强巡视。

（2）对于暴饮暴食或抢食的患者，应提供食物让其独自进食，并安排专人看护，以防进食过快导致噎食。对于老年人或因药物副反应导致吞咽困难的患者，应以流质或半流质食物为主，让其缓慢进食以免噎住。对于有吞食异物行为的患者，应在护士的监护下进食，并尽量限制其活动范围，以便随时观察其异常举动。对于意识障碍的患者，可遵医嘱安排鼻饲流质饮食以保证患者的营养摄入，饮食需以高蛋白、高碳水化合物、低盐低脂为主。对于不能自主进食的患者，应给予喂食，当患者处于未完全清醒的状态时，应避免仰卧喂食。

微课 9-2

Note

(3)精神分裂症患者由于疾病因素影响可能会出现各种进食障碍,有的患者因出现被害妄想、命令性幻听、幻嗅等症状,害怕有人投毒而拒绝进食。对于此类患者,通常可采取集体进餐或让他人先试吃的方式,也可让患者参与开饭的准备工作,允许其自选食物以消除其疑虑,并尝试与其沟通,了解其拒绝进食的具体原因,设法引导其主动进食,以防出现低血糖、脱水或衰竭等情况。必要时,可根据医嘱采用静脉注射或鼻饲的方式。对于木僵患者,应将饭菜放置在患者易获取处,并在不引起其注意的情况下观察其进食情况。对于有自罪妄想的患者,此类人群可能通过拒食或捡拾剩饭吃以示赎罪或减轻罪过,护士可以劝其进食,或将饭菜混合在一起,让其误以为是残食剩菜,从而达到诱导其进食的目的。

2. 睡眠护理 精神分裂症患者常常伴随着多种睡眠障碍,包括失眠、早醒、入睡难、多梦以及睡眠过度等。患者的睡眠质量在一定程度上反映了患者病情的严重程度,睡眠障碍严重可能会引发患者的焦虑、紧张、愁苦和郁闷情绪,甚至可能导致意外发生,而良好的睡眠则有助于患者早日康复。为了改善患者的睡眠状况,可以采取以下措施。

(1)为患者营造一个舒适的睡眠环境,保持环境安静,温湿度适宜,并避免强光的刺激。护士在巡视病房时,应遵循"四轻"原则,即说话轻、走路轻、关门轻、操作轻,以减少对患者的干扰。

(2)要密切观察患者的睡眠情况及是否存在睡眠障碍,并根据不同的原因采取相应的处理措施。将兴奋躁动患者的睡眠区域与其他患者分开,以确保良好的睡眠氛围。对于入睡困难的患者,可鼓励他们在白天多参与活动或增加一些体力活动,如快走、跳操等,以加大体力的消耗,并适当减少午睡时间或避免午睡以促进晚上的睡眠,晚上在睡前可以用热水泡脚,促进血液循环,也可在睡前饮用适量温牛奶,并避免在睡前摄入咖啡、茶等兴奋性饮料。对于早醒的患者,建议他们晚间休息得稍晚一些,睡前可以尝试阅读书籍、听听音乐来放松心情,同时避免睡前喝太多水,以免起床太多。对于睡眠过多或睡眠倒置的患者,应帮助他们建立良好的作息规律,白天多参加活动,减少睡眠。

(3)夜间巡视病房时要认真仔细,及时发现并处理患者的睡眠障碍。如果发现患者具有睡眠障碍的症状,要密切观察患者的病情是否有所波动,精神症状尤其是幻觉妄想是否加重,以及是否受心理因素的影响等。对于严重的睡眠障碍患者,如果经诱导无效,应及时通知医生,给予药物治疗。此外,在巡视病房时,还要观察患者的睡眠情况,防止患者蒙头睡觉或假睡,以确保患者的安全。

3. 生活护理 精神分裂症患者受精神症状影响,日常生活自理能力受损,这严重影响患者的生活质量,因此卫生护理方面需要护士的帮助或监督。

(1)口腔卫生方面,对于症状较轻的患者,应培养他们养成早晚刷牙的好习惯;对于较为懒散的患者,则需督促其自行刷牙;对于生活无法自理的患者,应协助他们进行口腔清洁;对于木僵或高热的患者,应每天对其进行两次口腔护理。

(2)皮肤与头发的护理方面,对于新入院的患者应安排其进行卫生处理(洗澡、理发、修剪指甲等);对于无法自理的患者,应由护士帮助其完成,并检查患者的皮肤是否完整;对于卧床患者,要帮助其经常翻身,以免发生压疮。女性患者月经期自身无法应对时,护士应协助她们定期更换卫生巾、清洗会阴,并及时更换被污染的衣物和床单位。督促患者按时洗漱,饭前便后要洗手。

(3)衣着卫生方面,住院期间应统一穿病员服,并定期更换,保持衣物整洁。同时,应督促患者根据气温变化适时增减衣物,特别是对生活无法自理、过度兴奋或经常脱衣露体的患者,护士更应给予特别的关注。

(三)心理护理

护士对待患者应真诚热情,态度友善,耐心温和,让患者能切实感受到医务人员的关怀与体贴,取得患者的信任,尽快帮助他们适应陌生的医院环境及由疾病带来的紧张情绪。同时护士应具备良好的沟通技巧,和患者交流时要尊重患者,注意言辞的恰当性,确保表达清晰明确。多和患者谈心聊天,仔细倾听患者的想法,不与患者直接争辩,不歧视患者的病态症状,了解他们的内在需求与困惑,积极为他们解决困难,排除忧虑,帮助他们树立起战胜疾病的勇气与坚定信心。

| 育心铸魂坊 |

精神分裂症患者中的名人:约翰·福布斯·纳什,你听说过吗?

书籍和同名电影《美丽心灵》都描述了纳什的人生经历。他于1928年在美国西弗吉尼亚州出生,平生致力于研究博弈论、微分几何学和偏微分方程,其理论被运用在市场经济、计算、演化生物学、人工智能、会计、政策和军事理论等多个领域。30岁时,他就已经成为世界知名数学家,但不久后,精神分裂症相关症状困扰着他。二十年间,他努力与病魔斗争,妻子更是不离不弃。病情好转后,得益于家庭和同学的支持,他回到了普林斯顿大学的工作岗位上,并于1994年获得了诺贝尔经济学奖。纳什与妻子于2015年在新泽西州发生的一场车祸中丧生,享年86岁。

精神分裂症是一种精神疾病,一定要进行相应治疗,并坚持使用药物。此外,患者自身对疾病的态度、家人及其周围人的支持也非常重要。精神分裂症并没有那么可怕,要有战胜疾病的勇气和毅力。

(四)特殊状态的护理

1. 幻觉状态的护理　幻觉是精神分裂症患者的常见症状。在幻觉的驱使下,患者可能做出自伤、伤人、毁物等行为,若不加以控制和预防,可能会造成十分严重的后果。护士应加强和患者沟通,了解患者言语、行为和情绪变化特点,掌握患者幻觉类型、内容、出现时间及规律,以防造成不良后果。当患者出现幻觉时,护士应认真倾听,不要急于否定,鼓励患者说出幻觉中的具体内容,同时给予积极安抚,帮助患者稳定情绪。若患者反复叙说,可设法转移话题或患者的注意力。待患者情绪恢复后,向患者说出幻觉的不真实性,帮助患者认识病态症状,恢复自知力,等到情况好转后,与患者一起分析可能导致幻觉出现的诱因,并给予积极干预,促使患者能够自我控制、理性应对幻觉的发生。

2. 兴奋躁动状态的护理　兴奋躁动常出现于精神运动性兴奋的患者中,该状态会给患者自身和其他患者的安全造成威胁,也会影响病房的整体稳定性。护士需对可能有兴奋症状的患者进行重点观察,掌握躁动症状发生的规律性、前驱症状及诱发因素,并预先进行防范。当患者兴奋躁动发作时,护士首先要保持自身情绪稳定,不被患者情绪所影响,同时以理智耐心的态度进行劝导,避免使用强硬或粗暴的言语,以免激化患者情绪。对于出现伤人毁物行为、情绪异常激动的患者,应将其安置于重症监护室进行单独隔离,保持环境安静,避免其他患者与其接触,以免相互影响,并加强巡视和观察。在征得患者监护人同意后,必要时可遵医嘱进行保护性约束,保证患者及他人的安全,同时向患者解释约束的目的和注意事项。协助患者的饮食、生活及用药,当患者情绪稳定后,应及时解除约束,并和患者进行沟通交流,帮助患者认识到自身言行的不恰当,教导患者要选取正确的表达方式。

3. 妄想状态的护理　妄想也是精神分裂症患者较为常见的症状,其中以被害妄想和关系妄想最为多见。在妄想症状的驱使下,患者可能发生自伤、自杀、伤人、出走、毁物等危险行为。对于有妄想症状的患者,护士首先要与患者建立良好的护患关系。当患者出现荒谬离奇的观念时,不要急于否定患者的病态思维,也不要对患者症状妄加评论,以免患者妄想的内容泛化。针对不同类型的妄想内容对症护理。出现被害妄想的患者通常疑心较重,认为周围人都要谋害自己,不愿配合治疗,护士应与其耐心沟通,了解其妄想产生的可能原因并重点观察,根据妄想内容及患者所产生的反应合理安排病房,当发生危险行为时,必要可遵医嘱给予保护性约束或单独隔离以保证患者的治疗。

4.木僵状态的护理 对于出现木僵症状的患者,要做好基础护理,保持患者个人卫生及衣物清洁,为患者创造一个安静、安全的休息环境,可将患者置于单独病房,专人陪护,减少一切不良刺激。木僵患者一般终日卧床、缄默不语,但患者意识清楚,因而要避免在患者面前讨论其病情,以免刺激患者。同时掌握木僵患者的特点,患者可能会由木僵转为紧张性兴奋,在夜深人静或环境安静时可能会突然下床走动,因此要密切观察患者病情变化,防止患者出现冲动、伤人、毁物行为。必要时可遵医嘱给予保护性约束。木僵患者可能出现"空气样枕头""蜡样屈曲"等症状,在完成每项治疗护理操作后,应及时将患者的肢体摆放在舒适的功能体位,以防患者出现肢体僵硬或被其他患者伤害。

（五）健康教育

（1）向患者及其家属讲解精神分裂症的基本知识,让其知道疾病的严重性,强调抗精神病药物服药应按医嘱执行,严格遵守医生指导,严禁自行增减药物用量或擅自停药,并教会他们识别常见药物的不良反应及相应的应急措施,如发生较严重的不良反应,应立即寻求医疗帮助。同时告知患者及其家属病情可能存在波动及反复,让他们注意观察病情变化,以便及时采取措施。

（2）告知家属要为患者营造一个安全舒适的生活环境,避免他们受到应激事件的刺激,确保患者身处温馨的氛围中,能拥有自己独立的社交空间,让患者保持积极的心态、充足的睡眠、适度的劳动和娱乐以及有规律的生活,促进患者社会功能的恢复,以便其能尽快回归社会。

（3）让患者及其家属对精神分裂症的病程发展与预后有一定了解,明确患者的实际恢复程度,以降低家属对患者的过高期望。同时,协助家属分析今后可能面临的问题和困难,如经济压力、就业问题、照护需求等,并协助家属共同探讨解决方案,为患者顺利回归家庭和社会做好充分准备。

五、护理评价

（1）患者在住院期间有无冲动行为,是否有意外事件发生。

（2）患者是否能正确认识自身症状并掌握一定的应对方法。

（3）患者在住院期间是否配合医务人员的治疗安排。

（4）患者是否能按照要求主动进食,机体营养摄入是否足够。

（5）患者的睡眠情况是否得到改善,能否按时入睡。

（6）患者卫生情况是否改善,能否完成生活自理。

（7）患者能否合理控制自身情绪。

（8）患者住院期间是否发生便秘,患者是否养成定时排便的习惯。

（9）患者社交情况是否改善,是否愿意积极与人交往。

（10）患者的精神症状是否得到控制,日常生活能否不受精神症状的干扰。

学习小结

本项目从精神分裂症的概念、流行病学、病因及发病机制入手,主要介绍精神分裂症的临床表现及护理要点,希望学生通过以上内容的学习,能够较好地识别精神分裂症的临床症状,能对

Note

患者进行完善的评估和诊断,并确立明确的护理目标,以便能为患者做出切实有效的护理措施。面对精神分裂症患者,应具备足够的耐心、细心和责任心,同时要懂得尊重和理解患者,这样才能形成融洽的护患关系,促进患者的康复。

能力测验

一、单项选择题

1. 精神分裂症最常见的幻觉是(　　)。

A. 幻听　　　　B. 幻视　　　　C. 幻味　　　　D. 幻触　　　　E. 幻嗅

2. 关于精神分裂症的临床特点,错误的是(　　)。

A. 多数在青壮年发病　　　　　　　　B. 自知力丧失

C. 常慢性起病、病程多迁延　　　　　D. 偏执型是最常见的类型

E. 常有意识障碍和智能障碍

3. 患者表现为不言、不动、不食,面部表情固定,对外界刺激缺乏反应,肢体可随意摆动,诊断为何种症状?(　　)

A. 情绪低落　　B. 情感淡漠　　C. 违拗　　　D. 木僵　　　E. 痴呆

4. 精神分裂症治疗,应该首选(　　)。

A. 心理治疗　　　　　　　B. 精神药物治疗　　　　　　C. 电痉挛治疗

D. 手术治疗　　　　　　　E. 行为治疗

5. 在精神分裂症病因学研究中,目前最重要的致病因素是(　　)。

A. 遗传因素　　B. 环境因素　　C. 精神因素　　D. 性格因素　　E. 社会因素

6. 以下哪项不是精神分裂症药物治疗的原则?(　　)

A. 正确执行医嘱　　　　　B. 观察药物疗效　　　　　　C. 随意更改药物剂量

D. 观察药物不良反应　　　E. 按时给药

7. 关于精神分裂症患者的健康教育,以下哪项不正确?(　　)

A. 疾病知识普及　　　　　B. 治疗方法的介绍　　　　　C. 无须心理支持

D. 生活方式的调整　　　　E. 家庭支持的建立

8. 李女士,45岁,被医生诊断为精神分裂症,近期出现自言自语、傻笑等症状,此症状最可能属于(　　)。

A. 幻觉　　　　B. 妄想　　　　C. 思维破裂　　　D. 情感低落　　E. 紧张性兴奋

9. 刘先生,33岁,因情绪低落、兴趣减退入院。下列针对该患者的心理护理措施不符合的是(　　)。

A. 倾听患者的需求和困扰　　B. 鼓励患者参与社交活动　　C. 强制患者接受心理治疗

D. 给予患者心理支持和关爱　　E. 帮助患者建立积极的生活态度

10. 患者王某被诊断为精神分裂症。在服用抗精神病药物后,出现双手震颤,此症状最可能属于药物的(　　)。

A. 过敏反应　　　　　　　B. 心血管系统不良反应　　　　C. 神经系统不良反应

D. 内分泌和代谢不良反应　　E. 抗胆碱能不良反应

11. 银行职员李女士近期出现被害妄想症状。护士在与其接触时,应采取的沟通技巧是(　　)。

A. 直接指出其妄想的不合理性

B. 避免与其争论

Note

C.强制其接受现实

D.鼓励其表达妄想内容

E.立即给予药物治疗

12.某患者有被害妄想,认为饭中有毒而拒食,此时护士的正确做法是(　　)。

A.避免冲突,不勉强患者进食,让其饥饿再进食

B.强行喂食

C.把患者约束起来,直至其同意进食为止

D.带去餐厅与病友一起进食

E.给予静脉营养,以维持生命体征

(13~15题共用题干)

患者,男,55岁,因"多疑、妄想、行为异常"入院,被诊断为偏执型精神分裂症,给予抗精神病药物治疗。

13.该患者在服用抗精神病药物后,出现心动过速症状,该症状最可能属于药物的(　　)。

A.过敏反应　　　　　　B.心血管系统不良反应　　　　C.神经系统不良反应

D.抗胆碱能不良反应　　E.内分泌和代谢不良反应

14.在护理该患者时,护士发现其出现被害妄想症状,此时最应采取的护理措施是(　　)。

A.立即给予镇静药物治疗　　　　　　B.尽快采取约束行为

C.确保环境安全,减少刺激　　　　　　D.强制其留在病房内

E.通知家属加强监护

15.在夜间巡视病房时,护士发现其出现自杀行为,此时应立即采取的急救措施是(　　)。

A.给予心理治疗　　　　　B.立即抢救生命　　　　　　C.通知家属

D.给予抗抑郁药物治疗　　E.强制患者留在病房内

二、名词解释

精神分裂症

三、简答题

1.精神分裂症患者的主要精神症状是什么?

2.如何对精神分裂症患者进行生理评估?

3.如何对精神分裂症患者幻觉状态进行护理?

(镇雪婷)

项目十　神经认知障碍及相关疾病患者的护理

学习目标

知识目标：

1.掌握神经认知障碍及相关疾病的临床表现和相应护理措施。

2.熟悉神经认知障碍及相关疾病的基本概念和病因。

3.了解神经认知障碍及相关疾病的诊断和治疗原则。

能力目标：

能识别出各脑部疾病和躯体疾病所出现的神经认知障碍,并结合临床病例对神经认知障碍及相关疾病患者进行护理评估,给予护理诊断,制订护理计划,并实施个体化的护理措施和健康教育,帮助患者改善社会功能。

素质目标：

能接纳和理解患者出现的各类精神症状,尊重患者,保护患者隐私,对患者耐心、细心。在沟通中帮助患者建立治疗疾病的信心。

案例导入

王先生,72岁,于3年前开始出现无明显诱因的记忆下降,做事丢三落四,出门常因找不到家而被邻居送回。2年前开始出现不分昼夜的情况。患者因在家里找不到卫生间,在地上如厕。半年前开始不认识朋友,偶尔不认识儿子。近2个月常无故发脾气、摔东西,曾多次把碗碟摔到地上,家人劝阻却固执不听。曾跟家人说总能听到有人喊他。经常搭配错袜子、鞋子(如左脚拖鞋,右脚皮鞋)等,不会更换衣服,吃饭时不知道如何使用碗筷、牙刷,生活需家人协助料理。患者近期睡眠明显减少,有时彻夜不眠,饮食、大小便均正常。

请思考：

(1)患者可能的诊断是什么?

(2)患者的护理评估包括哪些?

(3)患者主要的护理措施包括哪些?

任务一　概　　述

一、神经认知障碍的临床特征

神经认知障碍(neurocognitive disorder)指的是获得性的,以谵妄、痴呆、遗忘等认知功能受损为

Note

主要特征的临床综合征,其病理与病理生理机制相对明确,涉及多种脑部和躯体疾病。

神经认知障碍的临床特征主要取决于起病缓急、病变部位和范围,以及脑功能损害的广泛程度,而不取决于病因的特异性。根据起病的缓急和病程的长短,可将它大致分为谵妄和痴呆。神经认知障碍的出现时间与器质性病变的进展密切相关,并且它会随着原发疾病的改善而改善。此外,神经认知障碍患者往往有体征及阳性辅助检查结果。

神经认知障碍的治疗原则上以病因治疗及对症治疗并重。由于多数精神障碍会影响原发疾病的严重程度和治疗,因此精神障碍治疗时需对症。在应用精神药物时应慎重,要注意避免对身体脏器产生损害,避免加深意识障碍。

考点提示 谵妄、痴呆和遗忘的临床表现。

二、常见综合征

常见的神经认知障碍临床综合征包括谵妄、痴呆和遗忘。

(一)谵妄

谵妄是一组急性、一过性、广泛性的认知障碍,因其起病急、病程短、病情发展迅速,也被称为急性脑综合征。谵妄以注意障碍和意识障碍为特征,伴随其他认知损伤,如记忆障碍、定向力障碍、言语紊乱、视觉空间障碍、知觉感知障碍以及睡眠-觉醒周期的改变等,在一天内症状呈现波动变化,病情大多可逆。

1. 病因 导致谵妄的原因很多,分为脑源性(各种器质性脑病,如脑动脉硬化和脑外伤)和非脑源性(包括感染中毒、躯体疾病、精神创伤、物质滥用、心力衰竭、电解质紊乱、贫血等)。高龄是诱发谵妄最确定的危险因素。谵妄的发病机制迄今尚不清楚,目前较公认的是谵妄与血浆乙酰胆碱等神经递质的合成减少密切相关,即"胆碱能假说"。

据调查,谵妄在住院患者的发生率一般为 10%～30%,在老年病房、急诊室和重症监护室中较常见。谵妄通常急性起病,症状变化大,持续数小时或数天,一般 10～12 天可完全恢复,老年患者亦可能持续数月。

2. 临床表现 谵妄以意识障碍和注意障碍为临床特征性表现。

(1)意识障碍:主要表现为意识清晰度下降,这是谵妄的核心症状。意识障碍的严重程度在24 小时之内有显著的波动,呈现昼轻夜重的特点(又称"日落效应"),患者白天交谈时可对答如流,晚上却出现意识模糊。患者对环境甚至自身的定向力减弱,如谵妄患者感觉自己所在的地方非常熟悉(例如病房),却点头认同自己在家中的卧室内这一错误表述。

(2)注意障碍:主要表现为注意力的定向、集中、维持以及转换的能力下降,导致患者在交谈时停留在先前的问题中,无法随着问题的改变转移注意力,因此需反复向患者提问。患者也容易被无关的刺激影响而分神。

(3)学习或者记忆障碍:以即刻记忆和近记忆障碍最为突出,尤其对新近发生的事情难以识记。病情好转后对于病中部分患者大多不能回忆。54%～81% 能回忆起谵妄发作的患者,其体验是痛苦的。谵妄发作越严重,患者回忆起来的可能性就越小。

(4)知觉与思维障碍:知觉障碍包括错觉和幻觉,内容以恐怖性为主,其中幻视最为多见。思维障碍主要表现为思维不连贯、言语凌乱,其中被害妄想最为常见。患者常将自己体验的幻觉和错觉与他们的思维相结合形成凌乱的妄想,如凭空看到病房内有数条蛇,继而产生有人要放蛇咬死自己的妄想。谵妄的妄想不同于精神疾病的妄想,其组织松散,不持久固定。

(5)睡眠-觉醒障碍:包括日间困顿、夜间激越、入睡困难以及整夜清醒,易出现昼夜颠倒。

(6)情绪行为障碍:表现多样,程度轻重不一。其表现可分为兴奋型(兴奋、躁动、紧张、拒绝治疗、秽语、行为紊乱、伤人或自伤等)和淡漠型(情感淡漠、反应迟钝等)。患者往往出现混合表现,有时兴奋,有时淡漠。

微课 10-1

Note

3. 诊断要点 根据急性起病、意识障碍、定向障碍,伴波动性认知功能损害等典型的临床症状做出诊断。认知评估可显示认知功能的全面紊乱。还需根据病史、体格检查及辅助检查来明确谵妄的病因,如躯体疾病、电解质紊乱、感染、酒精或其他物质依赖等。

4. 治疗与管理 谵妄的治疗主要包括病因治疗、支持治疗和对症治疗。病因治疗是指针对原发脑部器质性疾病或躯体疾病的治疗。支持治疗包括维持水、电解质平衡,适当补充营养等。治疗过程中需要注意以下几点。

(1)调整药物:为避免药物加重意识障碍,应减少或去除精神药物(如镇静助眠药、阿片类药物等)。精神药物仅用于激越严重至干扰到必要治疗(如插管)的患者,以及伴有严重精神症状者,并应尽量给予小剂量的短期治疗。抗精神病药物如氟哌啶醇的嗜睡、低血压等副作用较轻,因此可首先考虑氟哌啶醇。苯二氮䓬类药物会加重意识障碍,甚至抑制呼吸,并加重认知损害,因此除酒精或镇静催眠药物的戒断诱导谵妄的情况外,最好不要使用此类药物。

(2)治疗急性躯体问题:通过多学科合作治疗感染、代谢紊乱等躯体状况,保证液体摄入量及营养,改善缺氧状况。

(3)帮助患者重新定向:鼓励患者家属参与,必要时请陪护;关注患者的感官损害,提供墨镜、听觉辅助设备,让能解读患者意图的人陪伴帮助。

(4)保证安全的基础上适度活动:避免使用躯体约束、安全系绳及床头警铃;若患者躯体状况尚可,每天协助患者步行至少 3 次,每次视患者耐受能力步行 3～5 分钟,积极活动局部肢体;鼓励患者自我照料和常规交流。

(5)纠正睡眠-觉醒周期:鼓励患者白天暴露于亮光中,减少白天睡眠时间;尽可能保证患者夜间睡眠时段不被打断;为患者提供非药物的睡眠干预方案以及夜间安静且光照弱的房间。

> **考点提示** 痴呆的临床表现。

(二)痴呆

痴呆(dementia)是指较严重的、持续的认知障碍。临床上以缓慢出现的智能减退为主要特征,伴有不同程度的人格改变,但没有意识障碍,大部分呈进行性发展且不可逆。痴呆起病缓慢,病程较长,因此又被称为慢性脑综合征。根据《中国阿尔茨海默病报告 2024》显示,中国 65 岁以上人群痴呆患病率为 11.94%,85 岁以上人群患病率高达 30%;美国阿尔茨海默病协会 2025 年报告显示,美国 65 岁以上人群中约 720 万人(占 11%)患有阿尔茨海默病,其中 74% 为 75 岁以上老年人。

1. 病因 痴呆往往由脑细胞的损伤或破坏引起,特别是大脑皮质神经元的受损。导致痴呆的病因很多(表 10-1),但某些情况的损伤或破坏不是永久性的,痴呆症状是可逆的,可通过适当的治疗以缓解或治愈。

表 10-1 痴呆的病因

分类	病因
可逆性痴呆	谵妄:感染(肺部感染、尿路感染或流行性感冒)、戒断、脑卒中或药物不良反应
	正常压力性脑积水
	韦尼克脑病:痴呆症状只能部分可逆,慢性酒精中毒致维生素 B_1 缺乏引发
	维生素 B_{12} 缺乏
	硬膜下血肿:外伤所致
	甲状腺疾病:甲状腺激素分泌不足或过多
	肿瘤
	对药物或化学品的毒性反应:某些药物或药物相互作用,一氧化碳、汞、铅或其他重金属中毒,吸毒和酗酒(严重或长期滥用后的损害会是永久性的)

续表

分类	病因
不可逆性痴呆	阿尔茨海默病
	额颞叶痴呆,包括额颞痴呆
	血管性痴呆
	混合性痴呆:阿尔茨海默病、血管性痴呆和路易体痴呆的两种或三种疾病的混合
	帕金森病
	路易体痴呆
	亨廷顿病
	传染性痴呆:克罗伊茨费尔特-雅各布病(简称克-雅病)、艾滋病痴呆综合征、神经梅毒

2. 临床表现 痴呆发生多缓慢隐匿,记忆减退是其最早出现的常见症状。痴呆的常见症状还包括找不到物品,时常分不清方向,难以完成洗衣或做饭等日常工作,性格和情绪发生变化,失去动力,情感冷漠和社会性退缩,注意力受损,难以口头或书面交流,判断力和推理能力下降,无法准确判断距离等视觉问题。痴呆的进展可以分为以下 7 个不同的阶段。

第 1 阶段:无认知功能减退阶段,也可归类为正常功能阶段。

第 2 阶段:年龄相关性记忆障碍阶段。偶尔出现记忆衰退是这一阶段的特点,最常见的表现为忘记物体摆放位置,忘记非常熟悉的名字。这种轻微的记忆衰退可能是正常的年龄相关性认知衰退,但也可能是退化性痴呆的早期症状之一。在此阶段,无法通过临床测试发现这些迹象。

第 3 阶段:轻度认知障碍阶段。开始出现明显的认知问题,包括易迷路,工作表现明显变差,忘记家人和亲密朋友的名字,难以保留书本或文章中阅读的信息,丢失或放错重要的东西,注意力难以集中。患者常出现轻度到中度的焦虑症状,渐渐干扰日常生活。这一阶段可通过医生与患者的临床面谈获得正确的诊断。

第 4 阶段:轻度痴呆阶段。可能开始变得孤僻,且性格和情绪出现变化。常常否认症状,避免面对挑战性情况,以减轻压力或焦虑。临床表现包括对当前和(或)最近事件的认识减少、记忆个人历史困难、处理财务和安排旅行计划的能力下降等;定向障碍、难以辨认面孔和人,但识别熟悉的面孔或前往熟悉的地点没有困难。

第 5 阶段:中度痴呆阶段。患者日常活动需他人协助。主要症状是无法记住重要的细节,如近亲的名字或家庭住址。患者可能会对时间和地点失去方向感,难以做出决定,忘记自己的基本信息,如电话号码或地址。虽然中度痴呆会干扰患者的社会生活功能,但患者使用浴室或进食等基本生活功能不需要帮助。患者可以记住自己的名字,以及配偶和子女的名字。

第 6 阶段:重度痴呆阶段。患者开始忘记配偶、子女或主要照顾者的名字,需要全职护理。常常无法辨别周围的环境,不能回忆最近的事件,记忆出现错构。出现妄想、幻觉、强迫症状、焦虑激越、攻击行为,意志力丧失,还可能开始徘徊游走、睡眠困难。

第 7 阶段:严重痴呆阶段。伴随着运动技能的丧失,患者逐渐丧失说话能力。患者行走、进食和使用浴室均需要他人协助。

3. 诊断要点 首先要明确病史;其次要了解患者起病方式和病程。外伤、脑血管疾病所致痴呆多为急性起病,其他病因者则多是慢性起病。脑血管疾病所致痴呆症状波动,可自行减轻;心脏疾病、甲状腺功能减退及维生素缺乏引起的痴呆常随躯体症状的缓解而减轻。

认知功能可使用简易精神状态检查(mini mental status examination,MMSE)、认知评估系统(cognitive assessment system,CAS)等进行量化评估。痴呆虽无特定体征,但是原发病多有一定体征,如颅内疾病(除变性疾病外)所致痴呆的患者往往有神经系统定位体征;麻痹性痴呆患者可出现阿-罗瞳孔,瞳孔不整齐、两侧不等大;铅中毒者牙龈可见铅线,因此痴呆患者的体格检查非常重要。另外,实验室检查,以及神经影像学检查、神经心理检查、电生理检查等,也有助于明确诊断。

简易精神状态检查量表(表10-2)共20个条目,总分30分。检查时要求患者意识清晰。

表 10-2　简易精神状态检查量表

序号	项目	分数	最高分
1	请告诉我今天的日子。1(年份);2(季节);3(月份);4(几号);5(星期几)	5	
2	请告诉我我们所处的地方。1(省/市);2(区/县);3(街/乡);4(楼层);5(地址或建筑名称)	5	
3	我会讲3样东西的名字,讲完后,请你重复讲一次(皮球、树木、国旗,5分钟后我会重复问一次)	3	
4	请你用100减7,然后再减7,如此一直算下去,直到我叫你停为止(减5次后便停)	5	
5	我前面叫你记住3样东西的名字是什么?	3	
6	这是什么东西?(铅笔)(手表)	2	
7	请你跟我讲句话(44只石狮子)	1	
	台子上有一张纸,用你的右手拿起纸;	1	
8	用两只手一齐将纸对折;	1	
	然后将纸放在台子上面	1	
9	请读出这张纸上面的字,然后照着做(举起一只手)	1	
10	请你讲任何一句完整的句子给我听。例如(我是一个人)(今天的天气很好)	1	
11	这里有幅图,请你照着画一遍(两个等边五边形,交叉区域为菱形)	1	

4. 预防　采取预防措施降低患痴呆的风险是至关重要的。某些危险因素如年龄或遗传易感性无法改变,此外,还有许多因素会增加患痴呆的可能性,主要包括:①吸毒或酗酒;②心血管因素,如高胆固醇血症、高血压、糖尿病、心脏病、脑卒中、动脉硬化、高血压或肥胖;③吸烟;④抑郁症等心理健康问题;⑤女性雌激素水平过高;⑥头部外伤;⑦高同型半胱氨酸水平。

对降低痴呆的发生可能有益的措施包括:①保持适当体力活动;②保持社交活跃;③刺激大脑的学习活动,学习语言或接受继续教育;④戒酒;⑤戒烟;⑥远离毒品;⑦健康饮食,含鱼类、坚果、谷类的食物可能对预防痴呆有益;⑧充分管理心血管疾病,如糖尿病、高胆固醇或高血压。这些措施不仅适用于预防痴呆,还可用于减缓已确诊痴呆患者的疾病进展。

5. 治疗　及早治疗引起痴呆的原发性疾病,并针对病因给予药物,这在治疗可逆性痴呆时尤为重要,具体包括:①因恶性贫血而出现痴呆的患者补充维生素 B_{12};②因甲状腺功能亢进、甲状腺功能减退或其他激素不平衡而出现痴呆的患者补充甲状腺素或其他激素补充剂;③5-羟色胺选择性再摄取抑制剂(SSRI)或其他抗抑郁药,用于有假性痴呆现象的抑郁症;④因脑炎或脑膜炎等脑部感染出现痴呆的患者使用抗生素等药物。

当痴呆的病情无法治疗、减缓或逆转时,可使用药物改善痴呆的症状,包括以下几种。

(1)胆碱酯酶抑制剂:多奈哌齐、加兰他敏等。胆碱酯酶抑制剂可用于缓解路易体痴呆和阿尔茨海默病的症状,可以减少定向障碍、混乱和记忆减退等问题,但可能产生头晕、恶心、呕吐等副作用。

（2）谷氨酸受体拮抗剂：美金刚可以通过预防细胞损伤和神经退行性病变治疗中重度阿尔茨海默病。

（3）抗精神病药物：痴呆会引起情绪波动，增加焦虑和不安情绪，使用抗精神病药物有助于缓解症状。虽然抗精神病药物可以处理幻觉和妄想，但副作用危害较大，应在严密观察下谨慎使用。

除了药物和补充剂外，使用非药物措施也有助于改善痴呆的症状，可提升患者的幸福感、日常功能和整体情绪，常用的非药物措施如下。

（1）认知刺激疗法（cognitive stimulation therapy，CST）：可用于治疗轻度到中度痴呆患者，是痴呆患者的首选治疗方法之一。CST 可通过训练患者记忆、语言能力和解决问题的能力，使患者在不服药的情况下改善认知功能，提高记忆和推理能力。

（2）行为疗法：包括各种减轻患者不良行为，如攻击性行为或徘徊游走的方法。行为疗法可以解决患者所产生的不良行为的原因或诱因，也可以提供出口，如给有攻击性行为的患者提供可攻击的人偶或物品，为徘徊游走的患者提供可游走的场地。另外，不安或压力感会导致患者离家出走，因此可以实施锻炼方案来缓解患者的不安情绪。

（3）蒙台梭利疗法：强调与痴呆患者建立有效的互动，让患者回想过去的经历，发现自身还拥有的能力、兴趣，找回自信以及获得角色的回归感，以满足患者的需要并重拾自信，使他们重新获得对生活各个方面的控制能力。

（4）现实定向疗法：通过一天中多次向患者提供关于时间和地点的定向信息，来减少伴随痴呆的困惑和迷失。

（5）验证疗法：包括讨论和接受痴呆患者的想法和价值观，以促进积极的沟通并减轻患者的压力。

6. 管理　痴呆对患者及其家属的日常生活有很大影响，应对痴呆需要改变患者的生活方式和环境。综合管理系统包括治疗和咨询，以管理可能的压力、焦虑和抑郁。为患有晚期痴呆的患者提供定期或半定期支持的护理。患者和护士可以使用的方法包括以下几种。

（1）使用外部记忆辅助工具：有助于弥补记忆减退的系统或装置，包括提醒患者服药的闹钟、图片、笔记、留言板或带有信息的时钟，以帮助患者减少混乱和迷失。

（2）固定日常生活习惯：帮助患者建立每日固定的节律，而固定的时间表可以让患者有更高水平的稳定性和独立性。将重要的事件或活动安排在患者一天中配合度较高且较少迷失方向的时间段。

（3）压力管理：尝试几种不同的压力管理方法以帮助患者缓解压力。减压技巧包括松弛训练、音乐疗法、与宠物互动、冥想和社交活动等。

（4）治疗性环境：噪声大，光线不好，或者颜色和图案混乱等因素都会导致痴呆患者的焦虑和定向障碍。创造一个平静简洁的环境，有助于减轻患者的不安情绪。

（三）遗忘

遗忘综合征（amnestic syndrome）又称科萨科夫综合征（Korsakov syndrome），是脑部器质性病变导致的选择性或局灶性的认知功能障碍，以近记忆障碍为主要特征。患者意识清晰，常出现错构或虚构症状以弥补记忆障碍，其他认知功能保持完好。

1. 病因　最常见的病因是酒精滥用导致的硫胺素（维生素 B_1）缺乏。下丘脑后部和近中线结构的大脑损伤，双侧海马结构受损也可导致遗忘障碍。营养缺乏、心搏骤停后的海马损害、大脑后动脉颞叶分支的梗死、单纯疱疹病毒性脑炎、一氧化碳中毒等也可导致遗忘障碍。一过性的遗忘综合征也是颞叶癫痫、外伤性脑震荡的显著表现。

Note

2. 临床表现 遗忘综合征的核心是顺行性遗忘(学习障碍)和逆行性遗忘。顺行性遗忘通常伴随着逆行性遗忘,后者在程度上更严重,逆行性遗忘常出现在起病的开始几年。通常离发病时间越近的记忆受损越严重,即近记忆障碍。患者对过去的某一事件仍有记忆,但是对其具体的过程已经遗忘。患者在学校学到的语言、计算能力和知识以及生活习惯一般未受遗忘影响。虚构(confabulation)是遗忘综合征的特征性表现,患者因为近记忆缺损,常编造生动和详细的情节来弥补。其他认知功能和技能则相对保持完好。

3. 治疗与管理 主要针对病因治疗,如酒精依赖所致者需戒酒,并补充维生素 B_1,大剂量的维生素 B_1 可以改善许多患者的定向障碍和虚构,但是记忆障碍改善不明显。其次,制订康复训练计划,如强调每天坚持读书、看新闻,训练记忆电话号码等,帮助患者康复。

任务二　与神经认知障碍有关的常见脑部疾病患者的护理

一、阿尔茨海默病

阿尔茨海默病(Alzheimer disease,AD)是一种不可逆的神经系统原发性退行性疾病,临床特征为起病隐袭,进行性智能衰退,多伴有人格改变,病程通常为 8～10 年。阿尔茨海默病分为两种类型:30～60 岁之间发病的早发型阿尔茨海默病和 60 岁以上发病的晚发型阿尔茨海默病。其病理特征为老年斑、神经元纤维缠结、海马锥体细胞颗粒空泡变性及神经元缺失。

阿尔茨海默病是最常见的痴呆类型,占痴呆病例总数的 50%～80%。阿尔茨海默病常见于65 岁以上的老年人,患病率随着年龄的增长而升高,65 岁以上患病率约 5%,85 岁以上为 20%～50%。阿尔茨海默病通常为散发,女性患者多于男性患者。

(一)病因及发病机制

阿尔茨海默病的病因与发病机制尚未明确,可能与以下因素有关。

1. 遗传因素 约 5% 的阿尔茨海默病患者有家族史,阿尔茨海默病患者一级亲属的发病率是普通人群的 4.3 倍。

2. β-淀粉样蛋白(β-amyloid,Aβ)代谢异常 Aβ 生成和清除失衡是神经元变性和痴呆发生的始动因素,可诱导 tau 蛋白过度磷酸化、炎症反应、神经元死亡等一系列病理过程。

3. 神经递质障碍 阿尔茨海默病患者存在广泛的神经递质异常,尤其以乙酰胆碱水平变化较为明显,随着疾病进展,患者乙酰胆碱水平迅速下降,这也是目前阿尔茨海默病获得有限疗效的药物治疗基础。

(二)病理改变

阿尔茨海默病患者的大体病理改变为弥漫性脑萎缩,脑重量减轻、脑回变窄、脑沟增宽,尤以颞叶、顶叶、前额叶萎缩更为明显,第三脑室和侧脑室异常扩大,海马萎缩明显。电镜下病理改变以老年斑、神经元纤维缠结和神经元减少为主要特征。

> **考点提示** 阿尔茨海默病的临床表现。

(三)临床表现

阿尔茨海默病多在老年前期和老年期起病,起病隐匿,早期不易被发现,病情进行性加重,无缓解期。核心症状为三部分:日常生活能力逐渐下降,精神症状和行为障碍,认知能力下降。根

微课 10-2

典型案例 10-1

Note

据疾病的发展和认知功能缺损的严重程度,可分为轻度、中度和重度。

1. 轻度 学习新知识的能力明显下降。典型的首发症状为记忆障碍,早期以近记忆受损为主,远记忆受损不明显。表现为对刚发生的事、刚说过的话不能记忆,但对年代久远的事记忆相对清楚。早期往往不容易发现,常经历过重大的躯体疾病或严重的精神创伤后症状才明显。患者对近记忆下降讳莫如深,不肯承认。人格改变往往出现在疾病早期。最初的人格改变是患者变得主动性不足,活动减少,孤独,自私,对周围环境兴趣减少,对人缺乏热情。此后兴趣范围逐渐狭窄,对人冷淡,甚至对亲人漠不关心,懒散,退缩,情绪变化大,易激惹,对新的环境难以适应。抑郁情绪也常发生在阿尔茨海默病的早期,是较为常见的心境障碍。

2. 中度 记忆障碍日益严重,远记忆和近记忆均受损。主要表现为日常物品丢三落四,甚至遗失贵重物品。忘记自己的家庭住址及亲友的姓名,但尚能记住自己的名字。不能回忆自己的工作经历,甚至不知道自己的出生年月及结婚日期等。有时因记忆减退而出现错构和虚构。患者出现时间定向障碍,如不知当天是何年何月;也出现地点定向障碍,容易迷路走失,甚至不能分辨地点,如商场或医院。计算能力和理解力明显受损,如简单的财务问题不能处理,看不懂杂志、电影。患者言语功能障碍明显,讲话无序,内容空洞,不能列出同类物品的名称。出现感觉性失语,不能交谈,可有重复言语、模仿言语、刻板言语。严重的患者出现命名不能,在命名测验中对少见物品的命名能力丧失,对常见物品的命名亦困难。出现失用的患者难以完成有目的的复杂活动,如不会使用勺子,不会使用梳子。部分患者对护士给出的指令无法理解和执行,即出现观念运动性失用。患者出现失认,以面容认识不能最为常见,不认识自己的亲人和朋友,甚至不认识镜子中自己的影像。

患者的精神和行为障碍也比较突出,情绪波动较大。患者可能会出现妄想,最常见的是被窃妄想,如因找不到自己放置的物品,而怀疑被他人偷窃;其次是嫉妒妄想,因强烈的嫉妒心而怀疑配偶不贞。患者出现的幻觉以幻视较为多见。部分患者出现睡眠障碍,即白天思睡而夜间不宁。行为紊乱也在这一时期出现,患者常捡拾破烂、乱拿他人之物,亦可表现本能活动亢进,行为不得体,有时出现攻击、尖叫等行为。

3. 重度 记忆、思考及其他认知功能皆严重受损。严重记忆丧失,仅存片段的记忆,忘记自己的姓名和年龄,不认识亲人。语言表达能力进一步退化,患者只有自发言语,内容单调或反复发出不可理解的声音,最终丧失语言功能。日常生活不能自理,大小便失禁,出现缄默、肢体僵直,可见锥体束征阳性,有强握、摸索和吸吮等原始反射,最终昏迷。患者多死于感染等并发症。

(四)治疗

目前无特效疗法,但早期在支持、对症治疗策略的基础上进行干预治疗,可延缓病情进展。

1. 心理社会治疗 心理社会治疗采用认知刺激疗法、行为疗法等心理社会治疗以延缓衰退速度,延长患者的生命及提高生活质量。详见本章第一节的痴呆的非药物措施相关内容。

2. 一般支持治疗 一般支持治疗给予扩张血管、改善脑血液供应、神经营养和抗氧化等辅助用药。

3. 药物治疗 药物治疗主要包括乙酰胆碱酯酶抑制剂(acetylcholin-esterase inhibitor,AChEI)及 N-甲基-D-天冬氨酸(N-methyl-D-aspartate,NMDA)受体拮抗剂两大类。

(1)乙酰胆碱酯酶抑制剂:如多奈哌齐、卡巴拉汀、加兰他敏、石杉碱甲。

(2)NMDA 受体拮抗剂:如美金刚。

在使用促认知药物后精神症状无改善时,可酌情使用抗焦虑药物、抗抑郁药物或抗精神病药物,用药原则是低剂量起始,缓慢增量,增量间隔时间稍长,尽量使用最小有效剂量,治疗应个体化,注意药物间的相互作用等。

Note

弘扬尊老爱老传统美德，共同关爱阿尔茨海默病患者

2024年9月21日的世界阿尔茨海默病日的主题是"即刻行动：点亮记忆之光"。在主题宣传活动中，专家提出，我国阿尔茨海默病仍面临诸多困境，快速增长的老龄人口和沉重的照护负担，是当下社会不得不面对的紧迫问题。而我国当前面临的主要挑战是许多患者没有得到及时诊断，并且许多患者在诊断后没有得到全面的照护。因此活动呼吁社会各界即刻采取行动，促进阿尔茨海默病的预防、早诊早治，并为照护者提供多方位的支持。

随着人口老龄化的到来，每一个人都要尽自己的所能去关爱阿尔茨海默病患者，因为尊老爱老是我们中华民族的传统美德，也是全社会的共同责任。关心爱护阿尔茨海默病患者群体需要全社会共同的努力，让所有的阿尔茨海默病患者能够老有所养、老有所依、老有所乐、老有所安。"健康所系、性命相托"是每一名医护人员的神圣使命，让我们携手同行，尊老爱老，共同关爱阿尔茨海默病患者。

二、血管性神经认知及精神障碍

血管性神经认知及精神障碍是脑血管病变及其危险因素导致的临床脑卒中或亚临床血管性脑损伤，涉及至少一个认知域受损的临床综合征，涵盖了从轻度认知障碍到痴呆的情况，也包括合并阿尔茨海默病等混合性病理因素所致的不同程度的认知障碍。本节主要介绍血管性痴呆（vascular dementia，VD）。

65岁以上老年人群中，血管性痴呆的患病率为1.5%，是仅次于阿尔茨海默病的常见痴呆类型。其发病与年龄有关，男性患者多于女性患者。导致血管性痴呆的危险因素与脑卒中类似，较重要的7个危险因素是肥胖、高血压、糖尿病、高胆固醇血症、吸烟、低教育水平和心血管病。

与阿尔茨海默病相比，血管性痴呆一定程度上可以预防，治疗反应较优。血管性痴呆的自然病程为5年左右，其预期寿命较普通人群甚至阿尔茨海默病患者短。因此，对血管性痴呆可疑病例的早期检测和准确诊断尤为重要。

（一）临床表现

与阿尔茨海默病相比，血管性痴呆的起病相对较急，常出现夜间精神行为异常，少数患者可出现人格改变，可伴发抑郁、情绪不稳和情感失控等症状。患者有脑卒中或短暂性脑缺血发作的病史，有局灶性神经系统体征，CT或MRI等影像学检查可见多发性梗死灶。痴呆和脑血管病有相关性：①在明确的脑卒中后3个月内发生痴呆；②突然出现认知功能衰退，或出现波动性、阶梯样进行性认知功能损害，有时可以在较长时间内处于稳定阶段。

（二）预防与治疗

控制心血管危险因素可预防血管性痴呆，因此改变与生活方式相关的心血管危险因素，如调节饮食、增强锻炼、戒烟、控制酒精摄入量、减肥等，有望减少血管性痴呆的发生。使用降压药物，以及他汀类降脂药物与阿司匹林进行抗血小板治疗，也可降低痴呆与脑卒中的风险。最近研究显示，综合性干预可能对脑卒中或痴呆高风险人群更有效。

目前还没有特效药治疗血管性痴呆。乙酰胆碱酯酶抑制剂与NMDA受体拮抗剂可用于血管性痴呆和合并阿尔茨海默病的混合性痴呆的治疗。丁苯酞、尼莫地平、银杏叶提取物、脑蛋白水解物、小牛血去蛋白提取物等对血管性痴呆的治疗可能有效。此外,对伴发精神症状和行为障碍者应给予相应的对症治疗。

三、由创伤性脑损伤所致的神经认知及精神障碍

由创伤性脑损伤所致的神经认知及精神障碍是指对大脑的冲击或其他因素引起颅内大脑快速移位造成脑损伤而导致的神经认知及精神障碍。常见的创伤是由交通事故、高处坠落、运动、战争等引起的颅脑损伤。全球每年有超过5000万人遭受创伤性脑损伤,由创伤性脑损伤所致的神经认知及精神障碍的发生率和致残率较高。

(一)临床表现

神经认知及精神障碍在创伤性脑损伤或意识恢复后立即出现,并在急性脑损伤后持续存在。脑损伤的急性期症状以意识障碍为主,持续数秒至长期不等。若丧失意识的时间超过数小时,完全康复的机会降低。昏迷患者往往要经历一段外伤后的精神混乱状态(post-traumatic confusional state)才能恢复意识。

意识恢复后的创伤后遗忘常见,同时持续性记忆障碍和执行功能受损也较常见,主要包括信息处理、计划、问题解决、时间组织、注意、认知行为和心理行为的障碍。严重的患者可有失语、结构性失用等。患者还可伴有情感障碍(抑郁、易激惹、紧张焦虑、情绪不稳)、精神症状(分裂样症状或偏执症状)、人格改变(脱抑制、情感淡漠、多疑、攻击性)、躯体症状(头痛、疲劳、眩晕、耳鸣、对声光敏感、睡眠障碍)及神经系统的症状和体征(惊厥、偏瘫、视觉障碍等)。轻度创伤性脑损伤患者的神经认知症状及其他伴随症状可能会在数天至数周恢复,通常会在3个月后恢复。而重度创伤性脑损伤患者通常会出现持续的神经认知及精神障碍,甚至可能发展为痴呆。

(二)治疗

创伤性脑损伤急性阶段的治疗主要由神经外科处理。危险期过后,应积极治疗精神症状,按谵妄的处理原则进行。病情稳定后可进行以下治疗。

(1)认知功能训练:主要包括注意、记忆和执行功能训练,还可进行计算机辅助和基于虚拟现实的认知训练。

(2)高压氧治疗。

(3)药物治疗:临床常用的药物有谷氨酸受体阻断剂、乙酰胆碱酯酶抑制剂(AChEI)、γ-氨基丁酸(GABA)环状衍生物、钙通道阻滞剂和健脑益智类中药。另外,还可酌情使用抗焦虑药物、抗抑郁药物或抗精神病药物治疗处理精神症状。患者继发的惊厥症状也需要使用抗惊厥药物进行治疗。

(4)物理治疗:主要使用便携式经颅直流电刺激(tDCS)设备。

四、颅内感染所致的神经认知及精神障碍

不少颅内感染患者可出现神经认知及精神障碍,如在疾病的急性期较容易出现谵妄,而在疾病的恢复期及后遗期则可能出现轻度神经认知及精神障碍或痴呆,同时在整个疾病过程中会伴有较复杂的精神行为异常。颅内感染按部位可分为脑膜炎、脑炎或局限的脑脓肿。颅内感染所致的神经认知及精神障碍按病原体类型可分为病毒、细菌、寄生虫或螺旋体直接侵犯脑组织引起的精神障碍,常见病毒性脑炎、结核性或化脓性脑膜炎、艾滋病脑病、神经梅毒等伴发的精神障碍。此处仅介绍比较有特点的麻痹性痴呆。

(一)概述

麻痹性痴呆(general paresis of insane,GPI)是由梅毒螺旋体侵犯大脑引起的一种晚期梅毒

Note

的临床表现,以神经麻痹、进行性痴呆及人格障碍为特征。神经梅毒的晚期表现由中枢神经系统器质性损害所致。该病的潜伏期一般在 5～25 年,多在感染后 15～20 年出现,以 40～50 岁多见,男性患病率高于女性。少年型麻痹性痴呆是一种先天性梅毒,一般在 10 岁左右出现症状。

(二)病因及发病机制

麻痹性痴呆是梅毒螺旋体侵入脑组织后产生慢性炎性反应的结果,不仅包括大脑实质和脑膜,还包括脑神经及脊髓等。其病理表现为神经细胞出现退行性病变,大量神经细胞脱失和坏死,皮质内部结构遭到严重破坏,脑萎缩以额叶最为明显。

(三)临床表现

起病隐匿,缓慢发展,病前 5～20 年可能有冶游史或吸毒史,临床表现是复杂而多样的。

1. 精神症状

(1)早期:以神经衰弱症状最多见,如头痛、头晕、睡眠障碍、易兴奋、易激惹或发怒、注意不集中、记忆减退、易疲劳。其次为性格改变,表现为思维迟钝,智能下降,情绪抑郁及低级意向增加。

(2)进展期:以日趋严重的智能下降及人格改变为主,常表现为知觉、注意、记忆、计算、思维等智能活动的衰退,性格改变、不守信用、不负责任,行为轻浮放荡,自私、吝啬或挥霍、偷窃或违反其他社会道德,可有幻觉妄想,以夸大妄想最多见,情绪易激惹或出现强制性哭笑。

(3)晚期:痴呆日益加重,智能衰退严重,患者对家人不能辨认,情感淡漠,意向倒错,本能活动亢进。

2. 躯体症状 躯体症状多见于疾病的中期和晚期。常见的有阿-罗瞳孔,视神经萎缩,吐字不清或单调脱节,书写障碍,眼睑、唇、舌、指震颤,感觉性共济失调与锥体束征阳性;癫痫样发作,大小便失禁或尿潴留、便秘等。

(四)治疗原则

治疗原则是对因、对症和支持治疗。对因治疗是选择青霉素或其他抗生素治疗神经梅毒,且治疗剂量需确保脑脊液中达到有效治疗浓度。抗精神病药物和抗抑郁药物可用于对症治疗。

五、颅内肿瘤所致的神经认知及精神障碍

颅内肿瘤可损害正常脑组织,压迫邻近脑实质或脑血管,造成颅内压增高,出现局灶性神经系统症状、癫痫发作或精神症状。有部分颅内肿瘤以精神症状为首发症状,缺乏神经系统定位体征。常见精神症状常包括神经认知障碍、情感障碍和人格改变等。

(一)临床表现

1. 常见精神症状 肿瘤的性质、部位、生长速度、有无颅内高压及患者的个性特征等因素均可影响精神症状的产生与表现。

(1)神经认知障碍:颅内肿瘤所致的精神症状中,以神经认知障碍最为常见。快速生长的脑肿瘤以意识障碍为主,早期表现为意识模糊、注意涣散、反应迟钝、表情呆滞、思维迟缓、内容贫乏、言语不连贯、行为紊乱等。早期意识障碍具有波动性,间有意识相对清醒期,随着脑损害范围的扩大,颅内压继续升高,意识状态会迅速恶化,出现困倦、嗜睡和谵妄,甚至昏迷。慢性发展的脑肿瘤约 60% 会出现记忆障碍,并以近记忆障碍为主。疾病后期的表现有联想缓慢、思维贫乏、记忆困难、定向障碍、计算力下降、理解和判断不良、木僵,部分患者表现为遗忘综合征或痴呆。神经认知障碍最常见于额叶肿瘤,其次为颞叶肿瘤。

(2)情感障碍:多与智能障碍同时出现,初期由于个体对大脑功能障碍的适应不良而导致情绪不稳、易激惹等情况。随着病情的发展可出现焦虑、抑郁或欣快等表现。后期则以情感淡漠为主,缺乏主动性,对周围事物不关心,对亲人冷漠。

（3）人格改变：生长缓慢的脑肿瘤通常导致人格改变。患者与以往在性格上判若两人，表现为主动性丧失、羞耻感消失、低级意向增加、行为幼稚及违背常理。

（4）其他：脑肿瘤的早期或任何阶段可出现各种精神状态，如类精神分裂症、类双相障碍、类偏执性精神病的临床相。可有幻视、幻听、幻触及感知综合障碍，妄想的内容简单、肤浅，结构松弛而不固定。

2.局限性症状 不同部位颅内肿瘤常有不同特点的精神症状。

额叶肿瘤患者精神症状较其他部位肿瘤多见，症状出现亦较早，容易导致误诊。最突出的表现是人格改变，其余常见的临床表现有抑制行为的丧失、记忆减退和欣快感产生等。当肿瘤向双侧额叶侵犯时，精神症状更加明显，患者多表现为反应迟钝、生活懒散、近记忆减退或消失，严重者丧失自知力和判断力，亦可表现为暴躁、易激动或欣快。

颞叶肿瘤患者易出现颞叶癫痫，常伴有智力缺损、人格改变。顶叶肿瘤较少引起精神症状。枕叶肿瘤最具特征性的精神症状是视幻觉，通常是原始性视幻觉。第三脑室附近肿瘤的典型症状是遗忘综合征。间脑肿瘤的特征性精神症状是嗜睡。垂体肿瘤可造成内分泌障碍（如库欣病等），继而出现相关的精神症状。小脑幕下肿瘤可出现全面性智能障碍，其程度与颅内压成正比。小脑部位肿瘤常出现缄默症。

（二）治疗原则

确诊颅内肿瘤的患者以手术、化疗和放疗为主要的对因治疗手段。精神症状可给予抗精神病药物治疗手段。针对焦虑、抑郁等症状，可以进行抗焦虑、抗抑郁治疗，如果患者对肿瘤有心理反应，还可以考虑心理治疗的介入。

六、癫痫性神经认知及精神障碍

癫痫是一种慢性反复发作性短暂脑功能失调综合征，以神经元异常过度放电引起反复癫痫性发作为特征。癫痫的临床表现复杂多样，可有意识、运动、感觉、精神、行为和自主神经功能紊乱。癫痫发作前、发作时、发作后、发作间期患者都可能出现精神症状，继发性癫痫和长期、严重的癫痫患者还可能出现记忆衰退、注意困难和判断能力下降等神经认知功能障碍。癫痫患者中，神经认知和精神障碍的患病率是1.5%，高于普通人群3倍。

（一）病因及发病机制

癫痫性神经认知及精神障碍的病因与发病机制尚未完全明确。癫痫患者大脑的器质性或者结构性病变可能是癫痫的病因，也可能是癫痫性精神障碍的病因。同时，癫痫发作时，大脑有段时间的缺血缺氧及某些部位神经元异常放电引起的大脑神经元兴奋性增高，都会影响精神行为，引发精神障碍。此外，精神障碍也可以是患者对罹患癫痫的心理反应，如因病耻感、焦虑担忧，或感到孤独和无助而导致。

（二）临床表现

1.发作前精神障碍 表现为先兆和（或）前驱症状。先兆是一种部分发作，在癫痫发作前出现，通常只有数秒，很少超过1分钟。不同部位的发作会有不同的表现，但同一患者每次发作前的先兆往往相同。先兆可表现为错觉、幻觉或其他特殊感觉等。前驱症状发生在癫痫发作前数小时至数天，尤以儿童较为多见，表现为易激惹、紧张、失眠、坐立不安，甚至极度抑郁以及常挑剔或抱怨他人，症状通常随着癫痫发作而终止。

2.发作时精神障碍

（1）自动症（automatism）：癫痫发作时或发作刚结束时出现的意识混浊状态，此时患者仍可维持一定的姿势，在无意识中完成简单或复杂的动作和行为。80%患者的自动症发作少于5分钟，少数可长达1小时。自动症发作前常有先兆，如头晕、流涎、咀嚼动作、躯体感觉异常和陌生感等。发作时突然变得目光呆滞、无目的地咀嚼舔唇、解系纽扣、牵拉衣角或哼哼发声，动作笨拙、重复、缺乏目的性,偶可完成较复杂的技术性工作。事后患者对这段时间发生的事情完全遗忘。

(2)神游症(fugue):比自动症少见,实质上是一种意识障碍较轻,持续时间较长的自动症,历时可达数小时、数天甚至数周。意识障碍程度较轻,异常行为较为复杂,对周围环境有一定感知能力,亦能做出相应的反应。患者外观看似正常,可在相当长的一段时间内从事复杂、协调的活动,如购物、简单交谈、乘车或坐船到处漫游等,但在发作后大都完全遗忘。

(3)朦胧状态(twilight state):最常见的发作性精神障碍。临床表现较为复杂,发作突然,通常持续1至数小时,有时可长达1周以上。发作时意识不清,对周围环境定向力不良,感知事物不清晰,犹如处于黄昏时刻,不能与之进行正常接触。言语零乱或不能切题回答,或重复语言。常常伴有情感障碍,表情恐惧、愤怒,行为紊乱,缺乏目的性,甚至有伤人、毁物等冲动行为,以及行凶等残暴行为,可伴有生动的幻觉及片段妄想。其也可出现情感淡漠,思维及动作迟缓等。此时查体可见瞳孔散大、对光反应迟钝、多汗、流涎、腱反射亢进、步态不稳等。发作结束时意识突然清醒,并有完全遗忘。

3. 发作后精神障碍 可出现自动症、朦胧状态,或有短暂的偏执、幻觉等症状,通常持续数分钟至数小时不等。

4. 发作间期精神障碍

(1)癫痫性人格障碍(epileptic personality disorder):被认为是多种因素综合作用的结果,一般认为受心理社会因素和文化教育的影响,与初发年龄小、脑器质性损害、长期癫痫发作、长期应用抗癫痫药有关。一般是慢性和严重的病例才有这种变化。主要特点是:①思维缓慢、黏滞不灵活,拘泥于琐事,思维转换困难,缺乏创造性,病理性赘述等;②情感易激惹、暴怒,报复心强,情感爆发时冲动好斗,自伤伤人而不能自制。患者的表现有明显的"两极性",一方面患者表现为以自我为中心、固执、自私、易激惹、纠缠、报复心强、好记仇、暴躁、易怒等;而另一方面又表现为过分殷勤、细腻、温柔恭顺。有的患者还可表现为多重人格障碍及反社会行为。约50%的颞叶癫痫患者会出现癫痫性人格障碍。

(2)精神分裂症样状态(schizophrenia-like psychoses):多在癫痫发作十几年以后发生类似精神分裂症的症状。癫痫起病年龄大,癫痫的家族史以及精神疾病的家族史均是癫痫性精神分裂症样状态的危险因素。患者可在意识清醒的状态下出现幻觉、妄想,以幻听多见。妄想以关系妄想、被害妄想为主,还可伴有类精神分裂症样的思维障碍,如思维松散、思维中断、思维被剥夺、强制性思维、被控制感等。情感障碍多为焦虑、抑郁、易激惹、恐惧或欣快。其多呈慢性病程,可持续数月至数年。

(3)癫痫性痴呆(epileptic dementia):癫痫反复发作导致的缓慢进行性发展的智能减退。患者往往合并有特殊的人格改变,即在思维、情感、行为等方面都具有癫痫患者的黏滞性和刻板性的特点。患者可表现为思维迟缓、思维贫乏、病理性赘述、重复言语等。同时,患者的理解力、计算力、记忆和分析综合能力也明显减退。有的还表现出兴趣日益减少、主动性丧失、自私、冷漠等。晚期患者变得表情呆板、情感淡漠、行为笨拙、消瘦虚弱、生活完全不能自理。

(三)治疗原则

治疗癫痫的一般原则是尽可能单一用药,鼓励患者遵医嘱服药,定期进行血药浓度监测。依据癫痫的类型来选择药物,严密观察不良反应。癫痫性神经认知及精神障碍的治疗较困难,需在治疗癫痫的基础上根据精神症状选用药物,注意选择致癫痫作用较弱的药物。

七、与神经认知及精神障碍有关的常见脑部疾病的护理程序

(一)护理评估

1. 生理功能 神经认知及精神障碍患者既有原发疾病的症状体征,又有不同类型的精神症状,需要护士更加全面地评估患者的情况。

（1）一般状况：评估患者的生命体征是否正常；饮食、营养状况，有无进食障碍、体重变化；睡眠情况，有无入睡困难、早醒、醒后难以入睡等。

（2）意识状况：评估患者意识清醒度、意识范围、意识内容、定向障碍及意识障碍发作时间、表现及有无规律等。

（3）原发疾病情况：主要症状、治疗情况、与精神症状的关系等。

（4）神经系统症状：观察肌力、肌张力是否正常，有无震颤、偏瘫、病理性反射等。

（5）自理能力：包括患者进食、大小便、沐浴、活动等日常生活活动能力，多采用 Barthel 指数评定量表进行评估。

2. 精神症状 神经认知及精神障碍所表现的精神症状常因中枢神经系统受损的部位不同而有很大差别。一般从知（感知觉、注意、智能、思维等）、情（情感）、意（意志行为）三方面进行评估。

（1）感知觉障碍：评估患者有无感知觉过敏或减退，以及是否存在感知觉综合障碍。重点评估患者有无幻觉，尤其是命令性幻听，评估幻听出现的时间、频率、内容及其对患者的影响。

（2）注意障碍：评估患者有无注意狭窄、注意涣散、注意固定等。在与患者谈话的过程中，可以给予一定的刺激并观察患者的反应。

（3）记忆障碍：评估即刻记忆、近记忆和远记忆的完好程度，注意将远近记忆的评估结合起来，一般来说近记忆较远记忆先受累。

（4）智能障碍：评估患者的理解力、计算力、判断力，可以让患者进行一些数字计算、物品分类、故事复述等任务。

（5）思维障碍：通过患者言谈的速度、形式、逻辑和内容评估患者是否存在思维障碍。重点评估患者是否存在妄想，妄想的种类、出现的时间、内容、对患者行为的影响等。

（6）情感障碍：可通过患者的客观表现，如表情、言语、音调和姿势等，以及患者的主观体验判断其情感反应是否协调、有无抑郁情绪等。

（7）意志行为障碍：观察患者是否有意志行为减退，有无攻击、自杀、伤人等行为。

3. 心理社会功能 神经认知障碍的严重程度也与患者的个性特征、应对方式、人际关系、家庭支持等心理社会因素有关。

（1）个性特征：评估患者患病前的个性特征、兴趣爱好，以及生活、学习、工作能力情况等。

（2）应对方式：评估患者入院前应对悲伤和压力的方式。

（3）对住院的态度：评估患者是否主动住院，治疗依从性如何，是否承认自己患有疾病。

（4）人际关系：评估患者的人际关系如何，与亲属、朋友、同事等人员的相处情况。

（5）家庭支持：评估患者的居住环境、家庭成员之间的关系、家庭成员的照护能力以及家庭成员对疾病的了解程度等。

（6）经济状况：评估患者家庭经济收入、对医疗费用支出的态度。

（二）常见护理诊断/问题

1. 急性/慢性意识障碍 与颅内感染、脑外伤、脑变性疾病、颅内肿瘤等有关。

2. 营养失调（低于机体需要量） 与生活自理能力差导致营养摄取不足有关。

3. 睡眠型态紊乱 与脑部病变导致缺氧、情绪不适、躯体不适或者环境改变有关。

4. 卫生/穿着/进食/如厕自理缺陷 与意识障碍、痴呆、原发脑部疾病、精神症状有关。

5. 有走失的危险 与意识障碍、痴呆、记忆下降有关。

6. 有伤人、毁物的危险 与精神症状如激越、幻觉、妄想有关。

7. 社交障碍 与原发疾病、思维过程改变有关。

（三）护理目标

（1）患者意识恢复正常，生命体征平稳。

（2）患者能够摄入足够的营养。

（3）患者的睡眠状态改善,恢复正常睡眠型态。

（4）患者的生活自理能力逐步提高。

（5）患者住院期间未发生走失事件。

（6）患者住院期间未出现伤人、毁物行为。

（7）患者的社会功能得到改善。

考点提示 与神经认知及精神障碍有关的常见脑部疾病的护理措施。

（四）护理措施

1.病情观察 观察患者的生命体征和意识变化。对于颅内感染、创伤性脑损伤、颅内肿瘤等患者,要密切关注其体温变化,通过观察患者的血压、脉搏、呼吸及瞳孔变化,判断其是否发生颅内压增高、脑疝等。定期检查患者的时间、地点、人物及自我定向力,并根据患者对疼痛刺激和言语刺激等的反应判断其意识情况。

2.营养支持 对意识障碍的患者,可通过鼻饲或静脉输液补充营养,待患者意识障碍恢复,经过吞咽功能评估后,逐渐过渡为经口进食。癫痫伴精神障碍的患者应避免过饱,防止诱发癫痫。有吞咽功能障碍的患者,应由专人看护,给予软食或流食,并适当控制患者的进食速度,防止其因吞咽困难而发生噎食或误吸。

3.睡眠护理 运用支持性心理护理,帮助患者认识心理刺激、不良情绪对睡眠的影响,使患者学会自行调节情绪,正确面对心理因素,消除失眠诱因。要为患者创造一个安静、舒适的睡眠环境,避免强光刺激。夜间巡视应仔细观察患者的睡眠情况,对于睡眠障碍严重的患者,可根据医嘱给予药物干预。对于不合作或兴奋躁动影响睡眠的患者,除加强治疗措施外,可采取保护性措施,略加约束,防止意外事件发生,保证治疗的顺利进行。

4.生活护理 对于压疮风险较高的患者,应做好皮肤护理,保持床单位的整洁干燥,防止压疮及感染的发生。对于有部分自理能力的患者,则应指导、协助其料理生活,以维持患者的日常生活自理能力。

5.预防走失的护理 护士要善于观察患者的病情变化,做好巡视工作,有走失史的患者,应在患者的衣服里放入救护卡（包括患者的姓名、住址、家属的联系方式、血型、年龄、有何疾病等）。当患者外出治疗及检查时,应由专人陪护,禁止单独外出。

6.预防伤人、毁物的护理 护士应评估患者发生冲动性行为的可能性,掌握其前驱症状,如言语挑衅、拳头紧握等。对于冲动行为明显的患者,应安置在便于观察的房间内,保持环境安静,减少周围的不良刺激,管理好各种危险物品。当精神症状导致患者伤人、毁物时,护士要冷静应对,必要时可使用保护性约束,遵医嘱给予镇静剂,保证患者及他人的安全。实施保护性约束后的患者,应加强巡视,满足其排泄需要,观察约束肢体的循环情况,定时翻身,防止发生肢体血液循环不良、压疮或坠积性肺炎。

7.改善社会功能的护理 对患者开展难度适宜的社会功能训练,如生活技能训练、职业技能训练、人际交往训练、应付应激技能训练、认知技能训练等,增强患者对社会环境和家庭的适应能力。对近记忆受损的患者,可将训练方案与患者的日常生活习惯相结合,同时,使用日历、记事本等辅助工具,帮助患者记忆。对于远近记忆均受损的患者,可将患者置于熟悉的环境中,尝试以做代说来唤起患者的记忆。

8.健康教育

（1）病情观察:精神症状的严重程度跟随原发疾病的性质及轻重程度而变化。当原发疾病得到控制以后,精神症状可以减轻或者消失。为了使患者的精神症状尽快得到改善,应该积极地治疗原发疾病。若发现患者有意识模糊、情绪激动、抑郁、焦虑、幻觉、妄想、自伤、伤人等症状,家属

微课 10-3

Note

应尽快带患者到医院接受治疗。

（2）药物相关知识：告知家属患者所服药物的名称、剂量、服药方法、常见的不良反应等。告知家属督促患者按照剂量服药，不可自行减药或停药，否则会使病情加重、复发或发生严重的不良反应。

（3）照护技巧：在疾病的慢性期，患者主要以记忆减退、智能减退和人格改变为主，此时家属应照顾好患者的日常生活，连续监测患者的服药情况以及他们的日常生活自理情况。

知识拓展

阿尔茨海默病的十大信号

（1）记忆日渐衰退，影响日常起居活动。
（2）处理熟悉的事情出现困难。
（3）对时间、地点及人物日渐感到混淆。
（4）判断力日渐减退。
（5）常把东西乱放在不适当的地方。
（6）抽象思想开始出现问题。
（7）情绪不稳定及行为较之前显得异常。
（8）性格出现转变。
（9）失去做事的主动性。
（10）理解事物及语言表达出现困难。

（五）护理评价
（1）患者生命体征和意识是否稳定。
（2）患者是否摄入足够的营养。
（3）患者的睡眠是否得到改善。
（4）患者的生活自理能力是否逐步提高。
（5）患者住院期间是否发生走失事件。
（6）患者住院期间是否出现伤人、毁物行为。
（7）患者的社会功能是否得到改善和维持。

任务三　躯体疾病所致神经认知及精神障碍患者的护理

一、概述

躯体疾病所致神经认知及精神障碍主要指由中枢神经系统以外的疾病，如躯体感染、内脏器官疾病、内分泌障碍、营养代谢疾病等引起脑功能紊乱而产生的神经认知及精神障碍。

（一）病因及发病机制

躯体疾病是神经认知及精神障碍的主要病因，而性别、年龄、遗传、人格、营养状况、环境因素、应激状态、社会支持以及精神疾病既往史等也可以影响神经认知及精神障碍的发生。发病机制可能有:①躯体疾病引起代谢障碍,造成能量供应不足,导致中枢神经系统功能紊乱;②躯体疾病导致中枢神经系统缺氧,从而导致其功能障碍;③各种有害物质,如细菌、病毒、寄生虫和某些化学物质等入侵体内后,其本身及中间产物作用于中枢神经系统,从而造成功能紊乱;④水和电解质代谢紊乱、酸碱平衡失调等引发神经系统功能紊乱;⑤有害物质或某些药物直接引起中枢神经系统神经生理生化改变,从而导致功能紊乱;⑥躯体对外源有害因素发生应激反应,导致生理、生化、免疫、内分泌等发生变化,影响脑功能。

(二)临床特征

不同躯体疾病所致神经认知及精神障碍具有以下一些共同的特征。

(1)神经认知及精神障碍与原发躯体疾病的病情严重程度呈平行关系,躯体疾病与神经认知及精神障碍在发生、发展、转归上的时间和病情严重程度有密切关系。即神经认知及精神障碍随躯体疾病的发生而出现,随躯体疾病加重而明显,随躯体疾病的缓解或治愈而减轻或消失。

(2)精神症状通常出现在躯体疾病的高峰期。躯体疾病急性期主要表现为急性脑病综合征,多为昼轻夜重,患者在白天可能意识清醒、精神症状不明显,而一到夜晚,患者的意识清醒度下降,精神症状则逐渐明显。

(3)慢性躯体疾病常引起智能障碍和人格改变,智能障碍和人格改变也可由急性期迁延而来。在疾病的急性期、慢性期和迁延期均可出现精神症状、情感症状及神经症状等。

(4)神经认知及精神障碍缺少独特性,同一疾病可以有不同的精神症状,不同疾病又有类似的精神症状。

(5)有相应的躯体疾病的症状、体征及实验室检查的阳性发现。

(6)积极治疗原发疾病并及时处理神经认知及精神障碍,可使精神症状好转。

(三)诊断与治疗

躯体疾病所致神经认知及精神障碍的诊断可依据原发疾病的诊断、精神障碍的诊断以及有证据显示精神障碍系该躯体疾病导致。其治疗原则主要包括病因治疗、支持治疗和精神症状处理。

(四)病程与预后

躯体疾病所致神经认知及精神障碍的病程与预后主要取决于原发躯体疾病的疗效。如果原发躯体疾病获得良好的改善,一般预后较好,则神经认知及精神障碍的病程不会太长,也不会留下后遗症。如果原发躯体疾病控制不良,则可能使精神症状迁延,转为慢性脑病,出现智能减退、记忆缺陷和人格改变。

二、躯体疾病所致神经认知及精神障碍的临床表现

躯体疾病所致神经认知及精神障碍的临床表现可以涉及感知、思维、情感、行为、人格等多方面精神活动的障碍。

(一)主要临床表现

(1)急性脑病综合征:多由急性躯体疾病引起,主要表现为起病急,有意识障碍(如谵妄)。

(2)慢性脑病综合征:由慢性躯体疾病引起或急性脑病综合征迁延而来,其特点是发病缓慢、病程迁延和无意识障碍,主要表现为智能障碍、人格改变、遗忘综合征。

(3)脑衰弱综合征:一般发生在躯体疾病的初期、恢复期或慢性躯体疾病过程中,主要表现为疲乏、注意难集中、反应迟钝、情绪不稳定、情感脆弱,常伴有头晕、头痛、心慌心悸、胸闷、气短、出汗、食欲减退等躯体不适感。

(4)从疾病的急性期到慢性期过渡的时间内,可有抑郁、躁狂、幻觉、妄想、兴奋、木僵等精神

症状,具有复杂多变的特点。

(二)常见躯体疾病所致神经认知及精神障碍的临床表现

1. 躯体感染所致神经认知及精神障碍 躯体感染所致神经认知及精神障碍指由细菌、病毒、真菌、螺旋体、寄生虫等作为病原体造成中枢神经系统以外的全身感染所致的神经认知及精神障碍。

(1)流行性感冒所致神经认知及精神障碍:早期可有脑衰弱综合征症状,在高热时可以出现意识障碍或谵妄状态,恢复期患者可残留睡眠问题以及抑郁焦虑样症状。部分患者可出现片段幻觉和妄想。

(2)肺炎所致神经认知及精神障碍:多发生在高热时,以意识障碍最为多见。多数患者出现意识模糊,少数可见谵妄。

(3)伤寒所致神经认知及精神障碍:神经认知及精神障碍出现在伤寒的极期,可持续到恢复期,主要表现为急性脑病综合征,情感淡漠多见。有些患者以精神症状为首发症状。

(4)病毒性肝炎所致神经认知及精神障碍:患者在疾病过程中可出现脑衰弱综合征,也可出现情感障碍,表现为焦虑、易激惹、抑郁、自我评价低、有轻生观念等;在病情严重时,可出现意识障碍、谵妄,甚至昏迷。

2. 内脏器官疾病所致神经认知及精神障碍 内脏器官疾病所致神经认知及精神障碍指由重要内脏器官(心、肺、肝、肾等)严重疾病造成大脑功能紊乱所产生的神经认知及精神障碍。

(1)肺部疾病所致神经认知及精神障碍:大多数严重的呼吸系统疾病都可产生精神症状,主要为焦虑、抑郁、认知功能障碍,甚至木僵、谵妄、昏迷。

慢性阻塞性肺疾病(COPD)患者常见焦虑、抑郁症状,重度患者或急性加重时甚至可出现惊恐障碍。COPD 患者可有注意难集中、记忆下降乃至定向障碍,症状轻重常取决于慢性低氧血症的严重程度。治疗 COPD 需慎用苯二氮䓬类药物,因其呼吸中枢抑制副作用会加重患者的缺氧程度。

肺性脑病(pulmonary encephalopathy)是由严重的肺部疾病引起的重度肺功能不全或呼吸衰竭时精神障碍的总称。早期表现为脑功能衰弱症状,随着病情发展可出现意识障碍,伴有幻觉和错觉,还可以出现类似焦虑症、抑郁症或躁狂症的状态。

(2)心脏疾病所致神经认知及精神障碍:冠心病患者的精神症状以焦虑和抑郁最常见,可有易激动、紧张、恐惧、烦躁不安、疲乏、失眠、疑病和心境低落,多数随病情好转而改善,少数患者长期存在焦虑和抑郁的症状,伴有社会功能明显减退。心绞痛和心肌梗死发作时,患者可伴有明显的急性焦虑发作,出现烦躁、惊恐和濒死感等症状。在严重血液循环障碍时,患者可出现幻听、被害妄想等精神症状。

风湿性心脏病可引起脑缺血而出现不同程度的意识障碍,表现为嗜睡、谵妄,甚至昏迷,还可出现情绪低落、言语动作减少、疲乏无力等症状,部分患者可有幻觉妄想;二尖瓣脱垂的患者常出现急性焦虑发作。心律失常可引起大脑缺血缺氧,患者可出现抑郁状态、烦躁不安的焦虑状态,还可出现自言自语,幻听、幻视、被害妄想等精神症状,以及出现意识模糊。另外,长期心功能不全导致大脑缺血缺氧还可引起认知功能减退,表现为整体的认知功能下降,其中语言流畅性下降较为明显,尤其以词汇学习的能力差。

(3)肝脏疾病所致神经认知及精神障碍:肝性脑病(hepatic encephalopathy)是由严重肝脏疾病引起的以代谢紊乱为基础的中枢神经系统综合征,其临床表现分为以下四期。①前驱期:以情绪和行为异常为主,患者表现为欣快激动或情感淡漠等情绪症状,出现意志减退、生活懒散等行为问题。②昏迷前期:主要表现为嗜睡、定向障碍和认知功能减退,甚至谵妄。扑翼样震颤是此期的主要体征。③昏睡期:患者意识清醒度明显下降,不能被完全唤醒。对言语刺激反应基本消失,对加强的物理刺激,如疼痛、声、光、冷、热等有部分反应,此期仍可出现扑翼样震颤。④昏迷期:患者意识清醒度严重障碍,对言语和非言语的刺激均完全无反应。以上各期不是截然分开的,临床表现可重叠出现,也可时而加重或时而减轻。脑电波变化在肝性脑病早期表现为慢波增多,随后出现三相波(triphasic wave)。

3. 内分泌疾病所致神经认知及精神障碍 常见有肾上腺功能异常、甲状腺功能异常、甲状旁腺功能异常、嗜铬细胞瘤、糖尿病等所致的神经认知及精神障碍。

(1)肾上腺功能异常所致神经认知及精神障碍:库欣综合征(Cushing syndrome)常伴有认知障碍,包括注意不集中和记忆减退。部分患者可出现幻觉、妄想和人格解体。使用类固醇治疗,两周内可出现精神症状或者躁狂样表现,症状随着类固醇剂量的增加而加重。突然停止使用类固醇时,可出现抑郁、情绪不稳、记忆损害、谵妄等。

肾上腺皮质功能减退症(adrenocortical insufficiency)的精神症状与三种类固醇激素水平全面下降有关。急性肾上腺皮质功能减退症常威胁生命,严重时可表现为谵妄、木僵或昏迷。慢性肾上腺皮质功能减退症的症状隐匿,与抑郁症类似。可表现为易疲劳、肌肉痉挛、乏力、体重减轻、食欲下降、情感淡漠、情绪低落和易激惹等,此外,还有注意和记忆障碍、意志行为减退、人格改变,幻觉和妄想较为少见。

(2)甲状腺功能障碍所致神经认知及精神障碍:甲状腺功能减退(hypothyroidism)所致神经认知及精神障碍常表现出抑郁、思维迟缓、言语缓慢、反应迟钝、记忆减退和注意难集中等症状。严重的可出现淡漠、退缩和痴呆,可有幻觉和妄想等精神症状,甚至出现黏液性水肿性昏迷。婴儿期甲状腺功能减退患者会出现智能发育迟滞和(或)明显缺陷。亚临床型甲状腺功能减退患者甲状腺激素浓度正常,但促甲状腺激素(TSH)水平升高,可出现认知功能损害并伴有抑郁症状。研究发现亚临床甲状腺功能减退与快速循环型双相障碍有关,可使发生抑郁症的危险增加2倍。

甲状腺功能亢进所致神经认知及精神障碍患者主要表现为精神运动性兴奋,出现情绪易激惹、活动增加、睡眠需要减少等躁狂综合征的表现,还可出现幻觉、妄想等精神症状。在甲状腺危象时,可出现意识障碍、谵妄。淡漠型甲状腺功能亢进较少见,多发生于中、老年人,表现为淡漠、迟滞性抑郁、体重下降、食欲降低、注意不集中和记忆减退,类似痴呆。

(3)性激素异常所致神经认知及精神障碍:主要指女性在月经、妊娠、分娩、绝经等情况下,由性激素平衡失调所致的神经认知及精神障碍,如在月经前期出现的情绪不稳、抑郁、焦虑、易激惹、睡眠障碍等症状;妊娠期出现的焦虑、抑郁、睡眠障碍和脑衰弱综合征等;围绝经期出现的抑郁、焦虑、偏执和脑衰弱综合征等。

(4)糖尿病所致神经认知及精神障碍:普遍存在焦虑抑郁情绪,还常有轻度认知障碍,瞬间记忆或者延迟记忆有明显损害。在发生严重并发症(如酮症酸中毒和高渗性昏迷)的早期可出现急性认知损害,表现为行为紊乱,病情加重后可出现意识障碍,包括谵妄。

4. 结缔组织病伴发的神经认知及精神障碍 结缔组织病(connective tissue disease,CTD)属于自身免疫性疾病,以血管和结缔组织慢性炎症的病理改变为基础,病变常累及包括神经系统的多系统和多脏器,常有神经认知及精神障碍,甚至以神经认知及精神症状为首发表现。

(1)类风湿性关节炎所致神经认知及精神障碍:类风湿性关节炎(rheumatoid arthritis,RA)是以累及周围关节为主的慢性、进行性、多系统炎症性的自身免疫病。患者的工作、家庭生活常受限,从而引发情绪障碍,如焦虑和抑郁。治疗药物有出现精神症状的副作用。如非甾体抗炎药(NSAID)可引起认知功能损害、谵妄、抑郁、躁狂和精神症状,糖皮质激素可引起情绪不稳、睡眠障碍、谵妄和精神症状。

(2)系统性红斑狼疮所致神经认知及精神障碍:系统性红斑狼疮(systemic lupus erythematosus,SLE)是有多系统损害症状的慢性系统性自身免疫病。累及中枢神经系统时,可产生神经精神症状,并称为神经精神性狼疮或狼疮脑病。系统性红斑狼疮所致神经认知及精神障碍的症状颇为复杂,可出现急性脑病综合征、慢性脑病综合征、躁狂综合征、抑郁综合征、分裂样精神障碍、各种类型的焦虑等症状。治疗系统性红斑狼疮的药物本身的类固醇也可引起精神症状。需要注意的是,系统性红斑狼疮好发于年轻女性,疾病和治疗药物的副作用都对患者的身心状况、工作、学习影响较大,不少患者出现严重心理反应,甚至有抑郁、自杀倾向。

三、躯体疾病所致神经认知及精神障碍的护理程序

(一)护理评估

1.生理功能 对于躯体疾病所致神经认知与精神障碍的患者,要求护士全面评估其原发疾病的症状、体征和精神症状。

(1)一般状况:评估患者的生命体征是否正常;饮食、营养状况,有无进食障碍、体重变化;睡眠情况,有无入睡困难、早醒、醒后难以入睡等。

(2)原发躯体疾病:包括躯体疾病的主要症状、治疗情况、与精神症状的关系等。

(3)自理能力:包括患者进食、如厕、沐浴、活动等日常生活自理能力,多采用 Barthel 指数评定量表进行评估。

2.精神状况及行为方式

(1)精神症状:感知觉症状,如幻觉等;思维障碍,如妄想等;情感状态,如有无抑郁、焦虑、恐惧等;评估患者的意识状态、定向力和自知力等。

(2)行为方式:有无冲动、伤人、自杀、自伤、木僵等行为。

3.心理社会功能

(1)患者患病前的个性特征、兴趣爱好、生活方式、职业及受教育情况等。

(2)患者是否存在应激、长期的心理矛盾,患者对压力事件的处理方式等。

(3)对住院的态度:评估患者是否主动住院、治疗依从性如何,是否承认自己有病等。

(4)家庭关系:包括家庭成员对患者疾病的认识、态度,对患者的关怀支持程度等。

(5)经济状况:评估患者家庭经济收入和对医疗费用支出的态度等。

(二)常见护理诊断/问题

躯体疾病所致神经认知及精神障碍患者应同时考虑原发躯体疾病和精神障碍相关的护理问题,主要的护理诊断有以下几点。

1.营养失调(低于机体需要量) 与患者生活自理能力差引起营养摄入不足有关。

2.睡眠型态紊乱 与情绪不稳、环境改变、躯体不适等有关。

3.卫生/穿着/进食/如厕自理缺陷 与意识障碍、智能障碍、躯体疾病等导致患者活动受限或受精神症状引起行为紊乱等有关。

4.有受伤的危险 与意识障碍、神经系统症状(肢体震颤、痉挛等)、精神症状有关。

5.社交障碍 与原发疾病、思维过程改变有关。

6.有自伤、自杀的危险 与意识障碍、精神症状如幻觉、错觉、妄想有关。

(三)护理目标

(1)患者能够摄入足够的营养。

(2)患者的睡眠状态改善,恢复正常睡眠型态。

(3)患者的生活自理能力逐步提高。

(4)患者住院期间未发生跌倒事件。

(5)患者的社会功能得到改善或维持。

(6)患者住院期间未发生自伤、自杀事件。

Note

考点提示　躯体疾病所致神经认知及精神障碍的护理措施。

（四）护理措施

1. 营养支持　结合原发性疾病的情况，为患者提供易消化、营养丰富的饮食，同时注意水分的摄入。有吞咽功能障碍的患者，应由专人看护，给予软食或流食，并适当控制患者的进餐速度，防止其因吞咽困难而发生噎食或误吸。

2. 睡眠护理　要为患者创造一个安静、舒适的睡眠环境，避免强光刺激。指导患者建立良好的睡眠规律和习惯，如避免白天卧床，增加适当的娱乐活动，睡前避免谈兴奋刺激的话题，避免看刺激的电视，避免喝刺激性饮料如咖啡、浓茶等；运用支持性心理护理，帮助患者认识心理刺激和不良情绪对睡眠的影响，使患者学会自行调节情绪，正确面对心理因素，消除失眠诱因；夜间巡视应仔细观察患者的睡眠情况，对于睡眠障碍严重的患者，可根据医嘱给予药物干预。

3. 生活护理　患者受躯体疾病和精神症状的影响，生活自理能力明显下降，应加强患者的生活护理。定时督促或协助患者料理个人卫生，保持床单位的整洁和干燥。对于生活不能自理的患者，应保持皮肤清洁干燥无破损，每日为患者进行口腔护理，防止并发症的发生。对于有认知障碍的患者，应定时督促如厕，训练患者养成规律排便的习惯。对于长期卧床的患者，应定时给予排便器，使患者适应床上排泄。对有尿潴留者可按医嘱给予导尿，应定期对其进行膀胱功能的训练。

4. 预防跌倒的护理　对于神经系统存在不同程度损害的患者，如出现手指颤抖、共济失调，应加强照顾，防止发生跌倒。呼叫器和经常使用的物品应置于床头患者伸手可及处，地面应干燥、防湿、防滑，无障碍物阻挡。叮嘱患者穿防滑软橡胶底鞋，站立时要缓慢，不要突然改变体位。下肢肌力下降，步态不稳者，应选用手杖等合适的辅助工具，并有人陪伴，防止受伤。有意识障碍的患者应加床栏保护。

5. 改善社会功能的护理　鼓励家人和朋友经常探望患者，鼓励患者参与一些能够唤起以往技能的活动，如跳舞、唱歌、看电影，避免患者参与竞技性活动。针对患者的情况，开展相应的技能训练活动，如认知功能训练、社交技能训练等，促进患者社会功能的恢复。

6. 预防自伤、自杀的护理　与患者建立良好的护患关系，给予患者心理支持，鼓励患者表达内心的感受，如不良的情绪、消极厌世的想法等，帮助患者掌握应对技巧和建立新的认知模式，改善其消极情绪。同时严密观察患者的病情变化，做好安全检查工作，禁止患者及其家属将危险物品带入病房。对于自杀、自伤风险高的患者，当其在某一地点徘徊或出现忧郁、拒食、卧床不起、心情豁然开朗等情况时，应给予足够的重视，避免患者单独活动。意外事件多发生于夜间、节假日、周末及工作人员忙碌的时候，护士必须给予高度重视，加强防范意识。

7. 健康教育

（1）向家属介绍药物治疗的相关知识，包括所服药物的名称、剂量、服药方法、常见的不良反应等。指导家属督促患者按照剂量服药，不可自行减药或停药，否则会使病情加重、复发或发生严重的不良反应。

（2）指导家属掌握观察病情变化的方法，若发现患者情绪激动、冲动、自伤、自杀，出现幻觉、妄想等应及时到医院就诊。

（五）护理评价

（1）患者是否摄入足够的营养。

（2）患者的睡眠是否得到改善。

（3）患者的生活自理能力是否提高。

（4）患者住院期间是否发生跌倒事件。

(5)患者的社会功能是否得到改善和维持。

(6)患者住院期间是否发生自伤、自杀事件。

学习小结

本项目阐述了神经认知障碍及相关疾病,主要包括脑部疾病所致神经认知及精神障碍和躯体疾病所致神经认知及精神障碍、常见的临床综合征(谵妄、痴呆、遗忘综合征),以及常见脑部疾病所致神经认知及精神障碍和躯体疾病所致神经认知及精神障碍的临床表现、治疗原则和护理特点。脑器质性精神障碍中阐述了阿尔茨海默病、血管性神经认知及精神障碍、创伤性脑损伤所致神经认知及精神障碍、癫痫性神经认知及精神障碍等;躯体疾病所致神经认知及精神障碍中阐述了躯体感染所致神经认知及精神障碍、内脏器官疾病所致神经认知及精神障碍、内分泌疾病所致神经认知及精神障碍、结缔组织病伴发的神经认知及精神障碍。通过本项目的学习,学生可以针对各神经认知障碍的特点,重点对患者进行全面评估,掌握患者病情,并根据不同的症状和体征,制定个性化护理方案。通过建立良好的治疗性护患关系,加强疾病护理,缓解患者的神经认知及精神障碍,提高患者的生活质量。

能力测验

扫码看答案

一、单项选择题

1.谵妄的核心症状是( )。

A.意识障碍　　　　　　　　B.幻觉、错觉　　　　　　　　C.思维破裂

D.遗忘　　　　　　　　　　E.精神运动性兴奋

2.额叶肿瘤患者突出的精神症状是( )。

A.人格改变　　B.情感淡漠　　C.记忆障碍　　D.嗜睡　　E.木僵

3.关于内脏器官疾病所致神经认知及精神障碍,下列哪些说法正确?( )

A.肺性脑病早期的主要临床表现为脑功能衰弱

B.心绞痛发作时患者可出现明显的焦虑、惊恐和烦躁

C.严重血液循环障碍的冠心病患者可出现幻觉

D.风湿性心脏病可导致意识障碍

E.肝性脑病前驱期的患者主要表现为意识障碍

4.与神经认知与精神障碍有关的常见脑部疾病患者的护理评估内容不包括( )。

A.自我照顾能力　　　　　　B.定向与记忆能力　　　　　　C.生活环境

D.精神症状　　　　　　　　E.伤残等级

5.痴呆的主要特征是( )。

A.记忆障碍　　B.意识障碍　　C.人格改变　　D.智能减退　　E.幻觉

6.在对与神经认知及精神障碍有关的常见脑部疾病患者家属进行宣教时,下列正确的是( )。

A.神经认知及精神障碍在治疗时,"控制精神症状"比"治疗原发疾病"更为重要

B.在脑部疾病的急性期,精神症状主要以记忆减退、智能减退和人格改变为主,此时应主要照顾好患者的日常生活,防止发生营养缺乏、感染、跌伤、骨折、压疮等

C.患者出院后,如果精神症状出现波动,家属可适当地为患者增减药物

D.若发现患者情绪激动、抑郁、焦虑,或出现幻觉、妄想等应及时到医院复查

E.阿尔茨海默病患者出院后宜静养,减少社交活动,避免从事家务

Note

7.谵妄最多见的幻觉是( )。

A.听幻觉　　　B.味幻觉　　　　C.视幻觉　　　D.本体幻觉　　　E.触幻觉

8.关于躯体疾病所致神经认知及精神障碍的共同临床特点,正确的是( )。

A.神经认知及精神障碍的表现只取决于躯体疾病的种类

B.神经认知及精神障碍的病情与原发疾病病情有平行关系

C.躯体疾病的急性期少有意识障碍

D.精神障碍有昼重夜轻的变化

E.不同的躯体疾病其精神症状也不相同

9.肝脑综合征临床分为( )。

A.前驱期—昏迷前期—昏睡期—昏迷期

B.前驱期—嗜睡期—昏迷前期—昏迷期

C.嗜睡期—昏迷前期—昏迷期

D.嗜睡期—昏迷早期—昏迷中期—昏迷后期

E.前驱期—昏迷早期—昏迷中期—昏迷后期

10.以下对遗忘综合征的描述中,错误的是( )。

A.遗忘综合征的主要特征为远记忆障碍　　　　B.遗忘综合征最常见的病因是酒精滥用

C.患者为了弥补记忆空白常常出现虚构　　　　D.患者意识清醒

E.应鼓励患者多读书看报

11.下列说法哪项不正确?( )

A.甲状腺功能亢进患者可出现躁狂综合征的表现

B.甲状腺功能减退患者可出现抑郁

C.慢性肾上腺皮质功能减退症患者表现的症状类似躁狂症

D.糖尿病患者普遍有抑郁

E.冠心病患者多见焦虑和抑郁

(12～14题共用题干)

张女士,69岁,于4年前无明显诱因渐出现记忆减退,做事丢东忘西,能从事一般家务,3年前明显加重,言语逐渐减少,并有时不认物品,不认家人,不能从事家务劳作,但个人生活基本能自理。1年前开始出现大小便失禁,不知呼唤家人,不知洗漱,不会更换衣服,生活需家人协助料理。近半年,开始间歇性骂人,持续时间半小时到若干小时不等,发作时若有家人接近或劝阻,即骂或打接近之人,睡眠明显减少,患者既往无高血压、动脉粥样硬化史,查体未见明显的神经系统定位体征。

12.请问该患者最可能的诊断是( )。

A.血管性神经认知及精神障碍

B.阿尔茨海默病

C.由创伤性脑损伤所致的神经认知及精神障碍

D.癫痫性神经认知及精神障碍

E.遗忘综合征

13.该病的临床表现不包括( )。

A.记忆障碍(近记忆与远记忆受损)　　　　B.定向障碍

C.计算力受损　　　　D.思维不连贯

E.人格改变

14.针对该患者的护理措施,下列哪项是错误的?( )

A.建立规律的睡眠习惯

B. 固定床位,保证安全的病房环境,防止走失

C. 鼓励患者,避免责备与争执

D. 为患者提供全面的生活护理,减少患者自我照料,避免意外发生

E. 帮助患者养成基本的生活习惯

(15~17 题共用题干)

患者半年前出现剧烈的头痛,有时突然晕厥,抽搐,口吐白沫。经 CT 检查,发现患者颞叶有一个 2 cm×2 cm×2 cm 大小的肿瘤。近 1 个月来,患者头痛加剧,频繁出现晕厥,痉挛发作,记忆明显下降,有时出现幻觉。CT 检查显示肿瘤明显变大。

15. 该患者未来可能不会出现哪种症状?(   )

A. 遗忘综合征　　　　　B. 人格改变　　　　　C. 幻视

D. 智力缺损　　　　　　E. 情感高涨

16. 该患者不应该进行的治疗是(   )。

A. 积极治疗肿瘤,降低颅内压　　B. 有效控制精神症状　　C. 保证营养支持

D. 维持水、电解质平衡　　　　　E. 采用电痉挛治疗

17. 下列哪项是患者不可能存在的护理诊断?(   )

A. 急性/慢性意识障碍　　　　　B. 生活自理能力缺陷　　D. 定向障碍

C. 社交障碍　　　　　　　　　　E. 营养失调(高于机体需要量)

二、名词解释

1. 谵妄

2. 痴呆

3. 阿尔茨海默病

三、简答题

1. 谵妄的临床表现有哪些?

2. 轻度阿尔茨海默病的表现有哪些?

3. 简述与神经认知及精神障碍有关的常见脑部疾病的护理诊断。

4. 简述躯体疾病所致神经认知及精神障碍的临床表现共同点。

(解　璇)

项目十一　物质使用与成瘾行为所致精神障碍患者的护理

扫码看课件

项目十一
思维导图

学习目标

知识目标：

1. 掌握物质使用与成瘾行为所致精神障碍患者的护理要点。

2. 熟悉物质使用与成瘾行为所致精神障碍的临床特征、病因及发病机制。

3. 了解精神活性物所致精神障碍的概念和分类。

能力目标：

能识别物质使用与成瘾行为所致精神障碍的症状，能对物质使用与成瘾行为所致精神障碍患者进行护理，能对物质使用与成瘾行为所致精神障碍患者及其家属进行健康指导。

素质目标：

关心、关爱患者，建立良好护患关系，理解、尊重患者的负性情绪，在沟通中帮助其建立积极、乐观的治疗信念。

案例导入

李先生，42岁，常因工作繁多而熬夜加班，加之家中琐事导致其经常失眠。近半年来，频繁服用安眠药帮助睡眠，逐渐对安眠药形成依赖，不用就无法入眠。近来有消瘦、乏力、多汗、食欲低下及性功能减退等躯体表现，并伴有计算力和理解力下降。

请思考：

(1)该患者可初步诊断为什么疾病？

(2)对该患者应采取的护理措施有哪些？

任务一　概　　述

一、概念

1. 物质使用与成瘾行为所致精神障碍　物质使用与成瘾行为所致精神障碍是指在使用精神活性物质(psychoactive substance)后，所造成的一组精神-行为障碍。为了取得或保持某些特殊的心理、生理状态而使用这些精神活性物质后，使人的心境、情绪、行为、意识状态受到影响和改变，并产生依赖性。精神活性物质主要包括阿片类、可卡因、大麻、苯丙胺等。

考点提示　物质使用与成瘾行为所致精神障碍的概念。

Note

2. 依赖（dependence） 依赖指一组由反复使用的精神活性物质引起的认知、行为和生理症状群，使用者尽管明知依赖精神活性物质对自身有害，但仍继续使用。自我用药导致了耐受性增加、戒断症状和强迫性觅药行为。所谓强迫性觅药行为是指使用者冲动性使用药物，不顾一切后果，是自我失去控制的表现。

一般将依赖分为生理依赖和心理依赖。生理依赖又称躯体依赖，指反复使用物质使机体产生了病理性适应状态，表现为耐受性增加和戒断症状。容易引起生理依赖的物质有吗啡类、巴比妥类和酒精。心理依赖又称精神依赖，指对物质的强烈渴求，以期获得服用后愉快满足的特殊快感。容易引起心理依赖的物质有吗啡类、海洛因、可待因、哌替啶、巴比妥类、酒精、苯丙胺、大麻等。

3. 成瘾（addiction） 成瘾与依赖常常互用。从行为角度看，主要表现为失控。行为成瘾又称非药物成瘾或非物质相关性成瘾，指与化学物质无关的一种成瘾形式，为反复出现、具有强迫性质的冲动行为，可导致生理、心理、社会的严重不良后果，尽管成瘾者深知行为所产生的不良后果，但仍执意坚持，包括赌博障碍及游戏障碍等。

4. 滥用（abuse） 滥用指一种不适当地使用物质的方式，在ICD-11分类系统中称为有害性使用（harmful use）。反复用药可导致明显的不良后果，如不能完成重要工作、学业，损害身心健康，引发法律问题等。滥用强调的是不良后果，滥用者无明显的耐受性增加或戒断症状出现，若有则为依赖状态。

5. 耐受性（tolerance） 耐受性指反复使用某种物质后，其效应逐渐降低，使用者必须加大剂量才能获得所需的效果，或使用原来剂量达不到所追求的效果。

6. 戒断状态（withdrawal state） 戒断状态指减少或停用物质或使用拮抗剂所致的特殊生理心理症状群。其机制是长期使用物质后，突然停用引起的适应性反跳。不同物质所致的戒断症状因其药理特性不同而有所不同，一般表现为与所使用物质的药理作用相反的症状。

二、分类

物质使用与成瘾行为所致精神障碍包括两大类：物质使用所致精神障碍和成瘾行为所致精神障碍。

（一）物质使用所致精神障碍

根据药理特性，可将精神活性物质分为以下七类。

1. 阿片类药物 阿片类药物具有镇静、镇痛、止咳、安眠、呼吸抑制、降温等中枢抑制作用，包括以下几种。

（1）阿片生物碱及其衍生物吗啡、可待因（甲基吗啡）、二醋吗啡（海洛因）等。

（2）苯哌啶衍生物哌替啶（度冷丁）、芬太尼、阿法罗定（安依痛）等。

（3）二苯丙胺衍生物美沙酮、乙酰美沙酮、丙氧酚等。

（4）吗啡喃衍生物羟甲左吗喃。

（5）苯唑吗啡烷衍生物非那佐辛、喷他佐辛（戊唑星）。

2. 中枢神经系统兴奋剂 中枢神经系统兴奋剂可使个体处于高度警觉、活动增加、情绪振奋、睡眠减少、呼吸兴奋、血管收缩、体温升高和食欲抑制等中枢兴奋状态，滥用严重的主要有以下两种。

（1）可卡因：当前所有滥用药物中成瘾性最强的，它成瘾性快、作用强。

（2）苯丙胺类：麻黄碱类似物，为作用最强的拟交感神经胺类中枢神经兴奋剂之一。20世纪80年代后期，合成了兴奋作用更强、依赖性更高的甲基苯丙胺，因其外观似水晶体而称为"冰毒"。

3. 大麻类物质 大麻是一年生草本植物，其成分多且复杂，其中起作用的最主要的有效成分是四氢大麻酚。大麻是一种独特的精神活性物质，它的化学结构及药理作用难以归类到现有的

Note

任何一种精神药物中,小剂量时,其既有兴奋作用,又有抑制作用;大剂量时,其以抑制作用为主。

4. 中枢神经系统抑制剂　中枢神经系统抑制剂能抑制中枢神经系统,有镇静、催眠、抗惊厥的作用,酒精也属于中枢神经抑制剂。中枢神经系统抑制剂主要包括以下三大类。

(1)巴比妥类:根据药物作用出现的快慢与作用时间的长短,可把巴比妥类药物分为长效、中效、短效三类,如巴比妥、苯巴比妥为长效类,戊巴比妥、异戊巴比妥属中效类,司可巴比妥为短效类。

(2)苯二氮䓬类:三唑仑、阿普唑仑、氯硝西泮、劳拉西泮和硝西泮等。

(3)其他:甲喹酮,格鲁米特,醛类的水合氯醛、副醛等。

5. 致幻剂　致幻剂在不影响意识和记忆的情况下,能改变人的知觉、思维和情感状态,当达到一定的剂量时可引起幻觉和情绪障碍,也称迷幻药物、拟精神病药物等。致幻剂主要有以下几种化学分类。

(1)吲哚烷基胺类:如麦角类衍生物中的麦角酰二乙胺(LSD),色胺类衍生物中的烷基色胺类和烷羟基色胺,烷基色胺类中的 α-甲基色胺(α-MT)、二甲基色胺(DMT)和二乙基色胺(DET)等。

(2)苯基烷基胺类:如致幻剂北美仙人球毒碱(三甲氧苯乙胺,麦司卡林)、2-甲基仙人球毒碱、苯丙胺、甲基苯丙胺、2,5-二甲氧基-4-甲基苯丙胺。

(3)其他化合物致幻剂:如苯环己哌啶(PCP)和肉豆蔻等。

6. 挥发性有机溶剂　中枢作用与乙醇和巴比妥类的中枢抑制剂类似,如乙醇、甲醇和异丙醇,脂肪族碳氢化合物如汽油、樟脑油,芳香烃类如苯、甲苯等,还有丙酮、四氯化碳、氟利昂等其他类化合物。

7. 烟草　烟碱(尼古丁)是烟草中的主要生物碱成分,烟碱的作用复杂,同时具有兴奋和抑制作用。

(二)成瘾行为所致精神障碍

成瘾行为所致障碍是与物质无关的一种成瘾形式,为反复出现的、具有强迫性质的冲动行为,尽管成瘾者深知此类行为所产生的不良后果,但仍然执意坚持,从而产生对生理健康、心理健康和社会安宁的不良影响。行为成瘾者具有失控、渴求、快感与耐受性、戒断症状等与物质依赖共同的病理生理改变。成瘾行为常伴随着物质滥用,两者共病现象常见,主要包括赌博障碍、游戏障碍等。

1. 赌博障碍　赌博障碍又称病理性赌博,表现为持续而反复的赌博行为模式,赌博在个人生活中占据主导地位,是可对个人的职业、生产,以及家庭价值观与责任感都造成损害的一种精神障碍。

2. 游戏障碍　游戏障碍表现为持续和反复地游戏的行为模式,导致个人的家庭、社交、学业、职业或其他重要领域功能显著损害。

三、物质使用与成瘾行为的相关因素

物质使用与成瘾行为的相关因素很多,与社会、心理、生物学等因素关系密切,也是这些因素相互作用的结果。

(一)精神活性物质的药理特性

精神活性物质通过其本身的药理作用对使用者的身心产生影响。药物的成瘾潜力是决定药物成瘾的重要因素之一。可以从以下五个方面来衡量药物的成瘾潜力:药物成瘾后戒断症状的存在及其严重性;药物的强化效应强度;药物耐受的程度;停止使用的难度、复发率、试验性使用者与成瘾者的比例;药物令人陶醉的程度。

根据药理特性综合分析,海洛因的成瘾潜力最大,大麻和咖啡因的成瘾潜力相对较小。临床上,精神活性物质成瘾者在使用高成瘾潜力的物质(如海洛因、可卡因等)之前,通常是从使用烟、酒、大麻等较低成瘾潜力的物质开始的,这就是所谓的通路理论。

(二)生物学因素

1.遗传学因素 研究表明,遗传学因素在物质依赖中起到重要的作用。大量研究证明,动物对某些物质依赖的形成具有显著的遗传性。如有些品系的鼠极易造成阿片类依赖的动物模型,而有些品系则很难。物质滥用的易感性因素是由基因决定的,如酒精依赖的遗传度为52%～63%。目前发现有两种途径将遗传易感性从上一代传至下一代,一是直接遗传的酒精或物质依赖易感性,二是将反社会人格传给下一代的间接方式。家系研究表明,物质依赖或滥用的家系成员中,物质滥用、酒精滥用、反社会人格、单相抑郁的相对危险性分别为对照家系的6.7、3.5、7.6和5.1倍。

2.精神活性物质依赖相关的神经通路 中脑腹侧被盖区向伏隔核、前额叶皮质和纹状体的多巴胺能神经投射,以及从前额叶皮质、杏仁核和海马向伏隔核的谷氨酸能神经投射,共同构成依赖的伏隔核相关的神经通路。研究表明,此通路不仅是物种个体、种族保存相关行为,如饮食、性等的神经解剖基础,还是介导与成瘾物质使用相关的犒赏、动机和学习等的重要神经通路。

3.性格特征 研究发现,物质滥用者有明显的性格特征,如反社会性,情绪调节较差,易冲动,缺乏有效的防御机制,追求立即的满足。

4.精神病理因素 在慢性使用精神活性物质的人群中,有很多患者有明显的抑郁、焦虑以及反社会人格障碍,它们往往与物质的使用互为因果,促进疾病的迅速发展。此外,精神病理因素对成瘾疾病的病程、治疗反应、临床表现及预后等具有重要影响。例如,研究发现如果成瘾者有明显的负性情绪、人际关系不良、冲动控制不良等,则成瘾病程发展迅速,患者往往不愿意接受治疗,停止治疗后也会很快复发。

(三)社会文化与心理因素

1.可获得性 不管精神活性物质的成瘾性多强,如果难以获得,滥用的机会就会减少。人们生活水平的提高使酒类供应丰富,饮酒数量也随之增加。20世纪80年代后,沿着毒品通道,毒品的供应量增加,吸毒人数也日益增加。

2.文化背景、社会环境和家庭因素 不同的时代,不同的社会文化背景,对不同药物的滥用有着不同的看法和标准。儿童、青少年看到长辈及同龄人使用精神活性物质后,容易产生模仿行为。而家庭矛盾,家庭成员交流差,不能相互理解、相互支持,父母意见不一,住房紧张,过分保护、放纵、虐待等,都是滥用精神活性物质的危险因素。

3.心理因素与心理强化作用 根据行为学理论,精神活性物质有明显的强化作用。多数精神活性物质都有增加正性情绪的作用,即"正强化",吸毒后的快感以及社会性强化作用都对精神活性物质的使用起到增强作用。而很多精神活性物质还有解除负性情绪的作用,即"负强化",毒品更有对抗负性情绪的作用。重要的是,在吸毒成瘾后,戒断症状的出现使物质滥用者不能自拔,必须反复使用毒品以解除戒断症状。此时出现两个恶性负性强化循环:"吸毒→社会家庭问题→负性情绪→吸毒"和"吸毒→依赖→戒断症状→吸毒"。正负强化过程均涉及神经系统复杂的可塑性变化。

知识拓展

新精神活性物质

新精神活性物质(new psychoactive substance,NPS)是指具有滥用潜力的、没有被联合国《1961 年麻醉品单一公约》和《1971 年精神药物公约》所列管、可引起公共健康风险的物质。与海洛因、甲基苯丙胺等传统毒品相比，NPS 具有相似或更强的药理作用，可引起急性精神障碍以及暴力倾向等，给社会治安和公共安全带来严重威胁。

根据化学结构，NPS 可分为十一大类，包括合成大麻素类、合成卡西酮类、苯乙胺类、色胺类、氨基茚满类、哌嗪类、氯胺酮及苯环利啶类、芬太尼类、苯二氮䓬类、植物类及其他类。

根据其药理学作用，NPS 可分为七大类，包括兴奋剂类、合成大麻素受体激动剂类、经典致幻剂类、合成阿片类、身心分离剂类、镇静催眠类和效果未知类。

任务二　物质使用与成瘾行为所致精神障碍

一、阿片类

(一)病因及发病机制

阿片类物质可通过不同的途径给药，如口服、注射或吸入等。阿片类物质口服时以非脂溶性形式存在于胃内，很少从胃吸收入血，大部分从肠道吸收。因为口服给药吸收不完全，所以给予口服阿片制剂的血药浓度一般只有同剂量注射给药的一半或更少。阿片类制剂以非脂溶性形式存在于血液中，这种形式的药物难以透过血脑屏障。但当吗啡被乙酰化成为海洛因后，则较易透过血脑屏障，这也许能解释为什么静脉注射海洛因所体验到的瞬间快感比注射吗啡更为强烈。阿片类物质可分布到机体的所有组织，包括胎儿。阿片类物质依赖的母亲生下的婴儿对阿片类物质具有依赖性，如果在出生后不给予阿片类物质，也可出现戒断症状。阿片类物质在由肾脏排泄之前，大部分由肝脏代谢。大多数阿片类物质的代谢较为迅速，平均代谢时间是 4～5 小时，故依赖者必须定期给药，否则会发生戒断症状。

自 1973 年以来，研究者们相继在脑内和脊髓内发现了阿片受体。这些受体分布在痛觉传导区以及与情绪和行为相关的区域，集中在脑室周围灰质、腹侧被盖区、中脑边缘系统和脊髓罗氏胶质区等区域。阿片受体已知有 μ、κ、δ 等多种类型，其中 μ 受体与阿片类物质的镇痛和欣快作用关系最密切，在中枢神经系统的分布也最广。阿片类物质通过上述受体可以产生镇痛、镇静作用，从而抑制呼吸中枢，抑制咳嗽中枢，兴奋呕吐中枢，产生缩瞳作用，抑制胃肠蠕动，发挥致欣快作用。

考点提示　阿片类物质临床表现。

(二)临床表现

1. 阿片类物质的依赖　初次使用阿片类物质时，绝大多数物质滥用者会出现不愉快的体验，如恶心呕吐、头昏、注意不集中、昏昏欲睡、全身无力、视物模糊、焦虑等。随着重复用药，不适感逐渐减轻或消失，快感逐渐显露，表现为强烈的电击般快感，继之是 0.5～2 小时的松弛状态，其间似睡非睡，自觉所有忧愁烦恼全消，内心宁静、温暖、快慰、幻想驰骋，物质滥用者进入飘飘欲仙的状态，但旁观者并不能观察到物质滥用者的愉快表现。之后出现短暂的精神振奋期，物质滥用者自我感觉好，办事效率佳，可持续 2～4 小时，直至下次用药。随着用药次数的增加，快感逐渐减弱或消失，持续用药主要是避免戒断反应，平均使用 1 个月后即可形成依赖。

阿片类物质依赖分为心理依赖和生理依赖。心理依赖表现为对阿片类物质强烈的心理渴求,初期是为了追求用药后的快感,后期则是为了避免戒断反应。复吸可能是为了消除戒断后的残留症状(如顽固性失眠、全身疼痛不适、乏力、焦虑、抑郁等)和追求刺激、快感(物质滥用者称为"心瘾"),难以克服,这是导致复吸率高的主要原因。躯体依赖是指机体内必须存在足够高浓度的阿片类物质,否则会出现戒断反应。耐受性是指反复使用阿片类物质使机体敏感性下降,要达到原有的药效,必须增加药量,而阿片类物质极易形成耐受。阿片类物质依赖者常表现出以下症状。①精神症状:情绪低落,易激惹,性格变化,自私、说谎,记忆下降,注意不集中,睡眠障碍。②躯体症状:营养状况差,体重下降,食欲丧失。性欲减退,男性患者出现阳痿,女性月经紊乱、闭经。头晕、冷汗、心悸、体温升高或降低,血糖降低,白细胞升高。③神经系统体征:可见震颤、步态不稳、言语困难、Romberg 征阳性,缩瞳、腱反射亢进,也可有掌颏反射、吸吮反射、霍夫曼征阳性等症状。部分患者出现脑电图轻度异常,β 或 θ 波活动增加。

2. 戒断综合征 由于阿片类物质的使用剂量、对中枢神经系统作用的程度、使用时间、使用途径、停药的速度不同,戒断症状的强烈程度也不一致。短效药物,如海洛因、吗啡通常在停药后8~12 小时出现,极期在 48~72 小时,症状持续 7~10 天。长效药物,如美沙酮的戒断症状出现在停药后 1~3 天,性质与短效药物相似,极期在 3~8 天,症状持续数周。戒断后最初表现为打呵欠、流涕、流泪、寒战、出汗等轻微症状。随后各种戒断症状陆续出现,典型的戒断症状可分为以下两大类。

(1)客观体征:血压升高、脉搏增加、体温升高、瞳孔扩大、流涕、震颤、呕吐、腹泻、失眠等。

(2)主观症状:恶心、食欲差、疲乏、无力、腹痛、肌肉疼痛、骨头疼痛、不安、发冷、发热、打喷嚏,同时伴有强烈渴求药物与觅药行为等。在戒断反应的任何时期,若恢复使用阿片类物质,能迅速消除上述症状。

3. 过量中毒 阿片类物质急性中毒是指近期使用阿片类物质后引起意识障碍或认知、情感、行为障碍,与剂量密切相关。临床表现为明显不适当的行为或心理改变,如初期欣快,之后淡漠、恶心、呕吐、言语困难、精神运动性激越或阻滞、判断障碍、损害社会或职业功能。严重者会出现瞳孔缩小伴嗜睡或昏迷、言语不清、注意和记忆损害。极严重的病例会出现昏迷、呼吸抑制、针尖样瞳孔,部分患者可出现肺水肿、呼吸衰竭,伴有皮肤发绀、发冷,体温和血压下降,甚至最终导致死亡。

二、镇静、催眠、抗焦虑药物

(一)病因及发病机制

镇静催眠类药物包括巴比妥类药物和非巴比妥类药物。巴比妥类药物包括长效类药物,如巴比妥、苯巴比妥;中效类药物,如异戊巴比妥、戊巴比妥;短效类药物,如司可巴比妥等。巴比妥类药物可镇静催眠,随剂量增加可产生抗惊厥、麻醉作用,直至呼吸、循环抑制,甚至中毒致死。长期用药易引起依赖,突然停药易引起反弹,中、短效作用的巴比妥类药物最易成瘾,并能快速产生耐受性,非巴比妥类药物如水合氯醛、甲丙氨酯等也容易成瘾。常见的抗焦虑药物是苯二氮䓬类药物,此类药物有安定、氯氮、奥沙西泮、硝西泮、氟西泮等。这类药物都具有抗焦虑作用、镇静作用和大剂量时的催眠作用,也是一种有效的肌肉松弛剂和抗癫痫药,主要作用于大脑的网状结构和边缘系统,因而产生镇静催眠作用,但如果使用不当,容易形成依赖。

(二)临床表现

1. 依赖表现 长期大量服用主要引起人格改变和智能障碍,表现为丧失进取心和责任感、性格孤僻、意志消沉、偷药骗药、创造力和主动性下降、计算力和理解力受损,另外还可有消瘦、乏力、多汗、食欲低下及性功能减退等躯体表现。若一次性大量服用巴比妥类药物,则可导致中毒,患者产生意识障碍,伴有震颤、言语不清、步态不稳等神经系统症状,严重者可致死亡。长期服用抗焦虑药物可导致患者躯体状况恶化,出现消瘦、面色苍白、倦怠无力、皮肤无光泽、性功能下降等表现,一般智能改变不明显。随着服药量的增大,其人格也会逐渐改变,轻者表现为易激惹及意志薄弱,重者撒谎、欺骗、偷窃及缺乏责任感等;还可见肌张力低下、腱反射降低或消失及步态不稳等神经系统症状。若一次性大量服用,可导致急性中毒,主要表现为意识障碍,严重者可致死亡。

2.戒断综合征 戒断综合征一般在停药后1～3天出现,轻者浑身难受、虚弱无力、头痛、失眠、心慌等;重者出现全身肌肉抽搐、癫痫发作、意识障碍、幻觉、兴奋、冲动等。药物的镇静作用越强,戒断症状越重,一般持续2～3周可恢复正常。

3.过量中毒 过量中毒可表现为轻度中毒症状,如意识障碍、轻躁狂、欣快、言语兴奋、震颤、吐字不清、步态不稳、记忆减退、理解力下降、工作学习能力下降、人格变化等。

三、中枢神经系统兴奋药物

(一)病因及发病机制

中枢神经系统兴奋剂又称精神兴奋剂,包括咖啡或茶中所含的咖啡因,主要引起社会关注的是可卡因和苯丙胺类药物,后者在医疗上可用于减肥、治疗注意缺陷与多动障碍。中枢神经系统兴奋剂包括苯丙胺、冰毒及摇头丸等非法类兴奋剂和麻黄碱、哌甲酯、芬氟拉明等合法类兴奋剂。苯丙胺类兴奋剂(amphetamine-type stimulant,ATS)除有强烈的中枢神经兴奋作用和致欣快作用外,还有使觉醒度增高、促支气管扩张、加快心率、增加心排血量和使口干、食欲降低等作用。

由于苯丙胺基本结构取代基位置和化合物的不同,苯丙胺类兴奋剂具有不同的药理学和毒理学作用,根据其中枢作用可分为以下四种类型。

1.以兴奋作用为主的药物 如甲基苯丙胺、哌甲酯、甲卡西酮等。

2.以致幻作用为主的药物 如2,5-二甲氧基-4-甲基苯丙胺,4-溴-2,5-二甲氧基苯丙胺。

3.有兴奋与致幻作用的药物 如3,4-亚甲二氧基甲基苯丙胺、3,4-亚甲二氧基乙基苯丙胺等,这些是摇头丸的主要成分。

4.以抑制食欲作用为主的药物 如芬氟拉明及其右旋异构体右旋芬氟拉明、西布曲明,精神兴奋作用较弱,滥用潜力较小。

苯丙胺可以选择性作用于脑干以上的中枢神经系统部位,从而提高大脑皮质的兴奋性,增强中枢神经系统活动;苯丙胺可使外周和中枢单胺能神经递质水平升高,从而导致心率加快、血压升高、体温升高、支气管扩张以及呼吸系统变化等拟交感效应。苯丙胺类兴奋剂所致神经系统(主要是边缘系统)突触间隙多巴胺、去甲肾上腺素和5-羟色胺水平的增加被认为是其导致犒赏作用的药理学基础,也是其造成欣快效应和药物滥用的主要原因。

(二)临床表现

使用苯丙胺类药物后,使用者可很快出现头脑活跃、精力充沛、能力感增强,可体验到飘飘欲仙感或全身电流传导般的快感。但使用后数小时就出现全身乏力、沮丧、疲倦、精神压抑,即进入"苯丙胺沮丧期"。这种正性和负性体验可导致使用者陷入反复使用的恶性循环,是形成精神依赖的重要原因。

1.急性中毒 初次使用苯丙胺后可体验到欣快感或焦虑不安,同时可出现自信心和自我意识增强、警觉性增高、精力旺盛、饥饿感及疲劳感减轻等,并可出现判断力受损。行为上表现为活动增多、言语增多、易激惹、坐立不安。药量继续增加时,可出现严重的焦虑情绪、情感表现愚蠢且不协调;思维联想松散、逻辑性差,并可出现幻觉、偏执观念或妄想;语速增快,言语含糊不清或持续言语。行为上表现为刻板动作和自发动作,少数人可出现冲动、伤人或自伤。采用静脉注射方式的物质滥用者上述症状来得更快、更严重。

苯丙胺类兴奋剂摄入量较大时可引起收缩压和舒张压升高,小剂量时由于心排出量增加而反射性地降低心率,大剂量时可出现心动过速和心律失常,呼吸速率及深度增加,出汗等。同时可出现头痛、心悸、疲倦、血压增高、发热、反射性心率减缓、瞳孔扩大、睡眠障碍。部分物质滥用者还可能出现咬牙、共济失调、头痛、恶心、呕吐等,以及尿潴留和便秘,中毒严重可导致惊厥、昏迷,心律失常甚至死亡。

2.慢性中毒 长期物质滥用者在最初用药的欣快感后往往会出现突发的情绪变化,表现为情绪不稳定、易激惹,往往因小事而大发脾气。还可出现注意和记忆损害。"苯丙胺性精神病"是由滥用苯丙胺类兴奋剂引起的中毒性精神障碍,常在长期用药中逐渐出现。其症状表现与偏执型精神分裂症颇为相似,主要有以下表现。

(1)感知觉障碍:物质滥用者在意识清晰的状态下出现丰富的错觉或幻觉(幻听或幻视),错觉及幻觉使物质滥用者感到恐怖。

(2)思维障碍:最初表现为敏感、多疑,逐渐发展为牵连观念、偏执观念、被害妄想或夸大妄想,并伴有相应的情感反应。物质滥用者在妄想支配下发生冲动行为,甚至会采取自伤或伤人等暴力行为。精神症状在停止滥用数周后可自行恢复,但再次使用药物又会诱发。部分物质滥用者的精神症状可在停药后数月持续存在。

四、酒精

(一)病因及发病机制

饮酒问题的严重程度在不同社会、文化环境中有所不同,主要的影响因素包括价值观、社会习俗、社会角色、经济发展、饮食习惯、社会应激等。国内外研究均发现,以下社会因素与饮酒相关问题关系较大:性别、受教育程度、婚姻状况、体力劳动强度、社会对醉酒者的容忍度、收入情况等。另外,酒精依赖有家族聚集性,其遗传度为 $51\%\sim65\%$(男性)和 $48\%\sim73\%$(女性)。最强有力的饮酒问题预测指标是一级亲属有酒精依赖患者。一般来说,一级亲属中有酒精依赖患者的人群饮酒问题的发生率是没有者的 2 倍。酒精依赖患者的血小板 5-羟色胺水平较低,脑脊液5-羟色胺代谢产物 5-羟色胺酸水平较低,特别是具有冲动与暴力行为的患者。

一般认为,酒精依赖患者并没有共同的病前人格特点。但临床上还是可以见到,酒精依赖患者往往比较外向、冲动、喜欢寻求刺激。根据行为理论,正性条件刺激(如增加快感)、负性条件刺激(如减少焦虑、抑郁、应激刺激,戒断症状等)产生正性强化作用和负性强化作用。另外,个体的"期待"也起着重要作用,酒精依赖患者往往在心理上过分强化饮酒所产生的快感,而对不良后果视而不见。

> **考点提示** 酒精中毒临床表现。

(二)临床表现

1.急性酒精中毒 酒精是中枢神经系统抑制剂,个体对酒精的反应差异很大,取决于血液酒精浓度和个体耐受性。一般来说,在没有明显成瘾的情况下,饮酒量或血液内酒精的浓度不同,其抑制的程度及范围也不同,可表现为以下两点。

(1)病理性醉酒:表现为在少量饮酒后出现冲动攻击的暴力行为,并在深度睡眠后结束,醒后遗忘。但至今没有充足证据说明这是一个临床疾病,DSM-4 之后就剔除了这个疾病类别。

(2)酒精所致遗忘:一种短暂的遗忘状态,多发生在醉酒状态后,当下没有明显的意识障碍,但次日酒醒后对饮酒时的言行完全或部分遗忘,遗忘的片段可能是几个小时,甚至更长时间。

2.酒精依赖 1976 年,英国学者 Edwards 等提出酒精依赖模型,其基本假设是依赖不是全

微课 11-2

或无现象,而是有不同的严重程度。酒精依赖的临床特征如下。

(1)固定的饮酒方式:多数饮酒者能控制自己的饮酒行为,可根据环境调整自己的饮酒方式。但是,酒精依赖患者饮酒方式比较固定,如晨起饮酒,在不应该饮酒的时间、场合也饮酒,主要是为了维持体内酒精浓度,以免出现戒断症状。

(2)特征性寻求饮酒行为:酒精依赖患者把饮酒作为第一需要,为了饮酒可以不顾一切,可以采用任何手段,且明知道继续饮酒的严重后果,但仍难以自制。

(3)酒精耐受性增强:表现为饮酒量增加,但在晚期,由于肝功能受损,耐受性反而下降。酒精耐受性增加的同时,对其他药物(如巴比妥类、苯二氮平类)也会出现交叉耐受。

(4)戒断症状:戒断症状可轻可重,重者可危及生命,与个体差异和依赖程度有关。

戒断症状的发生与体内酒精浓度有关,酒精依赖严重的患者晨起就要饮酒,目的是缓解戒断症状。戒断症状主要有以下表现。

①震颤:开始为细微的震颤,以后可能发展为粗大的震颤,很多酒精依赖患者如果早上不喝酒,连刷牙、洗脸都困难。

②恶心:主要表现为干呕,饮酒后缓解。

③出汗:酒精依赖患者常常半夜因为大汗淋漓而惊醒。

④情绪不稳:主要表现为烦躁、焦虑、抑郁,酒精依赖患者觉得"心里七上八下",好像有什么事情没有做。

(5)为避免戒断症状的饮酒行为:在酒精依赖的最初阶段,患者觉得需要在吃午饭时喝酒以缓解不适,随着症状的发展,患者需要晨起饮酒,后来需要在夜间饮酒,最后是身不离酒。很多处于酒精依赖早期的患者,因为喝酒的机会较多,从来没有出现过戒断症状,直到晨起饮酒才发现自己可能形成酒精依赖,但患者往往会找很多借口,有意无意地否认自己的问题,等到去医院看病时,才发现已经到了酒精依赖的严重阶段。

(6)渴求:酒精依赖患者对酒精强烈渴望,渴求往往与环境有关,诱发渴求的因素包括戒断症状,焦虑、抑郁、兴奋情绪,来到喝酒的地方等。患者明知道应该少喝酒,以免出丑,但往往不能控制饮酒行为和饮酒量。

(7)多次戒酒失败:成瘾行为的共性,患者多次戒酒,但很难维持较长时间,很快又会再次饮酒。

3.酒精依赖所致器质性精神障碍

(1)戒断综合征:表现多种多样,一般发生在停饮后6～12小时,开始有手抖、出汗、恶心,继之出现焦虑不安、无力等精神症状,患者有强烈的饮酒渴望。此时如果还没有酒喝,症状会逐渐增加,在停饮后24～36小时,可见发热、心悸、唾液分泌增加、恶心呕吐等,体征上可有眼球震颤、瞳孔散大、血压升高等,戒断症状在48～72小时后达到高峰,之后逐渐减轻,4～5天后躯体反应基本消失。

(2)酒精性癫痫:大约30%的患者在戒酒期间出现癫痫样痉挛发作,表现为意识丧失、四肢抽搐、两眼上翻、角弓反张、口吐白沫等,持续时间不定,一般5～15分钟意识恢复,这种情况较危急,有一定生命危险,需要住院观察。

(3)酒精性幻觉症:患者在戒酒后出现不适、焦虑,短暂的视幻觉、触幻觉或各种错觉。在此阶段,患者的现实检验能力还存在。但严重者,上述精神症状更为明显,如凭空听到别人的责骂声和威胁声,为此惊恐万分,向人求助,或企图自杀。亦可有错视、视物变形,多系恐怖场面,故有冲动伤人的行为,可能造成非常严重的后果。一般持续数日,亦可迁延不愈,往往向震颤性谵妄发展。

(4)震颤性谵妄:严重的酒精依赖患者,如果突然断酒,开始时会出现前面描述的戒断症状,但随着症状加重,在戒酒3～4天后出现震颤性谵妄。表现为意识模糊,分不清东西南北,不识亲人,不知时间,有大量的知觉异常,如常见形象歪曲而恐怖的毒蛇猛兽、妖魔鬼怪,患者情绪激越、大喊大叫。最重要的特征是全身肌肉有粗大震颤,上述症状有昼夜节律。此外,尚有发热、大汗淋漓、心跳加快、血压升高等自主神经系统症状。可出现白细胞升高,脑电图异常、肝功能异常等。如果处理不当,患者常因高热、脱水、衰竭、感染、外伤而死亡,死亡率在 5% 左右。震颤性谵妄常突然发生,持续 2～3 天,常常以深而长的睡眠结束,清醒后,对震颤性谵妄的症状不能回忆。有些患者可能遗有遗忘综合征。

(5)酒精依赖所致神经系统损害。

①记忆障碍:酒精依赖患者神经系统的特有症状之一,特别是不能记住最近发生的事情,学习新知识十分困难,其中一种特殊的记忆障碍是遗忘综合征,表现为记忆障碍、虚构、定向障碍三大特征,严重时患者几乎完全丧失近记忆,或对过去实际经历过的事物在其发生的时间、地点、情节上,有回忆的错误。由于记忆损害,患者在被要求回忆往事时,为了摆脱困境,以随意想出的内容来填补记忆的空白,称为"虚构"。患者常对生活中的经历片刻即忘,连虚构的情节也不能在记忆中保持,在每次重述时都有变化,且易受暗示的影响。到后来,患者分不清东西南北,记不住亲人的姓名,记不住自己的年龄,外出不远即迷路。患者还可能有幻觉、夜间谵妄等表现。

②韦尼克脑病:维生素 B_1 缺乏所致,典型症状表现为眼球震颤、眼球不能外展和明显的意识障碍,伴定向障碍、记忆障碍、震颤性谵妄等,大量补充维生素 B_1 可使眼球的症状很快消失,但记忆障碍的恢复较为困难,80% 的遗忘综合征是由韦尼克脑病转变而来。

③末梢神经炎:B 族维生素的缺乏所致,临床表现为左右对称性四肢无力、感觉麻木,有针刺样或烧灼样的感觉,检查时腱反射减弱,浅感觉降低,闭上眼睛时站立不稳,手足出汗过多,严重时走路鞋袜掉了也不知道。由于神经系统营养和躯体抵抗力很差,一旦四肢出现外伤,将久久不能愈合,偶有因此而截肢的患者。

五、烟草

(一)病因及发病机制

烟草具有成瘾性是毋庸置疑的事实,烟草的成分多样,其中具有成瘾性的物质是尼古丁(nicotine)。尼古丁是一种具有难闻苦味、无色易挥发的脂溶性液体,易在空气中氧化变为棕色,有剧毒。研究证明,尼古丁符合高成瘾性物质的所有标准。它具有正性强化作用,能增加正性情绪,减少负性情绪,可增加吸烟者的注意力和提高吸烟者的操作能力。若成瘾后突然戒断,可出现唾液增加、头痛、易激惹、失眠、血压下降等戒断症状,令吸烟者难以摆脱尼古丁的控制。尼古丁通过作用于脑的尼古丁受体(尼古丁乙酰胆碱受体)发挥其生理和行为作用。尼古丁也能作用于中脑边缘系统,产生强化作用。尼古丁的主要代谢产物是可替宁,它不具有生物活性。

香烟燃烧时含有的化学物质高达 4000 种,其中在气相中含有近 20 种有害物质,有致癌作用的如二甲基亚硝胺、二乙基亚硝胺、乙烯氯化物、联氨,还有一氧化碳、氮氧化物、吡啶等有害物质。一氧化碳对血红蛋白的亲和性很强,因吸烟出现大量的碳氧血红蛋白可使心血管系统受累,特别是导致心肌运送氧的能力减弱,易引发缺血性心脏病、心绞痛等。此外,吸烟还可使呼吸系统、消化系统受损,并可导致多种癌症的发生。

(二)临床表现

尼古丁依赖主要表现为心理依赖和躯体依赖。心理依赖方面,主要是对烟草的渴求,不能吸烟时出现情绪不稳,注意力不集中,坐立不安,易激惹、发脾气等。躯体依赖方面,可出现心率减慢,食欲增加,体重增加,皮肤温度降低等躯体症状。使用量较大者(每天吸烟 10 支以上)在突然停止吸烟后可出现戒断症状,戒断症状在停吸后 2 小时出现,24 小时达到高峰,之后数天内逐渐减轻,可能持续数周。

尼古丁依赖的临床特点:无法控制对尼古丁的强烈渴求;不分时间、地点、场合,不能控制地使用尼古丁;耐受性增加,即吸烟量逐渐增加;戒断症状。

六、赌博

(一)病因及发病机制

赌博是指以赢钱为目的,参与由机会决定其结局的游戏或类似游戏的活动。赌博根据严重程度可分为两种。一是以娱乐、社交为目的的普通赌博,二是病理性赌博,指频繁出现、反复发作的赌博行为,且赌博在个人生活中占据主导地位,并对其生活、职业、财产、社会功能,以及家庭价值观念与义务都造成损害的一种精神障碍。在DSM-5和ICD-11中,赌博障碍均被作为一种常见的行为类型,表现为持续而反复的赌博行为模式,包括在线(即互联网上进行的)或线下两种形式。赌博障碍多起始于青少年和成年早期,赌博动机包括赚钱、娱乐、社交需要、寻求刺激、逃避现实等。

(二)临床表现

赌博障碍主要表现为在一段时间(至少12个月)内,控制赌博行为的能力受损(如对开始赌博,赌博的频率、强度、持续时间,结束赌博,赌博行为的背景失去控制),赌博在生活中的优先程度不断增加,超出其他的兴趣或日常活动,虽然已出现负面后果,但赌博行为仍持续或不断升级。这种行为模式导致了个人的家庭、社交、学业、职业或其他重要领域功能的显著受损。

赌博障碍者的行为特点:常具有冲动性,缺乏深思熟虑而导致长期的不良后果。赌博障碍与物质滥用、抑郁障碍、焦虑障碍等精神疾病的共病率高。

七、游戏障碍

(一)病因及发病机制

网络依赖或成瘾是指过度使用网络而导致人们出现明显的社会功能障碍、心理损害的一种现象。中国互联网络信息中心发布的第56次《中国互联网络发展状况统计报告》显示:截至2025年6月,中国网民规模达11.23亿人,互联网普及率达79.7%。网络游戏用户规模达5.84亿人,占网民整体的52.0%。2013年DSM-5中将"网络游戏障碍"(internet gaming disorder,IGD)列为需要进一步研究的临床现象,2019年世界卫生组织在ICD-11中将游戏障碍视为精神疾病。游戏障碍是指反复而持续的游戏行为模式(电子游戏或视频游戏),包括在线(即互联网上进行的)或线下两种形式。国内针对36项调查研究分析发现,问题性在线游戏障碍患病率为3.5%～17%,发生风险在青春期达到高峰,中国青少年游戏障碍的患病率为0.9%～27.5%。IGD的产生与性别、心理特征、成长环境、家庭教养方式、同辈影响以及由此形成的不合理认知和不良行为密切相关。游戏心理动机包括社交、逃避、竞争、应对、技能发展、幻想和娱乐等。

(二)临床表现

主要表现为在一段时间(至少12个月)内,患者控制游戏行为的能力受损(如对开始游戏,游戏的频率、强度、持续时间,结束游戏,游戏行为的背景等失去控制),游戏在生活中的优先程度不断增加,超出其他兴趣或日常活动,虽已出现负面后果,但游戏行为仍持续或不断升级。患者持续而反复的游戏行为模式导致个人的家庭、社交、学业、职业或其他重要领域功能的显著受损。游戏障碍与心境障碍、焦虑障碍、冲动与注意缺陷与多动障碍共病率高。

任务三　常见精神活性物质所致精神障碍的护理程序

一、护理评估

(一)健康史

1. 个人史　物质使用与成瘾行为史、用药种类、用药方式、用药持续时间、每次用药量、目前用药量及间隔时间等；饮酒史、饮酒量、饮酒种类、饮酒模式等；吸烟史、对尼古丁依赖程度等；赌博或游戏行为的时间、频次，所造成后果等。

2. 既往史　患者治疗情况，既往戒毒、戒酒或戒烟史等，是否被迫或自动就医，治疗用药及效果，药物不良反应等情况。

3. 家族遗传史　患者是否有精神疾病家族史。

(二)生理功能

患者生命体征，皮肤注射痕迹、瘢痕、皮肤完整性，营养状况，包括有无营养不良、极度消瘦等。神经系统状况，注意患者腱反射、周围神经损伤情况，如感觉麻木等。躯体戒断症状，有无打呵欠、流涕、发热、肌肉疼痛、腹痛、恶心呕吐、腹泻震颤、共济失调、睡眠障碍等。并发症，有无感染性疾病、消化道疾病、肝肾功能损害、心血管系统疾病、泌尿系统疾病、神经系统疾病、性病等。辅助检查，包括血、尿、便；常规检查，血生化、心电图、脑电图检查。

(三)心理功能

1. 精神症状

(1)认知活动。

①有无知觉的改变，如出现幻听、幻视等症状。

②有无思维内容障碍及思维过程方面的改变，如妄想等。

③有无智力与记忆损害，如遗忘、错构、虚构等。

④有无注意减退和定向障碍。

(2)情感活动。

①患者物质戒断时，有无焦虑、抑郁、紧张、恐惧不安等情绪。

②急性酒精中毒时，患者有无兴奋、吵闹、易激惹或情绪不稳。

③停药或减少成瘾行为时，患者是否对以往行为感到自责、悲伤、羞愧。

(3)意志活动。

①用药或成瘾行为动机：患者是否好奇心重、追求快感、逃避困境等。

②生活规律：患者是否改变了原有的生活方式，患者基本需求能否满足。

③觅药行为：患者在脱瘾治疗中是否持续用药，有无说谎、偷窃、收集、藏匿、攻击等行为。

2. 人格特质　患者有无人格不成熟或缺陷，如经受不住挫折、易冲动、反社会倾向等。是否缺乏自信及决策能力，是否内心孤独、退缩、不合群、冷酷、仇恨、缺乏爱心等。

(四)社会功能

患者工作、学习效率是否降低，人际交往能力和生活自理能力有无减弱。是否沉溺于游戏、赌博，不良行为程度如何，有无逃学、旷工、欺骗、偷窃等行为，有无严重影响社会安定的犯罪问题等。家庭功能是否良好，有无子女受虐待、教养不良，以及婚姻破裂等问题。社会支持系统状况，家庭成员或亲友中是否有药物滥用者、酒精依赖者或沉溺赌博者,家庭成员及亲友对患者的支持及关心状况如何。

此外,可应用评估工具对个体的物质使用与成瘾行为、戒断症状等进行评估,常用工具包括WHO 开发的用于筛查酒精及其他物质使用的访谈量表、阿片戒断症状评价量表、酒精使用障碍识别测验、密歇根酒精依赖调查表、饮酒问卷、CAGE 问卷、尼古丁依赖检验量表、Russell 吸烟原因问卷、网络游戏障碍量表等。

二、常见护理诊断/问题

1. 营养失调(低于机体需要量) 与酒、烟、药滥用所致的缺乏食欲而产生的营养吸收不良,或以酒、药取代摄取营养的食物,或不良饮食习惯等有关。

2. 急性物质戒断综合征 与减少或停用物质或使用拮抗剂所致的身心反应有关。

3. 睡眠型态紊乱 与物质依赖所致欣快作用、行为模式异常、戒断症状等有关。

4. 有受伤的危险 与意识不清及躁动、全身衰竭、肢体肌张力下降,以及头晕、眩晕、晕厥有关。

5. 有中毒的危险 与过量服用精神活性物质、过高估计耐受程度、认识和情感困难等有关。

6. 有感染的危险 与共用或重复使用注射器、皮肤消毒不严或不消毒、溶剂达不到无菌标准、机体抵抗力下降等有关。

7. 急性意识障碍 与酒精或药物过量中毒、戒断反应等有关。

8. 思维过程紊乱 与酒精或药物过量中毒、物质依赖导致中枢神经系统受损、戒断反应有关。

9. 冲动控制无效 与好奇心重、寻求刺激、逃避现实或困境等有关。

10. 自我认同紊乱 与缺乏正向反馈、家庭关系不良、社会支持缺乏等有关。

11. 个人应对无效 与认知歪曲、支持系统缺乏等有关。

12. 有暴力行为的危险(针对自己或针对他人) 与酒精或药物中毒、戒断反应或个人应对机制无效有关。

13. 自理能力缺陷 与躯体并发症、戒断症状等有关。

14. 社交障碍 与用药或成瘾行为不被社会接受、人格改变、行为退缩等有关。

三、护理目标

(1)患者营养状况改善。

(2)患者戒断症状得到有效控制。

(3)患者睡眠状况好转。

(4)患者未发生受伤。

(5)患者未发生中毒。

(6)患者未出现感染。

(7)患者意识恢复良好。

(8)患者思维过程正常,能正确认识物质依赖或成瘾行为问题。

(9)患者能认真执行戒毒、戒酒或戒烟计划,逐步控制成瘾行为。

(10)患者能自我认同,有效处理和控制情绪。

(11)患者能运用合适策略应对压力,应对机制积极。

(12)患者未发生自伤或伤害他人的行为。

(13)患者自理能力逐步恢复。

(14)患者能表现适当的职业和社会角色功能,社交改善。

考点提示 精神活性物质所致精神障碍患者的护理措施。

四、护理措施

（一）安全护理

定期安全检查，加强危险品管理，保证断绝酒和各种物质的来源，严禁带毒品和酒到病房，密切观察患者有无再度使用物质的行为。此外，较多患者在入院后，因戒断反应严重，难以克制生理上的痛苦和心理上的依赖，要求提前出院，要密切关注患者言谈举止，分析掌握其心理活动和需求，保证患者安全。对于有受伤危险的患者，提醒其行走时动作宜缓慢，洗澡、上下楼梯时有人陪伴；患者躁动不安时，可将床垫放在地板上，必要时使用约束带保护。

（二）一般护理

1. 饮食护理 物质依赖与成瘾行为者饮食无规律，大多食欲下降、厌食，戒断反应重时甚至拒绝进食。护理人员应观察患者每餐进食情况，给予清淡易消化、营养丰富的饮食，鼓励患者多饮水。慢性酒精中毒患者如吞咽困难可给予软食，防止噎食。拒食或昏迷者可给予鼻饲。对严重呕吐无法自行进食者，由护理人员协助进食，必要时给予鼻饲或静脉营养支持。

2. 睡眠护理 物质依赖者在戒断反应后往往存在顽固性失眠，若不及时纠正，患者注意力就会集中在躯体的不适感上，易诱发复吸或产生镇静催眠药物依赖。在药物调整基础上，应采取措施协助患者改善睡眠状况，如指导患者养成规律的作息习惯，白天参加各种文娱活动；改善睡眠环境，保持宁静、舒适、光线适中、空气清新；睡前不宜太饿或太饱，不宜大量饮水；睡前避免剧烈运动，过度兴奋或其他刺激，放松心情，控制情绪；可以听轻柔的音乐，睡前用温水洗澡，注意足部保暖等。严密观察记录患者的睡眠时间。

3. 生活护理 加强口腔护理、皮肤护理、排泄护理，保持床单位清洁、干燥舒适。戒毒患者对疼痛异常敏感，护理时应注意操作轻柔，尽可能少触碰患者皮肤。对奇痒难忍的症状，除给予药物缓解外，护理人员应给予心理支持，鼓励患者坚定治疗的信心。

（三）对症护理

1. 过量中毒护理 病房内备好抢救药品及器材，如纳洛酮等，配合医生做好危重患者的抢救和护理。首先要确认是何种药物中毒，再给予适当的处理方法，如洗胃、给予拮抗剂等。急性酒精中毒患者入院后要尽快使用纳洛酮，使其快速清醒。此外，要密切观察患者的生命体征变化，保持水、电解质与能量代谢平衡，保持呼吸道通畅，做好口腔护理及皮肤护理，预防并发症。

2. 戒断症状护理 密切观察患者生命体征和意识状态，观察和及时处理可能出现的戒断反应，适时用药。一般脱瘾者在流泪、流涕、呵欠之后相继出现全身症状，以全身酸痛、心悸、胸闷、发热、发冷、出汗居多，要密切观察，尽早发现症状，把握最好的给药时间，减轻患者痛苦。患者在戒断反应期间应卧床休息，避免剧烈活动，减少体力消耗；站立时要缓慢，不应突然改变体位。酒精依赖者突然断酒后若出现震颤性谵妄，要遵医嘱对症给药，密切观察病情变化；如果发生痉挛要有专人护理，放置牙垫，防止舌咬伤，保证呼吸道通畅，必要时给予吸痰、吸氧，尽量让患者卧床休息，确保其安全。吸烟者戒烟后可能会出现体重增加，应劝告吸烟者不要实施减肥计划，加强其对戒烟益处的认知。

3. 精神症状护理 对于存在精神症状（如幻觉、妄想）的患者，护理人员要以平静、理解的态度介绍环境，给予恰当保证，减轻患者恐惧，避免与其争辩。

4. 兴奋躁动护理 物质依赖者多伴有人格障碍，表现出易激惹、冲动，甚至违反规章制度、不服从治疗，接触中应注意方式，既要坚持原则，又要正确疏导，避免直接冲突。对于躁动或混乱者，可根据病情设专人护理，必要时给予保护性约束，防止患者冲动性的自伤或伤人。

5. 躯体合并症护理　物质依赖患者多伴有各种躯体疾病,如心血管疾病、肝功能异常等消化系统疾病、神经系统损害以及传染性疾病等。对心血管疾病患者,应密切监测血压脉搏等;对肝功能异常等消化系统疾病患者,要减少刺激性食物对消化系统的损害;对于神经系统损害患者,应加强照顾,防止发生跌倒或其他意外;对传染性疾病患者应注意防止交叉感染。

（四）用药护理

1. 严格遵守用药制度　按时给药,观察患者用药后的疗效和可能发生的不良反应,注意其有无藏药行为。

2. 静脉用药观察　注意及时调整静脉用药的液体滴速,并关注心率、呼吸、血压、瞳孔、意识的变化。

3. 特殊用药观察　如患者服用戒酒硫进行治疗时,应特别警告患者不要在服药期间饮酒,并密切观察戒酒硫可能出现的不良反应,如面部皮疹、过敏性皮炎、疲劳、震颤、头痛等。

（五）心理护理

1. 建立良好治疗性护患关系　护理人员应具有高度的耐心和同情心,理解、接纳患者,与患者建立良好的治疗性护患关系。尊重患者,保持非批判性态度,耐心倾听患者的不适主诉,向患者表达提供支持帮助的意愿,给予情绪支持。

2. 加强认知干预　针对具体情况,向患者提供有关物质依赖与成瘾行为问题的知识,与其讨论滥用物质或行为成瘾的原因,帮助患者认识到危害与后果,从而自觉配合戒除物质或成瘾行为。

3. 矫正不良行为　在物质戒断期间,护理人员要努力规范患者行为,对其操纵行为或不合理要求,予以适当设限,严加防范患者因戒断反应而出现的觅酒或觅药行为。护理过程中可使用行为契约法（behavioral contract）对患者行为进行约束,行为目标由护理人员和患者双方讨论和同意而制订,最好以书面方式记录下来并由双方签名。

4. 运用良好的应对方式　帮助患者认识到存在的不恰当应对问题的方式,如当谈论到不愉快的事件时,选择愤怒、扔东西、酗酒、吸烟等。同患者一起分析、识别及运用更有效的正确应对方式,协助其提高解决问题的能力和技巧。

5. 建立正性自我概念　由于患者借以建立自尊的人际关系或活动已经破坏,他们常常已失去工作、朋友及家庭,因此会表现出自卑。护理人员要对患者进行自我肯定训练,帮助其重新认识自己,改变对自己的负向评价,重建自我概念。

6. 预防复吸因素　帮助患者认识复吸的高危因素,如以往的吸毒环境、毒友的影响、各种负性情绪等,并协助其采取预防复吸的恰当处理方法,如学会排解自己的不良情绪,回避与以往滥用药物相关的人、地点、事物等。

| 育心铸魂坊 |

护患有爱,携手同行

护理人员要想得到患者的信任和理解,必须诚心诚意地对待患者,传递爱心,温暖人心,才能使患者主动与其交流,护理人员才能知道患者想什么,担心什么以及从哪些方面去沟通。根据患者的个体差异采取相对应的沟通方法,为更多患有药物依赖性和与毒品有关的疾病的患者提供人道而个性化的护理,使这部分患者有机会康复并重新融入社会,提供以康复为主的连续护理,携手同行更有利于治疗效果的巩固和提高。

Note

五、护理评价

(1)患者营养状态是否改善,有无营养不良。

(2)患者戒断症状是否有效控制,有无物质觅取行为。

(3)患者睡眠状况是否好转。

(4)患者有无受伤。

(5)患者是否发生中毒,中毒患者是否得到有效救治。

(6)患者是否出现感染。

(7)患者意识状态是否恢复。

(8)患者思维过程是否恢复正常,对物质依赖或成瘾行为有无正确认识。

(9)患者是否按计划戒毒、戒酒或戒烟,控制成瘾行为。

(10)患者能否自我认同,有效处理和控制情绪。

(11)患者能否运用策略积极应对压力。

(12)患者有无发生冲动或自伤行为。

(13)患者自理能力是否提高。

(14)患者是否具备适当的家庭、职业和社会角色功能,社交有无改善。

学习小结

本项目从物质使用与成瘾行为所致精神障碍的概念和分类、病因及发病机制入手,主要讲解物质使用与成瘾行为所致精神障碍的临床表现和护理,通过以上内容学习,学生能够识别物质使用与成瘾行为所致精神障碍的症状以及为患者做出正确的护理评估,并针对患者护理诊断对患者实施具体的护理措施。在此过程中,学生关心、关爱患者,建立良好护患关系,理解、尊重患者的负性情绪在沟通中帮助患者建立积极、乐观的治疗信念。

微课 11-4

能力测验

一、单项选择题

1.下列哪项不是尼古丁依赖可采用的药物治疗?(   )

A.苯丙胺　　　B.替代疗法　　　C.可乐定　　　D.安非他酮　　　E.酒石酸伐尼克兰

2.根据药理特性,精神活性物质可分为七类,下列哪项属于中枢神经系统抑制剂?(   )

A.苯二氮䓬类　B.吗啡　　　C.可待因　　　D.尼古丁　　　E.苯丙胺类

3.李女士,经常吸食冰毒,吸食次数和量逐渐增大,近半月来不思饮食,全身无力,身体消瘦,反应迟钝,对该患者最重要的护理措施是(   )。

A.饮食护理　　B.安全护理　　C.睡眠护理　　D.心理护理　　E.健康教育

4.关于精神活性物质的说法错误的是(   )。

A.能改变人类的情绪、行为、意识状态　　　B.具有导致依赖的作用

C.使用后可取得某些特殊心理、生理状态　　D.精神活性物质不容易被滥用

E.包括中枢神经系统抑制剂

5.下列对于物质依赖所致精神障碍的护理,不妥的是(   )。

A.提供心理支持　　　　　　　　　B.监督患者按时服药

C.鼓励患者继续使用成瘾物质以减轻症状　　D.帮助患者建立健康的生活方式

扫码看答案

Note

E. 对患者进行健康教育

6.患者,男性,59岁,有饮酒史34年,现每天饮白酒2斤,目前存在妄想症状。若予以戒酒治疗,不可采取的措施是(   )。

　　A. 小量抗精神病药　　　　　　　B. 补充维生素　　　　　　　C. 立即停酒

　　D. 行为治疗　　　　　　　　　　E. 健康教育

7.下列表现对诊断物质依赖没有帮助的是(   )。

　　A. 耐受性增强　　　　　　　　　B. 渴求　　　　　　　　　　C. 冲动性使用物质

　　D. 带来严重不良后果　　　　　　E. 戒断症状

8.我国的毒品不包括(   )。

　　A. 阿片类物质　　B. 尼古丁　　　C. 大麻　　　　D. 兴奋剂　　　E. 可待因

9.下列不属于阿片类物质的是(   )。

　　A. 海洛因　　　　B. 丁丙诺啡　　C. 美沙酮　　　D. 苯丙胺　　　E. 吗啡

10.下列哪项不是酒精依赖的特征?(   )

　　A. 耐受性增强　　　　　　　　　B. 无戒断症状　　　　　　　C. 强烈的饮酒欲望

　　D. 难以控制自己的饮酒行为　　　E. 明知饮酒的不良后果仍坚持饮用

11.药物依赖是指个体对药物产生(   )。

　　A. 生理依赖　　B. 心理依赖　　C. 精神依赖　　D. 耐药性　　　E. 生理和心理依赖

12.下列不属于戒断综合征一般表现的是(   )。

　　A. 判断力增强　　B. 幻觉　　　　C. 失眠　　　　D. 失眠　　　　E. 烦躁易怒

13.酒精戒断综合征一般发生在停饮后(   )。

　　A. 6～12 小时　　B. 4～8 小时　　C. 5～10 小时　　D. 1～4 小时　　E. 3～6 小时

14.赌博障碍者的行为特点不包括(   )。

　　A. 冲动性　　　　　　　　　　　B. 缺乏深思熟虑　　　　　　C. 自我控制能力强

　　D. 时间管理差　　　　　　　　　E. 规划能力差

15.下列哪项不属于精神活性物质所致精神障碍患者心理护理的内容?(   )

　　A. 建立良好治疗性护患关系　　　B. 加强认知干预　　　　　　C. 建立正性自我概念

　　D. 加强安全检查　　　　　　　　E. 运用良好的应对方式

二、名词解释

1.戒断反应

2.成瘾

3.物质使用与成瘾行为所致精神障碍

4.赌博障碍

5.游戏障碍

三、简答题

1.简述物质使用与成瘾行为所致精神障碍患者的用药护理措施。

2.简述精神活性物质所致精神障碍患者的护理诊断。

(聂　荔)

Note

项目十二　应激相关障碍患者的护理

扫码看课件

项目十二
思维导图

学习目标

知识目标：

1.掌握应激相关障碍的概念、临床表现及护理措施。

2.熟悉应激相关障碍的主要治疗方法。

3.了解应激相关障碍的病因及发病机制。

能力目标：

1.能识别应激相关障碍的临床表现。

2.能对应激相关障碍患者进行护理,预防意外事件的发生,并能帮助患者学会正确地应对生活中的各种事件。

素质目标：

对待患者时表现出高度的同理心,理解患者的痛苦和需求,提供温暖和支持性的护理环境。

案例导入

2024年7月,李女士骑电动车送8岁女儿上学途中,一辆失控货车迎面撞来。李女士被甩出数米,目睹女儿当场身亡。她瞬间瘫坐在地,浑身颤抖,尖叫不止,试图爬向女儿却无法移动。路人赶来时,李女士眼神涣散,无法辨认救助者身份,反复呢喃"妈妈不该骑这条路"。急救人员注射镇静剂后,她才停止挣扎。次日李女士表情僵硬,对亲友呼唤毫无反应。随后才慢慢缓解,但常常深夜惊醒哭喊女儿名字,闭眼即浮现车祸血腥画面。平时,非常回避车祸场景,绕行事发路口、销毁女儿书包等遗物,甚至拒绝触碰电动车,反复念叨"我害死了孩子",听到鸣笛声即惊恐蜷缩。

请思考：

(1)请识别李女士主要存在哪些精神症状。

(2)请简述护理人员应如何帮助她。

任务一　应激相关障碍的概述

一、应激相关障碍的概念及流行病学特点

应激相关障碍(stress-related disorder)是由一个或一系列应激性、创伤性事件或不良经历引起的一组功能性精神障碍,其症状内容、病程与预后均与应激因素有密切关系。在DSM-5中,应

Note

187

激相关障碍包括急性应激障碍（acute stress disorder，ASD）、创伤后应激障碍（posttraumatic stress disorder，PTSD）和适应障碍（adjustment disorder），DSM-5 还首次将反应性依恋障碍（RAD）和脱抑制性社会参与障碍（DSED）归入创伤及应激相关障碍中；而在 ICD -11 中，应激相关障碍还包括延长哀伤障碍（PGD）、复杂性创伤后应激障碍（C-PTSD），虽然 ICD -11 中没有直接列出急性应激障碍和适应障碍，但这两类障碍在 ICD -10 中已有定义，并在临床实践中被广泛使用。这些不同应激相关障碍的区别是应激事件引起的症状的性质、模式和持续时间以及相关的功能损害不同。

国家卫生健康委发布的《精神障碍诊疗规范（2020 年版）》数据显示，暴力犯罪幸存者急性应激障碍的发生率为 19％～33％，交通事故后为 1.6％～41.1％。家庭暴力受害女性创伤后应激障碍的患病率为 19％。我国唐山大地震所致的孤儿在 18 年后创伤后应激障碍的患病率为 23％，30 年后仍有 12％的患病率。汶川大地震 1～3 个月创伤后应激障碍的患病率为 12.4％～86.2％，6～36 个月患病率为 8.8％～41％，5 年后患病率为 9.2％～13.8％；儿童及成人适应障碍的患病率为 2％～8％，住院患者中适应障碍的患病率为 12％～19％，女性是男性的 2 倍。

二、应激相关障碍的病因和发病机制

对于应激相关障碍，剧烈的精神创伤、严重的生活事件或持久的困难处境，是本病发生的直接原因，但并非每个遭受这些应激性生活事件的人都会出现精神障碍，这表明个体在创伤前的生物学或心理学易感性起着不可忽视的作用。

（一）病因

应激相关障碍是一组病因明确的精神障碍，突如其来且超乎寻常的威胁性和灾难事件以及长期的生活事件是发病的直接病因，应激源对个体来讲是难以承受的创伤性体验或对生命安全具有严重的威胁性的事件，如经历战争和暴力犯罪事件，经历自然或人为灾难，经历严重的交通事故；或亲眼看见发生在他人身上的创伤性事件；或反复经历接触创伤性事件。例如，复杂性创伤后应激障碍者可能长期经历家庭暴力或虐待。适应障碍的病因可能是较轻的生活事件，如一般的生活事件（失业、离婚）或在特定发展阶段发生的生活事件（升学、退休）。

不是所有经历创伤的个体都会发展为创伤及应激相关障碍。同样的创伤性事件对不同人群（如年龄、性别、职业等不同的社会背景人群）的影响不同，导致了创伤后应激障碍易感性的差异。

（二）发病机制

应激相关障碍的发病机制较为复杂，具体发病机制尚未完全阐明。一般认为，机体在应激状态时可通过中枢神经系统、神经生化系统、神经内分泌系统、免疫系统等相互作用，影响机体内环境平衡，引起各器官功能障碍、组织结构变化，从而导致各类应激相关障碍的发生，出现一系列生理及心理的改变。生理方面表现为呼吸急促、心率增大、血压增高、肌肉紧张、出汗、尿频；认知方面表现为记忆力下降、注意力不集中；情感方面表现为情绪不稳，焦虑不安、紧张恐惧；行为方面表现为兴奋激越或意志行为减退。

三、应激相关障碍的临床表现

本任务主要介绍急性应激障碍、创伤后应激障碍和适应障碍，每类障碍都有其特定的临床表现，具体如下。

考点提示　急性应激障碍的临床表现。

（一）急性应激障碍

急性应激障碍（ASD）是指个体在直接暴露于具有极端威胁性、创伤性的事件或情景（如战

微课 12-1

Note

争、暴力攻击、严重事故、自然灾害等)后,在事件发生后数分钟至数小时迅速出现的一系列短暂但明显的心理和生理反应,属于创伤后应激相关障碍的一种。2天至4周内出现一过性症状群,表现为分离、再体验、回避、高度警觉等心理或生理反应,且造成显著痛苦或功能受损;症状通常在创伤后3天至1个月出现,若持续超过1个月则考虑转为创伤后应激障碍。一般在数天内或威胁状况消除后症状开始消退。症状往往历时短暂,病程不超过1个月,预后良好,可完全缓解。

急性应激障碍的症状变异性较大,典型表现为"茫然"状态、意识范围缩窄、意识清晰度下降、注意狭窄、定向错误、对周围的事物理解困难;也可在意识清晰状态下,反复出现闯入性回忆创伤性事件的情景。严重时出现分离性木僵或激越性活动增加(如逃跑反应)。常出现自主神经症状(心动过速、出汗、赤面等)。症状多在遭受创伤性事件后数分钟内出现,多在2~3天消失,对于发作过程部分或完全遗忘。有些患者在病情严重阶段可出现片段的幻觉、妄想,严重的焦虑、抑郁,可达到精神病性障碍的程度,则又称为急性应激性精神障碍(曾称反应性精神障碍)。

(二)创伤后应激障碍

创伤后应激障碍(PTSD)是由于受到异乎寻常的威胁性、灾难性心理创伤,导致延迟出现和长期持续存在的精神障碍。这类事件包括战争、严重事故、地震、受酷刑等。几乎所有经历这类事件的人都会感到巨大的痛苦,常引起个体的极度恐惧、无助感。创伤后应激障碍的核心症状有三组,即创伤性再体验、回避与麻木、警觉性增高。

1.创伤性再体验 患者主要表现为思维、记忆或梦中反复、不自主地闯入与创伤有关的情景或内容,在接触创伤性事件相关的情景、线索时,诱发强烈的心理痛苦和生理反应。有些患者会出现分离症状,持续时间可从数秒到数天,称为闪回(flash back)症状,此刻患者感受再次亲临创伤性事件的现场。患者还会频繁出现与创伤性事件相关的噩梦。

2.回避与麻木 患者对创伤相关的刺激存在持续的回避,表现为有意识回避与创伤性事件有关的话题、影像和新闻;也可表现为无意识地对创伤事件进行选择性(防御性)遗忘或失忆,或在创伤性事件后拼命地工作,也是一种回避的表现。许多患者还存在"心理麻木"现象。患者对任何事情都兴趣索然,对他人和周围环境产生显著的非真实感,感到自己与外界疏远、隔离,很少与人交谈和亲近,情感范围狭窄,常有罪恶感,失去对人和事物的信任感和安全感,难以与他人建立亲密的关系。

3.警觉性增高 该症状在创伤暴露后的第1个月最普遍且严重。患者表现为高警惕性、长时间寻找环境中的危险线索、惊跳反应、激越、烦躁不安、易激惹、注意力难以集中、做噩梦、易惊醒等。

知识拓展

儿童创伤后应激障碍的临床表现

儿童创伤后应激障碍多与他们发育过程中遇到的恐惧性事件有关,包括目睹家庭暴力或受到身体虐待,或多次暴露于低强度的应激性事件(与家人分离、歧视、侮辱等)。儿童创伤后应激障碍常表现如下。

(1)梦魇、反复扮演创伤性事件、玩与创伤主题有关的游戏、面临创伤相关线索时情绪激动或悲伤等。

(2)回避症状常表现为分离性焦虑、依恋父母或其他成人。

(3)警觉性增高、过度的惊跳反应、防御性增强、胆小害怕、发脾气或暴怒、入睡困难、做噩梦等。

（4）儿童还有一些特殊表现,如攻击行为、抢夺等;强烈的躯体反应,如头晕、头痛、腹痛、呕吐、大汗等;强烈的心理痛苦和烦恼及反复闯入的痛苦回忆、情感爆发,经常从噩梦中惊醒、恐惧不安,少见回避行为。

创伤后应激障碍的临床表现随年龄的不同有所差异,主要为年龄越大,重现创伤体验和易激惹症状越明显。成人大多主诉与创伤有关的噩梦;儿童因语言表达、词汇等大脑功能发育尚不成熟等因素的限制,常无法清楚叙述噩梦的内容,仅表现为从梦中惊醒,在梦中尖叫或主诉头痛、胃肠不适等躯体症状。创伤后应激障碍的症状通常在创伤后延迟出现,即经过一段无明显症状的间歇期后才发病,间歇期为数日至数月,甚至长达半年。症状一旦出现,则可持续数月至数年。大多数患者可自愈或治愈,少数患者由于病前人格缺陷导致预后不良,迁延不愈或转化为持久的人格改变或社会功能缺损。

（三）适应障碍

适应障碍(AD)是指在明显的生活改变或环境变化时所产生的短期和轻度的烦恼状态和情绪失调,常有一定程度的行为变化等,但并不出现精神病性症状。常见的生活事件包括居丧、离婚、失业、搬迁、转学、患重病、退休等。

适应障碍的症状如下。①焦虑和抑郁情绪:轻度的情绪低落、无望沮丧、悲伤、哭泣,焦虑紧张,担心害怕,神经过敏,可伴有心悸气短、胃肠不适等躯体症状。②品行问题:青少年常见打架斗殴、危险驾驶等,往往还会出现盗窃、破坏财产或逃学逃课,可伴有焦虑和抑郁情绪。③上述症状混合存在:如焦虑、抑郁、无故发脾气、行为紊乱等。

患者通常在应激事件或生活改变发生后 1～3 个月起病,病程一般不超过 6 个月,随着时过境迁,刺激的消除或经过调整形成新的适应,精神障碍也随之缓解,社会功能恢复。

知识拓展

其他应激相关障碍

其他应激相关障碍还包括延长哀伤障碍、反应性依恋障碍、脱抑制性社会参与障碍,以及持续性复杂沮丧障碍等。

（四）延长哀伤障碍

延长哀伤障碍(prolonged grief disorder,PGD)是指丧失亲人之后持续的哀伤反应,持续时间往往超过 6 个月,且难以随着时间的推移而得到缓解。延长哀伤障碍的高危患病群体包括女性、老年人、文化程度低者、家庭收入低下者及非优势种族者。

（五）反应性依恋障碍

反应性依恋障碍(reactive attachment disorder,RAD)是指由于生命早期被忽视或虐待,基本情感需要不能得到满足,使得患儿不能与父母或者其他照料者建立起健康的依恋关系,从而表现为社会关系形式的持续异常,伴有相应的情绪障碍,并与环境变化有关的一组综合征。

（六）脱抑制性社会参与障碍

脱抑制性社会参与障碍(disinhibited social engagement disorder,DSED)常起病于 5 岁前,与生命早期的被忽视有关,其核心表现为超出了社会预期的、亲疏不分的社交行为模式。

四、应激相关障碍的治疗

应激相关障碍的治疗主要为心理治疗与药物治疗相结合。治疗的关键在于尽可能去除精神因素或脱离引起精神创伤的环境,转移和消除应激源。

(一)急性应激障碍

急性应激障碍的治疗基本原则:①简短,及时,就近,集中干预;②帮助患者尽快脱离创伤情景,解决安全、生理需求问题;③学习面对困境的方法,增加有效的应对技能,并解决其他相关问题。

1.心理治疗 主要采取支持性心理干预及简式认知行为治疗。支持性心理干预主要步骤:①帮助患者尽快脱离创伤场所。②精神支持疗法、松弛疗法等,以帮助患者觉察情绪,接受现实,降低生理心理应激反应水平。③集体晤谈:一种系统的、通过交谈来减轻反应压力的方法,包括公开讨论内心感受,支持和安慰,帮助当事人在心理上淡化创伤体验。简式认知行为治疗主要步骤:①认知重建。帮助患者采用合理的认知取代不合理的认知。②应对技巧。提供具体解决心理问题的方式和手段,以便能帮助他们有效地处理应激事件。③问题解决。把认知重建和应对技巧有机地结合起来,强调在较大范围内处理心理问题的一般性策略与方法。

2.药物治疗 大多个体经过自我调整或急性期危机干预而恢复正常。有些严重的急性应激障碍需要药物治疗。药物治疗的目的是减少围创伤期的恐惧和惊恐发作,预防创伤后应激障碍的发生。利培酮对治疗急性应激障碍的闪回症状有效。β受体阻滞剂普萘洛尔可缓解自主神经紊乱。对伴有失眠、焦虑、抑郁症状者给予对症治疗。

(二)创伤后应激障碍

1.心理治疗 治疗干预的基本原则是及时紧迫、个体针对、综合协作。

创伤后应激障碍初期,主要采用危机干预的原则和治疗技术,侧重提供支持,提供心理支持和安慰,帮助患者提高心理应对技能,表达和宣泄与创伤事件相关的情感,可有助于减轻患者的心理负担,缓解焦虑和恐惧症状。及时治疗对良好的预后具有重要意义。

| 育心铸魂坊 |

中医学治疗创伤后应激障碍

中医药对治疗创伤后应激障碍的相关研究已经获得了一些重要进展,对指导与改善临床有着积极的作用。临床研究显示复方甘麦大枣汤(可通过抑制创伤后应激障碍模型大鼠海马体 NPY1R 表达,减轻海马体神经元损伤,从而改善创伤后应激障碍模型大鼠神经功能损伤,发挥神经保护作用)和针灸辨证论治对创伤后应激障碍具有良好的效果,结合西药能有效地减少副作用。艾灸具有很好的益气温阳、行气活血作用,可尝试艾灸疗法治疗创伤后应激障碍。拔罐疗法、推拿疗法等对创伤后应激障碍患者存在的焦虑等共病有一定的缓解作用。

未来应重点对若干治疗创伤后应激障碍效果明显的中药或针灸疗法,进行大样本、多中心、长时程的研究,以确立疗效,并突出其快速起效和长期有效两方面的优势。

在慢性和迟发性创伤后应激障碍的心理治疗中,可采用认知行为治疗,帮助患者认识和确认一些不良的逻辑思维及行为方式,通过认知活动来影响患者的情感和行为,并对不良的认知进行

Note

矫正重建,从而达到消除相关症状的目的;或在专业人员的指导下使用暴露疗法,正视在创伤过程中引起恐惧的感受、场景和记忆,并学会适应和控制恐惧。其他心理治疗还有冥想-放松治疗、游戏治疗、艺术治疗、太极治疗、瑜伽治疗等。

2.药物治疗 心理治疗结合药物治疗的方法比两种方法单用的效果更佳。根据有关经验,前期应采用支持心理治疗,建立良好的护患关系,主要是获得患者对于服用药物的理解和使其接受药物治疗。在药物取得一定疗效的基础上,进行认知心理治疗,可能会取得更好的效果。创伤后应激障碍的药物治疗均为对症治疗,包括使用抗抑郁药、抗焦虑药、抗惊厥药和非典型抗精神病药等。

3.非药物治疗 创伤后应激障碍的非药物治疗包括生物反馈治疗、冥想-放松治疗、游戏治疗、艺术治疗、内观治疗、太极治疗、瑜伽治疗、重复经颅磁刺激,合并抑郁障碍可选用改良电休克治疗。可以在药物治疗和心理治疗的基础上联合开展,促进患者早日康复,回归社会。

(三)适应障碍

采用心理治疗措施,减少或脱离应激源是适应障碍的治疗原则,必要时可采用药物治疗。

1.心理治疗 一般来说,适应障碍是对应激生活事件的过度反应,其损害日常功能或学习生活,最好的治疗方法是以解决问题为导向的方法。也就是说,应帮助患者认识和理解应激源背后的含义,即减少或消除潜在的应激源,减轻症状,培养患者应对和解决问题的技能,增强其适应能力和自我管理压力的能力。如可以采用认知行为治疗,学习放松技巧,转移注意力,逐渐改变适应不良的认知和行为,缓解患者的焦虑抑郁情绪,或者根据适应障碍的经历事件,针对性地采取治疗措施(如人际关系治疗、婚姻治疗、家庭治疗、小组治疗等)。

2.药物治疗 适应障碍一般不首选药物治疗,但针对某些特定的症状,如焦虑、抑郁、失眠等,造成患者主观痛苦和社会功能损害时,可酌情采用药物治疗,以低剂量、短疗程为宜。

3.自我调节治疗 无论是离婚、失业、职业变迁还是重大疾病等,自我调节治疗都有助于提高自信,应对压力。支持小组可提供一个表达并处理自己感受和经历的平台,有助于获取额外的应对方法。此外,自助手册和基于网络的自助干预也是有益的。应养成健康的生活节律,保证充足的睡眠,参加有趣的娱乐和体育活动。其他治疗方法还包括写日记、肌肉和呼吸放松练习、冥想等。

任务二　应激相关障碍患者的护理程序

对应激相关障碍患者的护理评估主要包括生理、精神状况和心理、社会功能、应激源等方面的内容,其中尤其要注意的是要评估有无危及生命和安全的行为存在。对应激源、应对方式、人格特征的评估有助于选择针对性的护理措施。

一、护理评估

应激相关障碍患者的护理评估是一个全面、系统的过程,需要综合考虑患者的病情、症状、心理状态、社会支持情况等因素。科学的评估方法和注意事项,可以确保评估结果的准确性和有效性,为制订个性化的护理计划提供依据。

(一)健康史

1.个性特征 患者是否有敏感多疑、以自我为中心、懦弱、情绪不稳和遇事耐受性差等个性特征。

2.既往史 患者既往是否患过其他精神疾病。

3. 家族遗传史　患者是否有精神疾病家族史。

4. 个人生活史　患者是否有过负性生活事件，其强度、频率、持续时间如何。

（二）生理功能

（1）评估患者身体的一般情况和各器官的功能水平、意识状态、对周围环境的感知度、生活自理能力以及进食营养状况、睡眠和排泄情况等。

（2）评估有无神经系统及其他器官组织的阳性体征，结合躯体各项检查结果确认患者是否有器质性改变。

（三）精神状况和心理功能

1. 评估患者的精神症状　如有无意识模糊、妄想、幻觉等表现，有无遗忘、错构、虚构、痴呆等智力与记忆的损害等。

2. 评估患者的情感状态　是否表现出低落、抑郁、焦虑、恐惧、愤怒、淡漠、烦躁不安等。

3. 评估患者的心理危机　评估患者对疾病的了解程度及有无消极自伤、自杀的风险等。

4. 评估患者的心理应对方式　如患者平时对压力事件的处理方式、应对压力事件所需的时间、对应激事件的认识和对疾病的态度等。

（四）社会功能

（1）评估患者的基本情况，有无人际交往能力、日常生活能力、职业功能、角色功能和经济状况等改变。

（2）评估患者对疾病的认识情况，学习、工作效率是否改变。

（3）评估患者的家庭、婚姻、子女、生活环境、工作环境、受教育程度、社会支持系统等，尤其要了解对患者有重要影响力的人，包括患者家属及朋友对本病的认识情况、对患者所持的态度，以及可利用的社会资源等。

（五）应激源和应激过程评估

评估应激源发生的原因、种类、强度、持续时间、频率，当时的情景、严重性，与患者的切身利益关系是否密切、与疾病发生的关系等。

| 育心铸魂坊 |

护理评估的注意事项

尊重患者：尊重患者的隐私和感受，避免在评估过程中造成患者的二次伤害。

全面评估：评估要全面、系统，确保不遗漏任何重要的信息。

动态评估：患者的病情和心理状态可能会随着时间和环境的变化而发生变化，因此评估要动态进行，及时调整护理计划。

个性化评估：评估要针对患者的个体差异进行，确保评估结果的准确性和有效性。

二、护理诊断

1. 急性意识障碍　患者可能出现嗜睡、意识模糊、昏睡甚至昏迷等不同程度的意识障碍。这通常是由心理、社会（环境）因素引起的极端应激反应，导致高级神经中枢功能受损。

2. 有自伤自杀的风险　患者可能表现出抑郁、绝望、自我概念不良、冲动控制不良等自杀意

Note

念或行为的前兆。

3.有暴力行为的风险　患者可能在应激状态下表现出攻击性、易激惹、冲动控制不良等暴力行为的前兆。

4.有受伤的风险　患者可能因应激反应导致身体受伤，如自伤、意外跌倒等。

5.营养失调(低于机体需要量)　患者可能因应激反应导致食欲缺乏、消化不良等营养失调症状。

6.睡眠型态紊乱　患者可能因应激反应导致入睡困难、睡眠不深、易醒等睡眠型态紊乱症状。

7.个人应对无效　患者可能因应激反应导致无法有效应对生活中的压力和困难。

8.情绪障碍　患者可能因应激反应导致情绪不稳、焦虑、抑郁等情绪障碍症状出现。

9.生活自理能力下降或丧失　患者可能因应激反应导致生活自理能力下降或丧失，如无法独立进食、穿衣等。

10.社交能力受损　患者可能因应激反应导致社交能力受损，如不愿与人交往、对亲人变得冷淡等。

三、护理目标

针对应激相关障碍的护理目标涵盖了减轻或消除应激源的影响、缓解患者的症状、增强患者的心理适应能力、提高患者的生活质量、预防疾病的复发以及建立良好的护患关系等多个方面。这些目标的实现需要护理人员综合运用各种护理手段和方法，为患者提供全面、个性化的护理服务。具体涉及以下内容。

(1)患者不发生自杀、自伤、伤人行为。

(2)患者在自理能力下降期间，其基本生理需求能得到满足。

(3)患者能恢复正常的睡眠型态。

(4)患者情绪稳定，无焦虑、恐惧、紧张等不良情绪。

(5)患者能正确认识应激事件，学会正确应对方法，获得相应支持系统。

微课 12-2

考点提示　应激相关障碍患者的护理措施。

四、护理措施

由于应激源不同，患者的表现也不同，因此不同类型的患者，其护理各有所侧重。对急性应激障碍发作期患者的护理重点在于保证患者的安全，满足患者的基本生理需求以及稳定患者的情绪；对缓解期患者护理重点在于增强其应对周围事物及各类生活事件的能力。对创伤后应激障碍患者的护理，在疾病早期以保证患者安全、消除情绪障碍为主，后期则以帮助患者建立有效应对机制为主。对适应障碍患者的护理主要在于帮助患者提高对应激的应对能力。针对应激相关障碍的护理措施需要综合考虑环境管理(脱离应激源)、心理支持、药物治疗、生活管理、康复与训练以及家属教育与支持等多个方面。通过实施全面、个性化的护理措施，帮助患者更好地应对应激源、缓解症状、提高心理适应能力和生活质量。

(一)脱离应激源

医护人员应帮助患者尽快消除精神刺激因素或脱离引起精神创伤的环境，必要时重新调换工作岗位，建立新的生活规律，最大限度地避免进一步的刺激。确保病房或居住环境安静、整洁、光线柔和，减少各种不良环境因素对患者的刺激，同时避免将患者与症状复杂的其他患者安排在同一病房，以免增加新症状或使原有症状更顽固。通过脱离应激源、减少不良刺激，可消除患者的创伤性体验，加速症状缓解。

（二）安全护理

1.环境安全 提供安全舒适的病房环境,房间摆设和装饰应以能调动患者心情为宜,避免过于压抑或刺激的因素。加强不安全因素和危险物品的管理,定期检查病房内的不安全因素,如尖锐物品、易燃易爆物品等,确保及时清理或妥善保管。对于有自杀、自伤或冲动行为倾向的患者,应特别关注其活动范围,必要时限制其活动,确保安全。

2.患者监护 密切观察患者病情:护理人员应定时巡视病房,观察患者的情绪状态、行为表现等,及时发现异常情况。对于有自杀、自伤倾向的患者,应将其安置在便于观察的病房内,不能单独居住,其活动应控制在工作人员视线范围内。加强沟通与交流:与患者建立良好的沟通渠道,鼓励其表达内心的感受和需要。在交流过程中,注意倾听患者的言语和非言语信息,及时发现其自杀、自伤的先兆。设置专人护理:对于病情严重或存在高度自杀、自伤风险的患者,应设置专人护理,确保24小时不间断地进行监护。密切观察患者的各种表现(不要被患者意识到),注意有无自杀、自伤、暴力行为的征兆出现。一旦发现患者有异常举动,应立即采取措施,保证患者及周围人员的安全。

3.危机干预 当患者出现严重的精神运动性兴奋导致行为紊乱、冲动时,及时给予保护性约束,以保证患者安全。

4.药物监测 密切观察患者的用药反应,若有不良反应及时报告医生并处理。鼓励患者及时报告用药后的感受,以便调整药物剂量或种类。

（三）一般护理

针对应激相关障碍患者的一般护理措施需要综合考虑患者的具体情况和需求,通过提供规律、健康、安全的饮食,创造良好的睡眠环境,以及鼓励患者参与日常活动和与他人交流等措施,有助于缓解患者的应激症状,提高其生活质量。一般护理具体如下。

1.饮食护理 鼓励应激相关障碍患者保持规律的饮食习惯,按时进食,避免暴饮暴食。提供营养丰富、易消化的饮食,确保患者获得足够的能量和营养。饮食应以清淡、易消化为主,避免辛辣、油腻、刺激性食物的摄入。增加蔬菜、水果、全谷物等富含纤维素的食物,有助于改善肠道功能。尽量避免摄入油炸食品等易刺激身体的食品。鼓励患者多喝水,保持身体水分平衡。针对因抑郁情绪不思进食,或者因处于行为紊乱、木僵等状态而拒绝进食的应激相关障碍患者,护理人员应尽可能了解其饮食习惯,尽量满足患者的口味需要,以增强患者的食欲。也可以安排患者与其他病友一起集体就餐,或采用少食多餐的形式鼓励患者进食,以保证患者的正常需要量。针对抑郁、木僵、退缩的患者,可安排专人耐心劝导,必要时协助喂食。针对有躯体症状的患者,应用暗示性的言语引导患者进食,或分散其注意力,避免其全神贯注于自己的进食障碍而妨碍进食,并在其少量进食后,给予正向强化,以没有出现不良反应的事实鼓励其继续进食。如上述方法均未奏效,可按医嘱行鼻饲流质饮食或静脉补充营养,以保证患者的营养需求。

2.睡眠护理 睡眠障碍是应激相关障碍患者比较常见的症状,尤其是合并抑郁、焦虑情绪的患者,其睡眠障碍更为突出。因此,护理人员应加强对患者的睡眠护理,保持病区环境安静,病房光线柔和,避免强光刺激,可以使用遮光窗帘或眼罩。合理安排患者的作息时间,尽量减少白天的睡眠时间,鼓励患者保持规律的睡眠时间,每天尽量在同一时间上床睡觉和起床,避免在睡前进行过于兴奋或紧张的活动,如看电视、玩游戏等。在睡前进行放松身心的活动,如深呼吸、瑜伽、冥想等,有助于缓解焦虑和紧张情绪,可以听轻柔的音乐或自然声音,如海浪声、雨声等,有助于患者入睡。同时需要仔细观察并记录患者的睡眠情况,包括午休和夜间睡眠质量,必要时遵医嘱给予镇静催眠药助眠。

3.生活护理 鼓励患者参与适当的日常活动,如散步、做家务、参加社交活动等,有助于改善心情和增强体质。根据患者的兴趣和爱好,为其安排有益的活动,如绘画、音乐、阅读等,以分散

Note

其注意力,缓解其焦虑情绪。鼓励患者与他人进行交流,表达自己的感受和想法,有助于缓解孤独感和焦虑情绪。家属和医护人员应给予患者足够的关注和支持,帮助其建立积极的心态。针对意识障碍或处于木僵、退缩状态的应激相关障碍患者,需要护理人员悉心照料其日常生活起居,包括穿衣、洗漱、如厕等。针对终日卧床不起、生活完全不能自理的患者,护理人员需要做好患者的各项基础护理,包括饮食护理、口腔护理、皮肤护理、大小便护理、会阴护理等,以保证患者的各项基本生理需求得到保障,防止因长期卧床所致的压疮、便秘、口腔溃疡等并发症的发生。以暗示言语鼓励患者循序渐进地加强自主功能训练,当患者病情开始缓解、意志活动逐渐增多时,应鼓励患者自行打理个人卫生。

（四）心理护理

针对应激相关障碍的心理护理措施需要综合考虑患者的具体情况和需求,通过建立信任关系、心理疏导与支持、心理治疗与干预、家庭与社会支持以及评估与调整等多个方面来全面开展。这些措施旨在帮助患者缓解焦虑、恐惧等负性情绪,提高其自我调控能力和社会适应能力,从而恢复健康的生活状态。

1. 建立信任的护患关系 做到以下几点:①耐心倾听。与患者保持开放、非评判性的沟通,耐心倾听其感受和经历。给予患者足够的时间来表达自己的情感,不打断其发言。经常与其交谈,耐心倾听患者的诉说,不催促或打断患者的谈话。各项操作前应耐心解释,以取得患者的合作,减少不良刺激。适时还可以运用非语言沟通技巧如抚触、静静陪伴、鼓励的眼神等传达对患者支持和关心的情感。②尊重与理解。护理人员应主动关心患者,以真诚、友善的态度关怀、体谅和尊重患者,接纳患者的病态行为,不加以批评和指责,允许其保留自己的空间和隐私。尊重患者的个性和需求,理解其心理创伤和应激反应。对患者的情感表达给予肯定和支持,增强其自我认同感。③保护隐私。严格遵守保密原则,确保患者的个人信息和病情不被泄露。让患者感受到被尊重和信任,从而更加愿意敞开自己的心扉。

2. 给予支持性心理护理 做到以下几点:①认同接纳。对患者当前的应对机制表示认同、理解和支持,强调患者对应激事件的感受和体验是一种正常反应,每个人遇到这样的情况都会有相似的反应。②情绪释放。鼓励患者以适当的方式释放情绪,如哭泣、谈论、写日记等。不抑制患者的情绪表达,避免其情绪积压导致心理问题加重。③合理解释、指导。对疾病的发生发展情况进行适当的讲解,帮助患者分析病因和如何对待这些病因,如何处理和解决好这些应激源;鼓励、指导患者正确对待客观现实。④应对技能培训。教授患者应对应激的方法和技巧,如深呼吸、渐进性肌肉放松等。鼓励患者在实际生活中运用这些技能,增强自我调控能力。

3. 认知行为治疗 针对应激相关障碍,认知行为治疗（CBT）是一种有效的干预方法。CBT旨在帮助患者识别并改变不合理的思维模式和行为习惯,从而减轻应激反应和焦虑症状。①首先与患者建立真诚、尊重和信任的治疗关系。鼓励患者积极参与治疗过程,共同制订治疗目标。②对患者进行全面的心理评估,了解其应激事件的性质、持续时间、症状表现等。根据评估结果,明确诊断患者是否患有应激相关障碍,并确定CBT的适用性。③进行认知重构。引导患者识别和记录自己在应激情景下产生的负性思维,如"我无能""我无法控制局面"等。通过提问和讨论,帮助患者认识到这些思维的不合理性和消极影响。鼓励患者对负性思维进行挑战和评估,寻找支持或反驳这些思维的证据。通过逻辑推理和事实分析,帮助患者认识到负性思维的歪曲和片面性。④最后帮助患者建立积极、合理的替代性思维,如"我有能力应对挑战""我可以寻求帮助"等。通过反复练习和强化,使替代性思维逐渐成为患者的习惯性思维模式。

4. 暴露疗法技术 通过对创伤性事件的想象或情景接触,增加对创伤事件的适应和耐受能力,直至消退恐惧记忆,也可与虚拟现实技术相结合。常采用暴露与反应阻止疗法（exposure and response prevention therapy,ERPT）、叙述性暴露疗法（narrative exposure therapy,NET）、想象暴露疗法(imaginary exposure therapy,IET)。暴露可以通过想象、虚拟现实技术等实现,也可以是真正进入某种情景,例如,在车祸后重新乘车或驾驶车辆,让患者面对与创伤有关的特定的情景、人、物体、记忆或情绪。反复的暴露可使患者认识到他(她)所害怕和回避的场所已经不再危险,以帮助患者面对痛苦的记忆和感受,控制情绪,理性处事,正视现实,最大限度消除不合理观念。

5.眼动脱敏和再加工 让患者想象一个创伤场景,同时让受试者的眼睛追踪治疗师快速移动的手指,然后集中调节其认知和警觉反应。反复多次,直至移动眼球过程中,产生的正性冥想与恐怖场景联系起来,使警觉性反应逐渐减弱。

6.指导患者掌握应对技巧 ①教导患者如何管理焦虑情绪,以更有效地面对压力情景。主要技巧涵盖放松练习(即系统性的肌肉松弛)、呼吸调控(学习进行深度的腹式呼吸)、积极思维(用乐观的观念取代消极的想法)、自信建立(学会有效表达自己的情感、意见和建议)以及思维阻断(通过默念"停止"来消除负性情绪)。②协助患者学习问题解决策略,以应对压力环境。引导患者通过模拟、实践及演练应激情景,教授他们以下步骤来解决实际生活中的难题:清晰界定当前面临的挑战和问题;提出多种可能的解决方案;评估并明确每种方案的利弊及可行性;选择最佳方案,并果断做出决策;规划具体的实施步骤或计划;付诸实践并评估结果,对问题解决过程进行总结和评价。③教会患者掌握并积极运用各种有效的认知和行为技能来应对压力。这些技能包括:a.选择性忽略。主动避免关注自己的挫败感和精神痛苦,对创伤性事件采取回避态度,不回忆、不接触。b.选择性关注。关注自身的优点和成就,发掘个人独特的优势和长处。c.价值观调整。以平和的心态看待事物,不与他人比较,不计较得失,学会接受自己的长处与不足。d.愿望实现方式的转变。放弃当前难以实现的目标,探索其他途径来实现愿望;调整期望值,降低个人的期望值,使之更加贴近现实。e.注意力转移。通过户外活动、运动、听音乐、看电视、与人交流等方式,将注意力从应激源上转移。④鼓励患者利用社会支持系统来应对压力:帮助患者识别当前或过去能提供关心和支持的人,以建立或寻求适当的支持系统和社会资源;指导患者重新构建和调整社会支持网络,鼓励他们动员一切可用的社会支持资源,以减轻应激反应,促进身心健康恢复。

(五)家庭与社会支持

鼓励患者家属参与心理治疗过程,了解患者的状况和需求。指导家属如何正确地与患者沟通和互动,为患者提供情感支持和实际帮助。为患者提供社会支持资源,如心理咨询热线、社区心理健康服务等。鼓励患者参与社交活动,建立积极的人际关系,增强社会适应能力。

需要注意的是,对患者的心理状态进行定期评估,了解其情绪变化和治疗进展尤为关键。同时根据评估结果及时调整心理治疗措施和护理计划。针对患者的个体差异和需求,制订个性化的心理护理方案。在实施过程中不断调整和优化方案,以确保其有效性和适用性。

| 育心铸魂坊 |

护理之光:守护心灵,共渡难关

小杰是一名大学生,因一场突如其来的车祸而导致双腿失去了行走能力。这场意外对他来说是一次巨大的打击,他不仅要面对身体上的不便,更要承受心理上的巨大压力。事故发生后,小杰的情绪变得极度不稳定,他时而愤怒,时而悲伤。每当夜深人静时,他会突然惊醒,脑海中不断回放着车祸那一瞬间的恐怖画面,这成为他无法摆脱的噩梦。

他开始逃避任何与车祸相关的话题或场景,哪怕是电视上的新闻报道,也会引起他强烈的恐惧和不安。他变得极度敏感,对周围环境的任何细微变化都会感到紧张和恐惧。

护理人员李某注意到了小杰的变化,她明白,对于这样的患者,除了身体上的治疗之外,心理上的支持同样重要。每天,李某都会抽时间坐在小杰的床边,耐心地听他讲述内心的恐惧和不安。她从不急于给出建议或安慰,而是用倾听和理解的态度,让小杰感受到自己并不孤单。李某还邀请了一些同样经历过重大生活变故并成功走出阴影的患者,与小杰分享他们的经历和心得,让他看到希望和可能性。

在李某的精心护理下,小杰开始慢慢打开心扉,愿意与人交流。李某还教小杰简单的放松技巧,如深呼吸、冥想等,帮助他缓解焦虑和紧张的情绪。同时,她还鼓励小杰尝试一些新的活动,如绘画、写作等,让他在创作中找到乐趣和成就感。随着时间的推移,小杰的心态逐渐发生了变化。他开始积极参与康复训练,努力适应新的生活方式。更重要的是,他学会了如何面对生活中的困难和挑战,不再轻易放弃。

护理人员不仅是医疗护理的执行者,更是患者心灵的守护者。他们用专业的知识和技能,以及无尽的爱心和耐心,帮助患者克服心理上的障碍,重拾生活的信心和勇气。

(六)药物护理

遵医嘱给予相应治疗药物,如抗焦虑药、抗抑郁药、抗精神病药等,指导患者及家属了解和自行观察药物的作用及不良反应。

(七)健康教育

护理人员应耐心细致地做好患者及家属的健康宣传教育工作。讲解应激相关障碍的相关知识包括其成因、症状、治疗方法等。增强患者对疾病的认知和理解,消除其恐惧和焦虑情绪。教会患者运用正确的应对方式来处理应激,指导患者积极参加社会娱乐活动,培养乐观生活的积极态度。教会患者家属识别患者复发前期或早期症状,及时就诊,定期门诊复查。让患者家属明白患者遵医嘱服药的重要性,督促患者按时服药,严防囤积药物用以自杀。

五、护理评价

应激相关障碍的护理评价需要综合考虑患者的症状消失情况、行为改变、一般情况改善、对应激事件的认识和应对方式,以及适应能力和社交、职业功能的恢复情况。通过全面的评估,可以为患者提供更加精准、有效的护理服务,促进其全面康复。评价指标主要包括以下几个方面。

1.症状消失情况

(1)评价内容:患者的异常情绪、反应是否按预期目标得到改善,并能控制自己的情绪。

(2)评价标准:观察患者是否仍有焦虑、恐惧、易怒、失眠等应激障碍的典型症状。若这些症状已明显减轻或消失,且患者能够自我控制情绪,不出现过度激动或低落的情况,则表明症状消失情况良好。

2.行为改变

(1)评价内容:观察患者是否有积极的行为改变,如减少自伤、自杀行为,增加社交活动等。

(2)评价标准:记录患者行为的变化,包括是否减少自我伤害或自杀行为,是否开始主动与家人、朋友交流,参与社交活动,以及是否能够进行日常生活和工作。这些积极的行为改变是患者恢复的重要标志。

3.一般情况改善

(1)评价内容:基本生理需求是否得到满足,营养、睡眠以及个人卫生是否保持良好。

(2)评价标准:评估患者的饮食是否均衡,营养摄入是否充足;观察患者的睡眠质量和时长,是否出现失眠或嗜睡等问题;检查患者的个人卫生情况,如皮肤是否清洁、是否行口腔护理、衣物是否整洁等。这些情况反映了患者的基本生理需求是否得到满足,以及身体状况的改善情况。

4.患者是否能正确认识和应对应激事件

(1)评价内容:患者对应激事件的认识和应对方式是否积极、有效。

(2)评价标准:通过与患者交谈,了解其对应激事件的理解、感受和看法,以及是否采取了积极的应对策略,如寻求社会支持、进行心理咨询等。若患者能够正视应激事件,并采取有效的措施来应对,则表明其对应激事件的认识和应对方式是积极的。

5.患者的适应能力是否改善,社交和职业功能是否得到恢复

(1)评价内容:患者的适应能力、社交能力和职业功能是否得到恢复。

(2)评价标准:观察患者是否能够逐步适应新的环境和生活方式,与他人建立良好的人际关系,以及是否能够重新投入工作或学习,履行其社会角色。这些方面的恢复是患者全面康复的重要标志。

学习小结

本项目从应激相关障碍的概念和流行病学、病因及发病机制入手,主要讲解急性应激障碍、创伤后应激障碍、适应障碍的临床表现和治疗,通过学习以上内容,学生能够更准确地判断是否患有应激相关障碍以及对患者做出正确的护理评估,并对患者实施具体的护理措施。在此过程中,学生用爱心、细心和同理心与患者建立良好的护患关系,融洽的护患关系让护理措施精准落地,从而达到缓解应激相关障碍患者病情的目的。

能力测验

一、单项选择题

1.应激相关障碍中,(　　)主要表现为在遭受对个体威胁性或灾难性心理创伤后延迟出现、长期持续的精神障碍。

A.急性应激障碍　　　　　B.创伤后应激障碍　　　　　C.适应障碍

D.分离性障碍　　　　　　E.焦虑症

2.下列哪项不是急性应激障碍的临床表现?(　　)

A.意识障碍　　　　　　　B.强烈恐惧体验　　　　　　C.兴奋激越

D.情感淡漠　　　　　　　E.行为具有一定的盲目性

3.创伤后应激障碍患者对于创伤事件相关的刺激,常出现的反应是(　　)。

A.愉快回忆　　B.回避与麻木　　C.兴奋不已　　D.主动参与　　E.无动于衷

4.适应障碍的病程一般不超过多长时间?(　　)

A.1个月　　　B.3个月　　　C.6个月　　　D.1年　　　E.2年

5.护理应激相关障碍患者时,以下哪项措施不是必要的?(　　)

A.提供安全舒适的环境　　　　B.鼓励患者表达情感　　　　C.强制患者参与社交活动

D.协助患者解决问题　　　　　E.监测患者的生理反应

6.应激相关障碍患者初期心理护理的核心目标是(　　)。

A.建立信任的治疗性护患关系　　　　　B.迅速消除患者的创伤记忆

C.保证患者所处环境绝对安全　　　　　D.提供高强度认知行为干预

扫码看答案

Note

E.指导家属监督患者服药

7.哪种心理治疗方法常用于应激相关障碍患者的治疗？（　　）

A.生物反馈疗法　　　　　　　　B.电休克疗法　　　　　　　　C.认知行为治疗

D.厌恶疗法　　　　　　　　　　E.系统脱敏疗法

8.应激相关障碍患者常出现哪种生理反应？（　　）

A.血压降低　　B.心跳减慢　　C.食欲增加　　D.呼吸急促　　E.肌肉松弛

9.以下哪项不是应激相关障碍的预防措施？（　　）

A.提高个体的心理韧性

B.加强社会支持系统

C.避免接触创伤性事件源

D.定期进行心理治疗（作为预防手段）

E.保持良好的生活习惯

10.应激相关障碍患者家属的护理指导中,护理人员应强调的重点是（　　）。

A.要求家属严格监控患者日常行为　　　　　B.建议家属避免与患者讨论创伤事件

C.告知家属减少与患者的肢体接触　　　　　D.鼓励家属代替患者做所有决策

E.指导家属提供情感支持和耐心陪伴

11.应激相关障碍患者的药物治疗中,以下哪种药物不是常用的？（　　）

A.抗抑郁药　　　　　　　　　　　　B.抗焦虑药

C.镇静催眠药　　　　　　　　　　　D.兴奋剂

E.抗精神病药（在特定情况下可能使用,但非首选）

12.在护理应激相关障碍患者时,以下哪项不是护理人员的职责？（　　）

A.评估患者的心理状态　　　B.监测患者的生理指标　　　C.强制患者接受心理治疗

D.协助医生制订治疗计划　　E.提供心理支持

13.创伤后应激障碍患者的哪些症状可能表明其处于高警觉状态？（　　）

A.注意力不集中　　　　　　　　B.记忆力减退　　　　　　　　C.睡眠困难

D.食欲增加　　　　　　　　　　E.情感淡漠

14.应激相关障碍患者的护理中,以下哪项措施有助于减轻患者的焦虑？（　　）

A.强制患者面对创伤源　　　B.提供安静舒适的环境　　　C.阻止患者与家人交流

D.忽视患者的情绪表达　　　E.给予患者大量药物治疗

15.哪种类型的应激相关障碍患者可能表现出对创伤事件反复回忆和做噩梦？（　　）

A.创伤后应激障碍　　　　　　　B.急性应激障碍　　　　　　　C.适应障碍

D.分离性障碍　　　　　　　　　E.焦虑症（非特指应激相关）

二、名词解释

1.应激相关障碍

2.急性应激障碍

3.创伤后应激障碍

4.适应性障碍

三、简答题

1.如何评估应激相关障碍患者的恢复情况？

2.应激相关障碍患者的心理支持包括哪些方面？

3.简述应激相关障碍患者的护理原则。

（黄　翔）

项目十三　心理生理障碍患者的护理

学习目标

知识目标：

1. 掌握进食障碍、睡眠-觉醒障碍患者的临床特点和护理要点。

2. 熟悉进食障碍、睡眠-觉醒障碍患者的治疗要点。

3. 了解进食障碍、睡眠-觉醒障碍患者的病因。

能力目标：

1. 能识别进食障碍、睡眠-觉醒障碍患者的主要症状。

2. 学会运用护理程序对进食障碍、睡眠-觉醒障碍患者实施有效的整体护理。

素质目标：

1. 尊重患者，具有关心、爱护进食障碍、睡眠-觉醒障碍患者的高级情感，并有与之建立良好护患关系的意识。

2. 能接纳和理解患者的负性情绪，在沟通中帮助患者建立积极乐观的生活态度。

扫码看课件

案例导入

患者，女性，17 岁，高二学生，因进食少、消瘦闭经 1 年入院。孙护士是患者小田的责任护士，每天想尽办法让身高 160 cm 而体重只有 38 kg 的小田多吃饭，可小田一直对她很冷淡，不太配合。到了吃饭时间，小田又在病房里大喊大叫，孙护士过来劝阻她时，她把饭菜扔到了孙护士身上，愤愤地说："要吃你吃！没看见我多胖了还让我吃！"

请思考：

(1)患者小田属于哪一类精神障碍？

(2)患者小田此时的心理状况如何？

(3)对于患者的不合作，孙护士可以采取什么方法帮助小田？

项目十三
思维导图

饮食、睡眠与个体心身健康密切相关。现代社会越来越多的人开始重视自己的体型，尤其是不少青年女性甚至认为"越瘦越好"。然而，盲目沉迷于"骨感美"而忽视体型是否符合健康标准，会使人们不知不觉陷入精神疾病的深渊，甚至付出生命的代价。2010 年，法国一位对抗神经性厌食症的"皮包骨"模特伊莎贝尔·卡罗(Isabelle Caro)去世，年仅 28 岁，身高 1.65 米的她去世时体重仅 32 kg。随着社会的快速发展、生活节奏的加快，人们的压力越来越大，致使失眠成了不少人难以摆脱的问题，久而久之，严重影响心身健康，"好好地睡上一觉"成了不少人的奢望。

心理生理障碍是指一组以心理社会因素为主要病因，以生理障碍(进食障碍、睡眠-觉醒障碍和性行为障碍)为主要临床表现的精神障碍。睡眠、进食是否正常，直接受个体心理活动的影响。心理社会因素常引起个体焦虑及一系列心理反应，导致相应的自主神经活动变化，从而引起睡

Note

眠、进食、性活动等生理功能发生紊乱,出现相应的睡眠-觉醒障碍、进食障碍和性功能障碍,称为心理生理障碍。本项目重点介绍进食障碍和睡眠-觉醒障碍患者的临床特征及护理要点。

任务一　进食障碍概述

一、进食障碍的概念及流行病学特点

进食障碍(eating disorder)是一组由心理社会因素导致的以进食行为异常为特征的精神障碍,可伴有显著体重改变和心理紊乱。进食障碍主要包括神经性厌食症、神经性贪食症和神经性呕吐,不包括童年期拒食、偏食和异食。

进食是人们赖以生存的基本需求之一。进食行为也是人类一种本能行为,是个体维持生命的基本保证,受生理、心理和社会等因素的影响。进食行为满足了个体生理、心理和社会等方面的需求,维持着正常的人体生理功能。虽然人们因社会文化、风俗习惯等不同具有不同的饮食要求,但最基本的健康的进食行为是一样的,即满足人的生理需求、维持身体健康。

进食障碍多发生在青少年和成年早期,不仅表现为生理功能异常,还反映出患者的心理问题。害怕发胖和对体型、体重的歪曲认知与不合理的期望是其重要的心理特点。本病多见于女性群体,男性青少年患此病较少,平均起病年龄为18～20岁。进食障碍可引起生理代谢功能紊乱,严重者可由于躯体并发症和自杀导致死亡,如果长期存在或者继发其他精神问题如物质滥用和抑郁状态,致死的风险就会大大增加。神经性厌食症在西方发达国家常见,终身患病率为0.6%,我国尚缺乏流行病学资料。神经性贪食症大部分由神经性厌食症发展而来,发病年龄稍晚些,神经性贪食症女性患病率为1%～3%。由于多数轻症患者未能得到明确诊断,本病的真正发病率和病死率仍不太清楚。

二、进食障碍的病因和发病机制

进食障碍的病因和发病机制目前还不十分明确,可能与心理社会因素和遗传生物学因素有关。

(一)心理社会因素

1.心理因素　进食障碍的患者发病前多有负性生活事件发生,如因体型问题不被人喜欢等。患者往往追求完美,自我控制感较低,缺乏自信,处理心理冲突的能力较差。"怕胖"的恐惧心理使患者具有"以瘦为美"的超价观念,并在此基础上形成体像障碍。另外,有个性因素的存在,进食障碍患者中常见的典型人格特点:拘谨、刻板、追求自我控制、追求完美和独特;爱幻想,不愿长大等。在青春期容易表现出自主性和依赖性的强烈心理冲突,从而引发进食问题。

2.社会因素　不同时代有不同的审美标准。唐朝之前的帝王喜瘦,"楚王好细腰,宫中多饿死";而唐朝"以胖为美",李唐后妃和百姓多丰满。现代社会崇尚"以瘦为美",大多把女性的体型苗条作为举止文雅、自我约束、有吸引力的象征,一旦这种审美意识转化为某些人刻意追求的目标时,极易出现进食障碍。进食障碍多发的国家的社会价值观念中大多崇尚的是"以瘦为美",苗条是社会标榜的理想体型,它代表着富有吸引力、节制、灵巧和可爱,女性往往通过对苗条体型的追求来获得社会的认可和赞许;大众传媒也对进食障碍的发病起到一定作用,如影视、报纸杂志上的女性体型大多以苗条为主,瘦即美,在这种意识形态的影响下女性为追求理想体型,极易走入进食障碍的误区。另外,同伴影响也是导致进食障碍形成的因素。处于青春期的女性迫切希

Note

望得到同伴的认可。同伴对体重、体型的评价和采取的进食行为都对她们极具影响力。在她们所处的小团体中,通常有共同的理想体型标准,青春期前期的孩子中,80%～90%都持这种观点,女孩中50%以上都在以节食或以别的办法来控制体重。如果为追求理想体型而采取不健康的行为模式,就容易导致进食障碍。

(二)家庭和遗传生物学因素

1.家庭因素 家庭因素在进食障碍的发生、发展、维持和康复中都可能起到重要作用。家庭功能失调促进进食障碍的形成。常见的进食障碍患者的家庭情况包括以下几种类型:①家庭教育方式不当,家庭模式僵化,无法适应孩子的发展,父母对孩子过度保护,永远用对待婴儿的方式对待长大的孩子,孩子对父母过于依赖;②父母冲突,家庭破裂,孩子卷入其中,背负过重的负担;③家庭中有酗酒、减肥或抑郁者,或家庭中存在过多谈论减肥或体型美的环境。所以,对父母过于依赖、家庭破裂、家庭中有节食减肥或酗酒抑郁者,以及家庭中存在过多谈论减肥和体型美的环境容易发生神经性厌食症。另外,精神动力学认为个人童年早期的不幸经历,尤其是性心理发育过程中的创伤性经历在发病过程中也起到一定的作用。

2.生物学因素 生物学因素是指在进食障碍患者中存在一定的遗传倾向(家族中罹患进食障碍和其他精神类障碍的人多于正常人群)和部分脑区的功能异常。此外,边缘系统是与进食障碍关系最密切的脑功能区,此区域的失衡可能是导致进食障碍的精神病理学特征。与异常的进食行为相关的神经内分泌中枢功能失调可能是进食障碍发生的生物学基础,如下丘脑-垂体-性腺轴系统异常使患者出现月经紊乱和体温调节障碍。据报道,神经性厌食症患者在急性期大脑神经递质、中枢神经系统单胺类递质发生紊乱,特别是去甲肾上腺素、5-羟色胺和某些神经肽物质出现功能失调。

知识拓展

体像障碍与大脑功能异常

是什么让那些已经骨瘦如柴的少女还要拼命减肥,完全不顾自己可能因此活不下去的事实?大脑功能失常引起的体像障碍(body-image disturbance)排在黑名单的首位。体像障碍是指患者基本感知功能正常,但对自身躯体的存在、空间位置及各部位之间的关系失去辨别能力。非优势半球顶叶病变可产生体像障碍。美国学者目前锁定了两个功能区域:大脑背侧顶叶系统和额前皮质-岛叶-杏仁核系统。前者负责感知自己和他人的身体形态,尤其是其中的外纹体身体区在神经性厌食症患者治疗前后明显更活跃,说明这一区域可能是引起体像障碍的关键区域;而额前皮质-岛叶-杏仁核系统与喜悦、恐惧等感情密切相关,它就像皇后的"魔镜"一样反复告诉患者这世界上还有比她更瘦的人,让患者对自己的身体越看越不满意。

三、进食障碍的分型及其临床表现

(一)进食障碍的分型

进食障碍主要包括神经性厌食症、神经性贪食症和神经性呕吐。

1.神经性厌食症 神经性厌食症(anorexia nervosa)是以个体对自身体像的感知有歪曲,担心发胖而故意节食,导致体重显著下降为主要特征的一种进食障碍。

2.神经性贪食症 神经性贪食症(bulimia nervosa)是以反复出现的强烈进食欲望和难以控

制的、冲动性的暴食,以及有惧怕发胖的观念为主要特征的一种进食障碍。

3. 神经性呕吐 神经性呕吐(nervous vomiting)又称心因性呕吐,是指一组自发或者故意诱发反复呕吐的精神障碍,呕吐物多为刚吃进的食物。

典型案例 13-1

> **考点提示** 进食障碍核心症状。

(二)进食障碍的临床表现

1. 神经性厌食症 是一种慢性进食障碍类疾病,与行为、心理紊乱有关,主要影响青春期女性及年轻妇女,表现为有意、反复、长期的节食,造成以食欲缺乏、体重减轻,甚至厌食为特征的进食障碍。发病年龄在 10～30 岁之间,国外报道女性患病率为 0.5%～1%,我国缺乏流行病学资料。

(1)认知的歪曲:本病的核心症状是对肥胖的强烈恐惧和对体型体重的过度关注,具有"以瘦为美"的超价观念与体像障碍。患者表现为对自己的体型要求非常严格,对肥胖强烈恐惧。多数患者为自己制订了明显低于正常体重的体重标准,即使已经骨瘦如柴,仍认为自己太胖,或认为身体的某一部位过于肥胖,如腰太粗、臀部太大等,即使别人反复解释劝说也无效,仍反复照镜子、称体重等,这种现象称为体像障碍。有些患者虽不承认怕胖,但即使体重已经很轻,仍不肯进食。

(2)过度限制热量摄入:为避免体重增加或达到自己理想中的体重,患者经常采取各种措施限制体重增加。部分患者常诉说上腹不适掩饰限制进食的动机。最初只是少吃主食、蛋、肉等,逐渐发展为完全避免食用高糖分或高蛋白的食物,仅以少量的低能量的食物或自认为不使人发胖的食物,如清水煮菜叶充饥。多数患者对各种食物的热量了如指掌,对食谱有严格的要求,有的患者在某段时间只吃某一种自认为不使人发胖的食物。患者进食时速度非常慢,会把食物分成很小的块,再送入口中细嚼慢咽,或只在口中咀嚼,然后吐出,确保食物不被吸收。绝大多数患者初期并不是真正厌食,而是有进食欲望的,只是惧怕发胖,为了减肥不敢吃,长期节食损害了大脑,到后来患者就什么东西也吃不下去了。

(3)采取各种方法控制体重:为了避免体重增加,部分患者有时实在饿得厉害或迫于家属的压力而进食,随后利用各种方法和机会进行催吐和导泻,如会采用进食后立即用手指刺激咽后壁进行引吐或服用大量泻药、利尿药和减肥药等方式避免体重增加。患者常常秘密进行这些行为,需要注意观察才能发现。有些患者采用过度运动的方法避免体重增加,如每日不停地走动、跑步、游泳、做健身操或做家务等,甚至拒绝休息或坐卧。患者的活动强度多与体力极不相称,即使极度消瘦、虚弱时仍坚持锻炼,为达到自己设定的体重标准而不顾一切,使人感到患者是在自我折磨、自我惩罚。

(4)导致生理功能紊乱:由于长期热量摄入不足,导致各种生理功能改变,患者会出现一系列的躯体并发症。轻者表现为消瘦、低体温、低血压、皮肤干燥、脱发、代谢减慢、便秘、畏寒、头痛、多尿和睡眠障碍等,严重者表现为器官功能低下,水、电解质紊乱和免疫力低下继发感染。当严重营养不良,水、电解质紊乱不能纠正时,可导致死亡。当患者体重低于正常体重的 60% 时,死亡率较高。在各种并发症中,性功能异常是最常见的症状,性欲减退、第二性征发育停滞等症状较为常见。女性患者常表现为闭经、月经稀少或初潮不来,约 20% 的女性患者闭经出现在体重下降之前,所以常因闭经就医,而非治疗进食障碍。体格检查可发现阴毛稀疏、脉搏迟缓、幼稚子宫和心律失常。虽说神经性厌食症是"少女杀手",但它的影响却不仅仅局限于少女时期。长期闭经和体重过低会引起骨质疏松、卵巢早衰、不孕不育等问题,给未来的生活增添麻烦。

(5)伴发心理障碍:与神经性厌食症如影随形的还有心理障碍。大约 2/3 的神经性厌食症患者合并一种或多种精神障碍,其中最常见的是抑郁,表现为情绪低落、情绪不稳、易冲动,严重者有自杀的危险;其次是焦虑或惊恐发作,恐惧也较常见,3% 的患者存在焦虑、恐惧甚至惊恐发作症状;20%～80% 的患者具有人格障碍,如部分患者存在强迫观念和行为,表现为一定要说服别人,做事追求完美,有的会强迫他人进食,或每餐必须剩下部分食物,或进食时按特定顺序和要求进行。神经性厌食症与人格障碍的共病率也高于普通人。

2.神经性贪食症 难以控制的暴食,同时为防止暴食对体重的影响患者采用各种措施,如催吐、导泻、增加活动量等,致使体重低于正常范围。

(1)不可控制的暴食:患者有反复出现的无法控制的发作性暴食史是本病的主要特征。每当产生对某种特定食物的渴望时,神经性贪食症患者都无力抗拒,他们吃得又多又快,甚至来不及咀嚼就咽下。进食量也远高于一般人的平均水平,进食时伴失控感,每次都要吃到腹部胀痛或恶心时才停止。患者较喜欢高热量的松软甜食和含油多的食物,如蛋糕、巧克力、油条等;个别患者会看到能吃的东西就往嘴里放。患者进食时常避开他人,在公共场所尽量克制进食。有时暴食是从合理地尝试减肥开始的,患者全神贯注于减肥,对体像的认识歪曲,继之突发暴食。

(2)避免体重增加:患者对自己的体型非常关注,很在意他人对自己体型的评价。因此,为抵消暴食引起的体重增加,在吃完大量食物后,为了保持苗条体型,患者常采用各种手段将食物排出体外,使用催吐剂或用手指刺激咽后壁自我诱吐,用利尿剂、泻药增加排泄,或做过度运动以消耗热量,还有的患者甚至采取绝食一段时间等各种方法来消耗摄入的热量。由于暴食和代偿行为的相互抵消,患者的体重虽有波动,但大多仍处于正常范围。这种异常的行为,若每周达 2 次,且持续超过 3 个月,则可诊断为神经性贪食症。

(3)生理功能受损:由于患者过量服用泻药、减肥药和利尿剂等,长期这样会引起严重的脱水和电解质紊乱,进而造成营养不良、身体疲倦、神经衰弱、皮肤发黄发黑、肾衰竭、肌肉无力、心律失常等并发症而有致命的风险。患者经常用手指抠喉咙,手指和手掌相连的地方会发生硬皮,这是在抠喉咙时,牙齿咬出来的。有的女性患者会因此而闭经或者月经不调,甲状腺肿大,体重大幅度起伏。由于经常呕吐,酸性物粘在牙齿上,会造成牙齿变色甚至脱落。另外,由于暴饮暴食可导致胃扩张和胃破裂的发生,其他症状还包括头痛、唾液腺肿大、软弱无力等。

(4)伴发心理障碍:很多神经性贪食症患者有抑郁倾向,对自己身体的错误认知,使他们感到在人前抬不起头来,而贪食进一步恶化了自暴自弃的心理。暴食前,患者通常会有抑郁,甚至悔恨、内疚的情绪,进而通过大量进食来达到情感宣泄,但大量进食仅能暂缓焦虑,之后会对自己的暴食行为产生罪恶感和抑郁等消极情绪。有研究表明,神经性贪食症患者比神经性厌食症患者的抑郁倾向更严重,并且更容易产生自杀的念头。

神经性贪食症和神经性厌食症可同时发生于同一个体上,大约 50% 的神经性厌食症患者合并神经性贪食症状。

3.神经性呕吐 表现为反复呕吐后不影响下次进食的食欲,呕吐后可以继续进食,食欲和食量都不受影响。神经性呕吐常与心情不愉快、心理紧张、内心冲突有关。

该病一般没有其他症状,无器质性病变基础,可有害怕发胖和减轻体重的想法,但由于总的进食量没有减少,所以体重无明显减轻,体重保持在正常体重的 80% 以上。本病女性多见,通常发生于成年早期和中期,多由于不愉快的环境或心理紧张而发生,呈反复不自主的呕吐发作,一般发生在进食完毕后,出现突然喷射状呕吐,无明显恶心及其他不适,不影响食欲,呕吐后可进食,多数患者体重不减轻,无内分泌紊乱现象,部分患者具有癔症性人格,表现为以自我为中心、喜表演、易受暗示等。神经性呕吐发作频繁,几乎每天发生,且至少已持续 1 个月。

四、进食障碍的治疗与预后

(一)治疗

进食障碍的治疗以综合治疗为主,包括药物治疗、行为治疗、认知治疗和家庭治疗。多数患者可以在门诊进行治疗,但是,当患者出现严重营养不良、电解质紊乱或有严重的自伤、自杀行为

典型案例 13-2

典型案例 13-3

Note

时,应及早住院治疗,以免造成更严重的后果。

1. 支持治疗 急性期以支持治疗为主,包括纠正水、电解质平衡,给予足够的能量,尽快解除生命威胁,使患者恢复至正常的营养状态。尽量减少或制止呕吐行为,禁止使用泻药。

2. 心理治疗 急性期过后,治疗方法以心理治疗为主,包括认知治疗、行为治疗和家庭治疗,同时配以药物治疗。治疗的目标是患者恢复理想体重和重建正常的进食行为模式。

(1)认知治疗:主要针对患者的体像障碍,进行认知行为纠正。具体方法如下:探讨、了解患者对体像和疾病的错误认知,深入了解患者的心理问题,帮助患者消除心理冲突,纠正不良认知,增强治疗信心,合理安排患者的饮食,培养其养成良好的饮食习惯。

(2)行为治疗:通过充分利用正强化和负强化的方法,调动患者的积极性,可有效地减少呕吐行为,逐渐养成规律、适量的饮食习惯,对短期内增加体重有一定的治疗效果。当患者能逐渐改善进食行为并主动进食时,应及时给予表扬(正强化),并给予患者特权或较多的行动自由作为奖励。当患者拒绝治疗、不按计划进食或自我引吐时,则给予惩罚(负强化),如取消某些特权或限制行动自由。

(3)家庭治疗:对家庭矛盾冲突尤其是发病年龄早的患者有一定效果。家庭治疗主要是帮助患者的家属及亲友正确认识该病的发病原因,避免对患者进食问题的过分关注和不安,纠正对患者的进食异常采取的不恰当处理方式,以解决家庭矛盾和促进家庭功能,从而协助患者建立良好的生活习惯,促进早日康复。

3. 药物治疗 目前尚无确切有效的药物治疗进食障碍。抗抑郁药、安定类药等对患者的恐惧、抑郁、易激惹、沮丧等情绪有一定疗效,可间接促进患者进食行为的改善,并可用于治疗伴发其他精神障碍的患者。米氮平在缓解神经性厌食症患者焦虑、抑郁情绪的同时还有增加食欲的作用;舒必利对单纯厌食者效果较好;丙米嗪、阿米替林对伴贪食诱吐者效果较好;氟西汀对严重消瘦的神经性厌食症患者体重有所改善,并可缓解抑郁、焦虑情绪;还可以用其他心境稳定剂。

(二)预后

神经性厌食症为慢性迁延病程,缓解和复发呈周期性发作。约一半患者可达临床痊愈水平;约25%的患者预后不良,其中一部分患者转化为神经性贪食症;少部分患者始终达不到正常体重,迁延不愈,5%～10%的患者死于极度营养不良或其他并发症或情绪障碍所致的自杀。本病的死因主要是营养不良及其合并症,包括肺炎、心律失常、心力衰竭和肾衰竭或自杀,也可由于水、电解质失衡而发生猝死。

神经性贪食症较神经性厌食症的预后好,呈慢性病程,症状可迁延数年。未经治疗的患者,1～2年25%～35%的症状可自行缓解,经正规治疗的患者50%～90%的症状可缓解。病程越长,预后越差。分析显示:神经性贪食症患者的校正死亡率为0.4%,在无电解质紊乱或代谢低下的并发症时,对患者的生命没有严重伤害。

与进食障碍预后良好相关的因素如下:体重降低不太明显、发病年龄小、病程短、病前的心理社会适应情况较好、不隐瞒症状、对疾病的自我认识水平较高。而预后不良的因素包括家庭矛盾突出、病前的心理-社会适应情况差、体重降低过多、社会经济水平低、对疾病认识不足,存在强迫、抑郁症状等。

目前对进食障碍患者的自然病程和预后了解不多。国外报道,经过10年随访,50%的神经性厌食症患者症状消失,大部分患者病情改善。预后较好的因素包括症状较轻、发病年龄小、体重降低不太明显、对疾病的自我认知水平较高、坚持接受门诊治疗等。此外,神经性贪食症患者的暴食、催吐等清除行为的严重程度与预后也有关。对于达到住院标准的进食障碍患者而言,其死亡率约为12%;而被诊断为重度营养不良的患者中,死亡率高达15%～20%;单就神经性厌食症患者来说,死亡率也达到了0.56%,为普通人群中年轻妇女死亡率的12倍以上。大约有1/2

的神经性厌食患者能够痊愈,大约 30％的患者临床症状部分缓解,20％的患者在症状上没有改善。而根据 DSM-4 所提供的数据,在神经性贪食症患者中,由于其营养程度大多良好,因此不会导致死亡。多数患者的暴食及暴食后抵消行为往往会持续数年,之后这一过程逐渐趋向慢性化,表现为间断性的复发与缓解交替。根据长期的随访发现,缓解期达到 1 年以上的患者提示预后良好。

任务二　进食障碍患者的护理程序

一、护理评估

(一)健康史

1. 个人成长史　患者生活、饮食习惯是否规律,病前体重有无异常;患者生活和工作压力是否过重,有无职业等各项因素促使患者控制体重。

2. 家族遗传史　患者及家庭成员是否曾有过进食行为反常病史。

3. 患病史　患者是否患过精神疾病,是否服用过相关药物等。

(二)生理功能

(1)患者的营养状况:包括生命体征、各项营养指标、体重变化情况。

(2)患者的饮食习惯和结构:包括种类、量、喜好以及对食物的认识。

(3)患者的皮肤、心血管系统、消化系统、第二性征发育和性功能情况、女性患者的月经情况等。

(三)心理功能

(1)患者对自身体型的认知情况,对发胖的恐惧程度,所认为的理想体重和对自身体型的看法。

(2)有无节食行为,若有,评估节食开始时间和程度。

(3)是否有暴饮暴食现象。

(4)近期有无遭遇重大生活事件。

(5)情绪状况和有无自杀、自伤倾向。

(四)社会功能

(1)有无因进食障碍而影响学习、工作和生活的情况。

(2)有无因进食障碍而影响家属及周围人的关系。

(3)对疾病有无自知力。

(4)患者与家属的关系以及家属对疾病的认识和态度。

(五)辅助检查

实验室及其他辅助检查:血常规、尿常规、大便常规、T_3、T_4、心电图、脑电图等。

二、常见护理诊断/问题

1. 营养失调(低于机体需要量)　与限制、拒绝进食、代偿行为有关。

2. 营养失调(高于机体需要量)　与不可控制的暴食有关。

3. 体液不足　与摄入不足、引吐、导泻行为有关。

Note

4.无力感 与自我发展迟、害怕丧失对生活的控制感、长期处于失眠或异常睡眠状态有关。

5.体像障碍 与家庭功能不良、对自身体像不满有关。

6.焦虑 与对生活感到无助感、缺乏控制感有关。

在上述护理诊断中,神经性厌食症患者的营养失调低于机体需要量;神经性贪食症患者的营养失调高于机体需要量,这两种进食障碍均可出现体液不足、体像障碍、无力感和焦虑。

三、护理目标

(1)患者能逐渐认识到自己体重低、营养差的现状,并能认识到引起营养差的原因。最终能够通过进食、补充营养的方式使体重逐渐恢复正常。

(2)患者能够认识到自己营养失调的原因是不可控制的暴食发作,能用语言表达暴食发作前的焦虑、抑郁情绪,能采用其他健康的方式替代暴食发作,如绘画、看书等。

(3)患者能够认识到目前体液不足的现状,能认识到引起体液不足的原因。如果出现想要引吐、导泻的行为时,能主动反映给护理人员,避免清除行为的发生。

(4)患者能用谈话、书写的方式表达心中的无助感,能主动与护理人员联系,寻求应对困境的方法。

(5)患者能够认识到与理想体重的偏差,能够通过与他人的沟通与交流为自身制订正常体重区间,最终能客观性地评价自身体型。

(6)患者能描述自己轻松和焦虑的感受差异;并能识别何时焦虑加重,能用一种以上适宜的方式来减轻焦虑;且轻松的感受多于焦虑的感受。

> **考点提示** 进食障碍患者的护理措施。

四、护理措施

除了最基本的日常基础护理外,对进食障碍患者要在建立良好护患关系的基础上,结合医嘱,与营养师和患者及家属一起制订体重计划、食谱、进食量及护理计划,并根据实际操作情况适当修改。

(一)安全护理

主要在于预防患者因抑郁情绪采取自杀或自伤行为,因此,护理人员要严密观察患者的情绪变化,保证病房内没有危险物品。同时还要避免患者私藏减肥药、泻药及利尿药,防止意外事件发生。进食障碍患者常采用过度运动、诱吐等方式防止体重增加,易造成跌伤、肌肉拉伤、误吸甚至窒息等不良后果,护理人员一旦发现应立即阻止,并准备随时做出应急处理。

(二)一般护理

1.饮食护理 保证营养,维持正常体重。

(1)评估:评估患者的体重情况,及达到标准体重和正常营养状态所需的热量。患者为了限制体重采取了何种措施,如自我诱吐、滥用泻药、利尿药的情况。评估时要就事论事,不要妄下结论。

(2)制订饮食计划:与营养师、患者一起制订饮食计划和体重增长计划,确定目标体重和每天应摄入的最低限度热量以及进食时间。摄入热量一般从每天 800～1500 kcal 开始,每 2～3 天增加 200～300 kcal,逐渐增加至正常。对厌食严重者,进食进水需从最小量开始,逐步缓慢增量,食物性质也应按流质、半流质、软食、普食的顺序过渡,使患者的胃肠道能逐渐适应,减轻饱胀感。通常目标体重宜为标准体重的 85%～90%,以防患者过度关注体型而抗拒治疗。食物种类宜选择高热量、清淡、高膳食纤维的食物。

对于神经性厌食症患者,要提供安静、舒适的进食环境,鼓励患者自己选择想吃的食物。患者进餐时,护理人员要一直陪伴在身旁,餐后也要至少陪伴 1 小时,确保患者按量进食,不诱吐。一般要求患者每餐进食时间不超过 30 分钟,保证进食速度。患者餐后若进行过度活动或长时间沐浴时,要进行限制。当患者主动进食或体重增加时,护理人员要及时地奖励患者,如满足患者的某项要求;如果患者拒绝进食、过度运动、诱吐、体重减少时,则取消奖励作为惩罚。通过正、负强化的方法帮助患者逐渐恢复正常的饮食行为模式。

对于神经性贪食症患者,要制订限制饮食的计划:①自控技术。指导患者定点就餐,有人在场时就餐,记录每次进食量,以监控自己的进食次数和进食量;欲暴食时,用散步、看电视或读书等方式分散注意力,以减少进食次数。②进食监控。患者在进食过程中,由护理人员或家属进行监督,密切观察其有无藏匿食物、有无假进食,包括只咀嚼不吞咽趁人不注意时吐掉等行为。餐后检查餐桌、桌布、口袋等部位有无藏匿食物。在符合患者以往饮食习惯的前提下,逐步限制高糖、高脂食物和量,以便患者容易接受。

2. 生活护理 帮助患者重建正常的进食模式。当患者出现营养不良,水、电解质紊乱时,首要的护理措施是保证患者的摄入量,维持水、电解质平衡。因此,饮食护理是进食障碍患者的护理重点,目的是保证营养,恢复并维持正常体重。然而,进食障碍患者对改善进食的抵触往往较大,尤其是神经性厌食症患者,因此,在实施过程中需要医护人员密切配合,运用恰当的沟通方式让患者接受建议,逐渐改变进食行为。

3. 心理护理 主要围绕进食的行为与心理进行,通常需要认知治疗与行为治疗密切结合。

(1)认知治疗:矫正患者的体像障碍和"惧胖"的超价观念。①与患者建立相互信任的关系,向患者表示关心和支持,使患者有被接纳感。②评估患者对肥胖的感受和态度,鼓励患者表达对自己体像的看法,包括喜欢和不喜欢的方面和对体像改变的感受,以及重要关系人物的看法和态度对自己的影响。③将患者实际的身体尺寸与其主观感受做对比,帮助患者认识其主观判断的错误。④鼓励患者进行适当的自身修饰和打扮;鼓励患者总结自己的优点,尤其是体像方面的长处。⑤鼓励患者与镜中的自己进行积极对话,听取他人对自己外形的表扬。⑥帮助患者认识"完美"是不现实的,并帮助他认识自己对"完美"的理解。⑦鼓励患者参与决策,以增加患者对环境的控制感,并通过正向反馈,如表扬、鼓励等,帮助患者学会接受现实的自己。

(2)行为治疗:帮助患者重建正常的进食行为模式。①首先帮助患者正确理解体型与食物的关系,制订宣教计划,帮助患者认识营养相关问题,例如减肥、节食等是增加暴食发生的因素以及长期节食对生理功能的不良影响等。②提供安静、舒适的进食环境;鼓励患者自行选择食物种类,或提供适合患者口味的饮食,对患者进食时间加以限制,一般要求不超过 30 分钟,以保证患者的进食速度;患者进餐时,护理人员应陪伴在旁至餐后至少 1 小时,以确保患者按量摄入食物,无诱吐、导泻行为发生;对于患者餐后的异常行为,如长时间沐浴或其他过度活动等,要进行限制;当患者体重增加或主动进食时,给予一定奖励。若体重减少或拒绝进食、过度运动、诱吐时,则取消或收回奖励作为惩罚。利用此正强化和负强化的方法,帮助患者恢复正常的饮食行为模式。想暴食时,用散步、看电视或读书等方式分散注意力,以减少进食次数;尽量不测体重、不计算摄入量,以免因担心肥胖而节食;有意识地逐渐延长贪食-呕吐周期。

(3)其他心理问题的护理:①探明患者进食障碍背后隐藏的情绪冲动。②注重对患者情绪反应的评估,如有无抑郁、有无自杀的危险和滥用药物的情况,根据情况进行相应的心理护理。

4. 健康教育 进食障碍在康复期易复发,尤其是在遭受应激时容易复发,这也是患者彻底治愈的最大障碍,需教会患者处理的策略,以预防复发。

(1)建立良好、规律的生活方式与进食行为模式:鼓励患者培养自己的兴趣爱好,学会用合理的信念思考问题,学会在自己的想法、感受和行为之间建立联结,树立正确的形体美观念。努力纠正自身对体型的不合理信念,并坚持定期复查。

(2)药物指导:向患者及家属讲解药物的名称和服用时的注意事项,告知患者服用抗抑郁药后可能会出现恶心、头痛、口干等不良反应,指导患者应在饭后服药。

(3)合理安排生活:鼓励患者合理安排学习和生活,积极参加适当的体育锻炼,保持乐观的心态和积极向上的精神状态面对日常生活中遇到的各种挫折,要学会主动进食,少量多餐,合理补充丰富的营养物质,保证人体正常的生理需要。

(4)动员家庭社会支持系统:指导家庭对患者的教育管理,提倡疏导而不是制约,对必要的照顾技巧进行示范并提供练习机会;指导家庭与患者之间加强沟通。鼓励家庭参加集体治疗和家庭治疗,对家属讲解疾病的相关知识,为患者创造良好的家庭环境,注重家庭成员之间的人际关系及处理,强化、挖掘积极的方面,淡化消极的方面,给予患者更多的温暖和支持,使患者获得情感上的满足感。

五、护理评价

进食障碍常为慢性迁延性,缓解和复发呈周期性交替,常伴有持久存在的营养不良、消瘦及人格缺陷。对进食障碍患者的护理评价应注重以下方面。

(1)患者是否对自己的异常进食、过低体重、体像障碍等有所认识。

(2)患者是否能够在医护人员的指导下执行进食行为。患者改变进食行为的过程是相当缓慢的,甚至可能会有抵触,不能急于求成,要善于发现患者的微小进步,及时给予鼓励,逐渐增强患者对治疗的信心。

育心铸魂坊

你知道什么是真正意义上的健康吗?

——学习了解中国公民"健康素养 66 条"

健康,在每一个人的心目中都居于至关重要的位置,也是人人都希望拥有的最大财富。习近平总书记指出:人民健康是社会文明进步的基础,是民族昌盛和国家富强的重要标志。为进一步提升全民健康素养水平,助力健康中国建设,国家卫生健康委对《中国公民健康素养——基本知识与技能(2015 年版)》进行修订,形成了《中国公民健康素养——基本知识与技能(2024 年版)》。其中提出了中国公民必须掌握的 66 条健康素养要点。"健康素养 66 条"在开篇的第 1 条提出"健康不仅仅是没有疾病或虚弱,而是身体、心理和社会适应的良好状态",目的就是提高人们对现代健康理念的认识,以适应我国社会与经济的快速发展。第 25 条又提出"体重关联多种疾病,要吃动平衡,保持健康体重,避免超重与肥胖"。通过学习了解健康的真正含义,树立正确的健康观念,避免因追求不切实际的审美标准而导致进食障碍。同时要认识到每个人都有维护自身健康的社会责任,不仅是关注个人的身体健康,也包括关注社会大众的健康观念和饮食文化,避免因个人不健康的饮食习惯影响周围人群。

任务三 睡眠-觉醒障碍概述

睡眠是大脑的一种高级功能,它与觉醒交替进行,人类的睡眠和觉醒是与自然界昼夜变化大致同步的一种生物节律,为个体提供良好的生理和心理环境。这种昼夜节律的变化是人体生物体系的重要功能之一,它为个体提供了恰当的生理及心理环境,使人们在夜间有良好的休息,在白天能进行适当的活动。正常人对睡眠的需求因年龄、个体差异而不同。新生儿每天平均睡眠时长为 16 小时,儿童一般为 10 小时,成人为 6~8 小时,老年人则睡眠明显减少。睡眠质量相较于睡眠时间,对健康的影响更大。

睡眠-觉醒障碍也称睡眠障碍(sleeping disorder),是各种心理-社会因素引起的非器质性睡眠与觉醒的障碍(即睡眠的量、质或定时的异常),或在睡眠中或睡眠-觉醒转换时发生异常的行为或生理事件。世界卫生组织将睡眠障碍的标准定义如下:①有入睡困难、保持睡眠障碍或睡眠后没有恢复感;②至少每周 3 次并持续至少 1 个月;③睡眠障碍导致明显的不适或影响日常生活;④没有神经系统疾病、没有使用精神药物或其他药物等因素导致的失眠。

造成睡眠障碍的原因很多,一般包括生理、心理、社会因素和环境因素等。心理-社会因素:如各类生活事件(亲人去世、遭遇抢劫或强暴、人际关系紧张、就业困难、家庭矛盾等)造成患者焦虑、紧张、恐惧不安等。躯体因素:如饥饿、疲劳、疼痛、频繁咳嗽、夜尿等。环境因素:昼夜颠倒、过于频繁改变工作时间等睡眠节律改变;居住环境嘈杂、拥挤、居室温度过冷或过热,光线刺激等环境改变。国际睡眠协会把睡眠障碍分成四大部分:①睡眠启动与维持障碍,即失眠;②过度睡眠障碍,即嗜睡障碍;③睡眠-觉醒节律障碍;④与特定睡眠阶段有关的异态睡眠(睡行症、夜惊症、梦魇症)。

知识拓展

睡眠时相

正常睡眠由两个交替出现的不同时相组成:一个时相称为慢波睡眠,又称非快速眼动睡眠;另一个时相称为异相睡眠,又称快速眼动睡眠。

慢波睡眠:入睡后所发生的睡眠大多数属于此种。根据人脑电波的特征,一般将此时相区分为 1、2、3、4 期,对应于睡眠由浅入深的过程。

异相睡眠:此时相为在睡眠过程中周期性出现的一种激动状态。脑电图与觉醒时的相似,呈现低振幅去同步化快波。虽然各种感觉功能进一步减退、运动功能进一步降低、肌肉几乎完全松弛、运动系统受到很强的抑制,但自主神经系统活动增强,如血压升高、心率及呼吸加快、脑血流量及耗氧量增加等。

一、失眠障碍

失眠障碍也称失眠症(insomnia),是最常见的睡眠障碍,表现为相当长时间对睡眠的质和量不满意,并在心理上产生恶性循环,从而使失眠持续存在。失眠障碍可以是单独的一种疾病,也可以是其他疾病的临床表现之一,如果没有明显的发病原因,则称为原发性失眠障碍。失眠障碍在一般人群中的患病率为 10%~20%。

微课 13-2

典型案例 13-4

Note

(一)病因与发病机制

失眠障碍的病因与发病机制较为复杂,研究表明主要与下列因素有关。

1.生物学因素 如遗传、年龄因素;慢性疼痛、全身瘙痒、喘息、咳嗽、夜尿、吐泻、睡前进食过多等躯体性因素;脑炎、躁狂症等神经精神疾病因素。

2.心理性因素 失眠最常见的原因是心理因素,某些应激事件,如高考、工作任务繁重等,在个性特点的基础上出现精神紧张、焦虑、恐惧,也包括患者的自我暗示等因素。

3.环境性因素 如生活习惯改变、住所更换、声音嘈杂和光线刺激等。

4.物质及药物因素 服用兴奋性食物如咖啡、浓茶,药物如茶碱、甲状腺素、抗震颤麻痹药及中枢兴奋药哌甲酯等。

(二)临床表现

失眠障碍的临床表现主要为入睡困难,睡眠不深、易惊醒、自觉多梦、早醒、醒后不易入睡、醒后感到疲乏或缺乏清醒感,以上症状可混合存在。其中,患者最常见的主诉是难以入睡,其次是早醒和维持睡眠困难,表现为清晨觉醒过早、醒后不易再睡等。患者往往表现出对睡眠的过分关注与过高的期望,人们常过多地考虑如何得到充分的睡眠以及因失眠对自己造成的不良后果和健康损害等,以至于在就寝时紧张、焦虑而无法入睡。对睡眠质量期望过高,达不到自己理想中的状态即认为是失眠。患者甚至将睡觉当成生活中最重要的事。多数失眠患者并非真正睡眠减少,感觉入睡困难是因为睡前的焦虑、抑郁等不良情绪造成患者对时间认知上的偏差,感到入睡前的时间非常漫长,而入睡后的时间很短。患者醒后常感到身心疲惫,白天感到困倦、焦虑、抑郁、易激惹,对自身的过分关注导致学习和工作效率下降,甚至影响社会功能。有些患者出现睡眠感缺失,患者主诉严重失眠,但没有客观睡眠异常的证据,脑电监测与旁人观察均显示处于睡眠状态。这种"失眠—焦虑—失眠"的恶性循环导致失眠症状持续存在,久治不愈。据报道,15%~30%的成人和10%~23%的青年人都有不同程度失眠。失眠障碍在一般人群中的患病率为10%~20%,男女无明显性别差异。失眠可引起焦虑、抑郁情绪,或恐惧心理,严重时影响其工作效率或社会功能。失眠障碍的诊断标准之一:失眠的症状至少每周3次,持续1个月以上。

1.适应性失眠(急性失眠) 起病与明确的应激有关,病期相对短暂,从数天到数周,在脱离或适应了特定的应激源后失眠即缓解。若得不到及时的调整,失眠每周发生3次,持续1个月以上就转变为慢性失眠。

2.心理、生理性失眠 是较高的生理性唤醒水平引起的失眠,伴随清醒时的功能下降。起病形式可以是隐匿的,患者主诉年幼时或成年早期即有失眠;也可以是由急性的、适应性失眠没有及时缓解演变而来。

3.矛盾性失眠 也称睡眠感缺失,主诉严重失眠,但没有客观的睡眠异常的证据,日间功能受损的程度也和所诉的睡眠缺失感的程度不相符。

(三)失眠障碍的治疗要点

失眠障碍的治疗通常需要采取以下综合措施。

1.消除病因 减少或消除造成失眠的各种因素,培养良好的睡眠习惯。

2.心理治疗 是治疗失眠障碍的主要方法,目的是使患者能够忽视失眠症状、将注意力集中到外部世界,从而为睡觉创造良好的心理环境。可以用认知治疗来调节患者对睡眠的错误看法;使用行为治疗让患者身心放松;使用森田疗法,采纳"顺其自然,为所当为"的理念。

3.药物治疗 镇静催眠药可作为治疗失眠障碍的辅助手段,避免长期用药,一般以1~2周为宜,尤其是慢性失眠患者,长期用药往往无效,还可能导致药物依赖。被批准用以治疗的药物是苯二氮䓬类和褪黑素受体激动药。苯二氮䓬类药物分为超短效、短效、中效、长效四类,可缩短入睡潜伏期,减少夜间醒转次数。使用时,应根据睡眠障碍的情况来选择类型,入睡困难者应选用超短效类药物作为催眠用;夜间易醒者可用短效或中效类药物,以加深睡眠;早醒者则使用中效至长效类药物,可起到延长睡眠的作用。对于顽固性失眠患者,药物治疗可以使患者找到睡眠的感觉,使身心放松,增强患者的信心。

二、嗜睡障碍

嗜睡障碍又称嗜睡症(somnolence),是指在不存在睡眠量不足的情况下出现睡眠过多,或醒来时达到完全觉醒状态的过渡时间延长的情况。这种情况并不是由睡眠不足、药物、酒精或躯体疾病所致,也不是某种精神障碍(如神经衰弱、抑郁症)症状的一部分。

(一)病因与发病机制

嗜睡障碍病因较多,包括心理社会因素、精神障碍及躯体器质性疾病等。过度嗜睡作为一种临床症状,常见于发作性睡眠疾病和病情较重的睡眠呼吸障碍,也可见于脑炎等躯体疾病和抑郁症、精神分裂症等精神疾病。部分患者具有家族遗传倾向。

考点提示 嗜睡障碍的临床表现。

(二)临床表现

睡眠过多是本病的核心症状,表现为白天睡眠时间延长,转醒时想要达到完全的觉醒状态非常困难,转醒后常有短暂意识模糊,呼吸及心率加快,常伴有抑郁情绪。有的患者可有白天睡眠发作,发作前常有难以控制的困倦感,往往影响学习、工作和生活,患者为此感到苦恼。脑电波检查是正常的睡眠脑波。

(三)嗜睡障碍的治疗要点

嗜睡障碍的治疗要点主要为对症治疗。首先消除发病的诱导因素,可适当给予中枢神经兴奋剂如哌甲酯、苯丙胺、匹莫林等,药物应从小剂量开始,症状改善后及时停药。其次可辅以支持疗法和心理疏导疗法,以达到预防和治疗疾病的目的。白天主动安排短时小睡,可减少甚至终止嗜睡发作。

三、睡眠-觉醒节律障碍

睡眠-觉醒节律障碍(sleep-waking rhythm disorder)指睡眠-觉醒节律与常规不符而引起的睡眠紊乱。正常人通常以一昼夜的1/3时间用来睡眠,即夜间入睡白天醒来,形成了睡眠-觉醒节律。但个别人因其睡眠-觉醒节律的节律紊乱,从而导致此病。睡眠-觉醒节律障碍多见于夜间工作和生活无规律的成人,儿童或青少年发病者少见。

(一)病因与发病机制

本病的发生一般有生活节律失常和心理社会压力过大两方面的原因。夜间工作和生活无规律的人群长期在特定的环境中形成习惯,易发生此病;约1/3的患者发病前经历生活事件,如人际关系紧张、学习负担过重、工作求职压力、环境变化等,导致焦虑情绪,推迟入睡时间。

(二)临床表现

本病主要表现为睡眠-觉醒节律紊乱、反常。有的表现为睡眠时相延迟,如患者常在凌晨入睡,次日下午醒来;在常人应入睡的时候不能入睡,在应觉醒的时候需要睡眠。有的入睡时间变化不定,总睡眠时间也随入睡时间的变化而长短不一;有时可连续2～3天不能入睡,有时整个睡

典型案例 13-5

典型案例 13-6

Note

213

眠时间提前,过于早睡和过于早醒。患者多伴有忧虑或恐惧心理,并引起精神活动效率下降,妨碍社会功能。诊断的病程标准在 5 周以上。

(三)睡眠-觉醒节律障碍的治疗要点

睡眠-觉醒节律障碍的治疗要点主要是调整患者入睡和觉醒的时间,以恢复到正常人的节律。可逐步调整或一次性调整立刻达到正常作息时间,并需不断巩固、坚持下去。为防止反复,常需结合药物巩固效果。

四、异态睡眠

异态睡眠(parasomnia)是指在睡眠过程或觉醒过程中所发生的异常现象,包括神经系统、运动系统和认知过程的异常。DSM-4 将这些异常分为三类:梦魇症、夜惊症和睡行症。其中以梦魇症的发生率最多,近一半的人曾有过类似经历。

(一)梦魇症

梦魇症是指在睡眠过程中被梦所惊醒,梦境内容通常涉及有关生存、安全的恐怖事件,如被怪物追赶、攻击,或是伤及自尊的事件。该症的显著特征是患者醒后对梦境中的恐怖内容能清晰回忆,伴有心跳加快和出汗,但患者能很快恢复定向力,处于清醒状态,部分患者难以再次入睡,有的在一晚上会反复出现几次。由于夜间睡眠受扰,患者白天常会出现头晕、注意力不集中、易激惹等症状,使生活、工作受到影响。梦魇多发生在睡眠后期的快速眼动期阶段,近一半的成人曾有过梦魇经历,其中女性多于男性,在儿童中无性别差异,该症一般初发于 3～6 岁,随年龄增长逐渐减少。

(二)夜惊症

夜惊症出现在夜间的极度恐惧和惊恐发作,伴有强烈的言语、运动形式和自主神经系统的高度兴奋状态。患者表现为在睡眠中突然惊叫、哭喊、坐起,双目圆睁,表情恐惧,大汗淋漓,呼吸急促,心率增快(可达 150～170 次/分),有的还伴有重复机械动作,有定向障碍,对别人的问话、劝慰无反应,历时数分钟而转醒或继续安睡。患者此时若转醒,仅能对发作过程有片段回忆,次晨完全遗忘,且无梦境体验。夜惊症通常发生在睡眠的前 2/3 期,持续 1～10 分钟。发病原因可能与遗传有关,发热、过度疲劳或睡眠不足也会促进此病的发作。本病多发生于儿童,以 5～7 岁较多,至青年期消失,偶有成年病例。本症难以同一些器质性疾病所致的相似症状相鉴别,如中枢神经系统的感染、肿瘤等。另外,癫痫发作如果出现在夜间,也难以与夜惊症鉴别。脑电图检查可帮助鉴别这些疾病。

(三)睡行症

睡行症俗称梦游症,是睡眠和觉醒现象同时存在的一种意识模糊状态。主要表现为患者在睡眠中突然起身下床,徘徊数分钟至半小时,或走出家门、进食、穿衣等,有的口中还念念有词,但口齿欠清,常答非所问,无法交谈。睡行时患者表情茫然,双目凝视,难以唤醒,一般历时数分钟,少数持续 0.5～1 小时,继而自行上床或随地躺下入睡,次日醒后对所有经过不能回忆起来,若在睡行期内强行唤醒,患者可有短暂的意识模糊。睡行症常发生在睡眠的前 1/3 期,多发生于生长发育期的儿童,以 11～12 岁年龄段最多。家系调查表明睡行症的患者中其家族有阳性史者较多,说明该症与遗传因素有一定的关系。躯体内部刺激如膀胱充盈和外部刺激如噪声等,可以诱发睡行症的发生,睡眠不足、发热、过度疲劳、精神压力等也与睡行症的发作有一定的关系。儿童期偶有睡行症发作,大多于青年期自行停止。成人若经常出现睡行症发作,则需要排除精神运动性癫痫的可能。

对异态睡眠的治疗包括减少发作次数和防止发作时意外事故的发生两个方面。首先向家属及患者解释该病的特点及发生原因,减轻或消除发病的诱因如减轻心理压力。保持日常生活规律,避免过度疲劳和高度紧张,养成良好的睡眠习惯,以及使用某些药物如苯二氮䓬类、中枢兴奋剂、小剂量的三环抗抑郁药等,它们对减少异态睡眠的发作有一定疗效。对睡行症患者还要保证其睡眠环境的安全性,如睡前关好门窗、收好各种危险物品、清除障碍物等,以防睡行发作时外出走失或引起伤害自己及他人的事件。偶尔少数几次发作者无须治疗。发作频繁者,可用苯二氮䓬类药物加深睡眠,对某些患者有效。

任务四　睡眠-觉醒障碍患者的护理程序

一、护理评估

(一)健康史

评估患者的个人史、患病史、家族史、治疗及用药情况。如性格是否敏感、多疑,是否对事物要求完美等;有无不良的生活习惯与不良的睡眠卫生习惯,如经常吸烟、饮酒、饮浓茶、饮咖啡的习惯;是否有其他精神障碍,如精神分裂症、神经症等。

(二)生理功能

1. 睡眠异常表现　如有无早醒,入睡困难,睡眠维持困难,睡眠持续时间、入睡方式及深度如何,使用药物的情况。必要时可用匹兹堡睡眠质量指数量表(PSQI)评定患者最近 1 个月的睡眠质量,通过此表可以了解患者的睡眠质量、睡眠潜伏期、睡眠持续时间、睡眠效率、睡眠紊乱、服用药物情况和白天功能状态。此表已在我国进行了信度和效度检验。

2. 主观睡眠质量评估　评估患者失眠的原因、诱发或加重失眠后果的不良原因、对睡眠的不现实期望等。

3. 有无自主神经症状　如心慌、胸闷、胃肠胀气、消化不良等。

4. 多导睡眠监测仪　监测仪可以在患者睡眠状态下连续并同时记下多个参数,形成多导睡眠图(PSG),客观评价患者的睡眠质量、睡眠持续时间、睡眠效率及睡眠各期的情况。

(三)心理功能

(1)患者近期有无诱导失眠的社会事件,如工作的调动,负性生活事件等。

(2)对睡眠的认知,对睡眠时间与质量有过高的期望值,对睡眠质量过高关注等。

(3)是否有焦虑、恐惧、抑郁等精神症状。原发性失眠患者由于受失眠的影响,焦虑比较明显,部分患者还伴有抑郁。必要时可用焦虑自评量表(SAS)和抑郁自评量表(SDS)评估。

(4)有无因睡眠或工作生活环境改变而产生不适应感。

(四)社会功能

(1)患者有无因睡眠障碍而影响学习、工作和生活。

(2)有无影响与家属及周围人的关系。

(3)患者对疾病有无自知力。

(4)患者与家属的关系以及家属对疾病的认识和态度。

(五)辅助检查

实验室及其他辅助检查:血常规、尿常规、大便常规、心电图、脑电图等。

Note

二、常见护理诊断/问题

1.睡眠型态紊乱 与焦虑、睡眠环境改变、药物影响等有关。

2.疲乏 与失眠、异常睡眠引起的不适状态有关。

3.有受伤的危险 与梦游时意识模糊、不识危险有关。

4.绝望 与长期处于失眠或异常睡眠状态有关。

5.焦虑 与对生活缺乏控制感、无助感、睡眠型态紊乱有关。

在上述护理诊断中,失眠障碍、嗜睡障碍、睡眠-觉醒节律障碍均可出现睡眠型态紊乱、疲乏、焦虑、绝望和无力感;睡行症有受伤害的危险。

三、护理目标

(1)患者能够认清自己失眠的原因,逐渐学会消除这些因素,在护理人员的指导下能够重建规律、有质量的睡眠模式。

(2)患者能认识到心理的焦虑是引起疲乏的主要原因,能够在疲乏时继续从事日常活动,保证夜间睡眠质量,最终使白天能够保持精力正常。

(3)患者及家属能保证患者居住环境的安全,不摆放过多杂物,尽量减少一切危险物品。

(4)患者能通过与护理人员交谈、给亲人打电话等方式表达心中的感受,消除任何消极、放弃或自伤的想法。如果出现自杀想法时,能与护理人员联系,避免自杀或自伤行为的发生。

(5)患者能通过谈话、书写、绘画等方式来表达心中的焦虑情绪,并能识别何时焦虑加重,学会几种缓解焦虑的行为治疗。

四、护理措施

(一)安全护理

对患者和家属进行睡眠知识宣教,帮助他们认识睡眠障碍,增强安全意识,防范意外发生。对于睡行症患者,要保证夜间睡眠环境的安全,如给门窗加锁,防止患者睡行时外出、走失;清除环境中的障碍物,防止患者被绊倒、摔伤;收好各种危险物品,防止患者伤害自己和他人。嗜睡障碍患者要避免从事可能因突然进入睡眠而导致意外发生的活动和工作,如开车、高空作业等。

(二)生活护理

(1)为患者创造良好的睡眠条件,如病房的空气新鲜、温湿度适宜、安静,医护人员夜班期间要做到"四轻",即说话轻、走路轻、关门窗轻、操作轻。

(2)帮助患者养成按时入睡,早睡早起的睡眠习惯。

(3)保证患者睡眠质量,减少白天睡眠时间,鼓励患者多活动。

(三)心理护理

应做好睡前的心理护理,注意疏导和消除患者由于睡眠障碍产生的各种不良情绪。

(1)消除诱因、建立信任的护患关系:对于由于心理因素、不愉快情绪导致的失眠,心理护理的重点在于建立良好的护患关系,加强护患间的理解与沟通,了解患者失眠的生理、心理以及社会层面的因素,帮助或指导患者消除引起失眠的原因。为患者提供有利于睡眠的病房环境,护理人员尽量避免夜间操作,操作时要做到"四轻"。

(2)支持性心理护理:通过倾听、理解、陪伴等支持性心理护理技术,帮助患者认识心理刺激、不良情绪对睡眠的影响,使患者学会自行调节不良情绪,正确面对,消除失眠诱因。

(3)认知治疗:失眠患者由于过分担心失眠,常常感到焦虑、紧张,结果越焦虑越睡不着,形成了"失眠—焦虑—加重失眠"的恶性循环。对这些患者,使用认知治疗可以帮助其了解睡眠的基本知识,使患者重塑睡眠质量观,使其领悟到睡眠质量的高低不在于睡眠时间的长短,找出失眠的原因和根源,并帮助患者达到以下几点:①对睡眠保持符合实际的期望;②不把白天发生的不愉快都归咎于失眠;③不试图入睡;④不给睡眠施加压力;⑤一夜睡不好后不会悲观;⑥学会承受睡眠缺失的后果。引导患者正确认识睡眠,以正确的态度对待失眠,解除心理负担,纠正恶性循环状态。

(4)森田疗法:其理念是"顺其自然,为所当为"。顺其自然就是接受失眠症状的出现,把心思放在应该去做的事情上。例如,失眠障碍患者的焦虑与恐惧是非常正常的心理反应,如果不去关注自己的情绪或不把它转化为努力睡觉的动力,它很快就会消失。而倘若患者认为自己不应该出现失眠,对面眠越加关注,那么失眠就会越来越严重。只要不去关注它,由于失眠引起的情绪就会在规律化生活的过程中不知不觉地消失,睡眠也就逐渐恢复正常。

(5)消除恐惧心理:多数患者和家属对睡行症、夜惊症、梦魇症等具有恐惧心理,甚至会具有迷信的看法,因此,影响患者生活的往往不是疾病本身,而是因对疾病不了解产生的惧怕、恐慌心理。所以护理人员要及时对患者和家属进行睡眠知识宣教,帮助他们认识睡眠障碍的实质、特点和发生原因,纠正他们对睡眠障碍的错误认识,消除恐惧心理。同时还要客观地面对疾病,做好终生带病生活的思想准备。

(四)特殊护理

失眠患者常常自行用药,造成药物耐受和药物依赖。指导患者应在专业人员的指导下用药,切忌自行选药和随意停药。用药不可同时饮酒,否则会增加药物成瘾的危险性。

(五)健康教育

1.睡眠知识宣教 教会患者处理失眠的各种措施,包括:①生活规律。三餐、工作、睡眠的时间尽量固定。②营造最佳的睡眠环境。选择合适的寝具;保持空气流通;避免噪声干扰;维持适当的温度和湿度;避免光线过亮。③白天多在户外活动,接受光照。④睡前两小时避免易兴奋的活动,如看刺激、紧张的电视节目,长久谈话等;避免进食浓茶、咖啡、可乐、巧克力等兴奋剂;用熟悉的物品帮助入睡,如用固定的被褥等;使用睡前诱导放松的方法如腹式呼吸、肌肉松弛法等,帮助患者有意识地控制自身的心理生理活动,降低唤醒水平。⑤正确使用镇静催眠药物。

2.重建规律、有质量的睡眠模式

(1)刺激控制训练:属于行为治疗的一种,目的是帮助失眠患者减少与睡眠无关的行为和建立规律性睡眠-觉醒模式。要求患者做到以下几点:①把床当作睡眠的专用场所;②感到想睡觉才上床;③不在床上做与睡眠无关的事情,如看书、聊天等;④躺在床上如果没有了睡意就立刻起床到另一房间,直到有困意才上床;⑤无论夜间睡眠质量如何,都必须按时起床;⑥避免白天睡觉,目的是形成对床的条件反射。这些方法看似容易,但患者往往由于各种因素不能完全做到,因此,需要护理人员有规律地随访、指导和督促。

(2)睡眠定量疗法:失眠的患者往往认为自己睡眠时间不足,常在床上待很长时间,希望能弥补一些失去的睡眠,但结果往往适得其反。因此,睡眠定量疗法的主要目的是使失眠者减少在床上的非睡眠时间,增加有效的睡眠时间。具体做法如下:如果患者每晚在床上的时间是 9 小时,但实际睡眠时间为 5 小时,则通过推迟上床或者提前起床来减少患者在床上的时间至 5 小时;然后将患者上床睡眠的时间每周增加 15 分钟,每天早晨固定时间起床,保证在床上的时间至少有90%是用于睡眠的。该方法可使轻度患者症状得到改善。

(3)其他疗法:①矛盾意向训练。说服患者强迫自己处于清醒状态。如果失眠者试着不睡,减少了为入睡做出的过分努力,其紧张焦虑情绪会因此逐渐减轻,失眠症状也就随之改善。②暗示疗法。适合暗示性较强的失眠障碍患者,可选用某些营养药物作为安慰剂,配合暗示性语言,诱导患者进入睡眠。③放松疗法。指导患者进行渐进性肌肉放松、想象放松和呼吸松弛训练等。

Note

3. 减少发作诱因　帮助患者和家属认识和探索疾病的诱发因素,尽量减少可能的诱发因素如饮酒、睡眠不足等。建立规律的生活,避免过度疲劳和高度紧张,白天定时小睡,减少心理压力,可使患者减少发作次数。发作频繁的患者可在医生的指导下服用药物,也可减少发作。

五、护理评价

改善失眠患者的睡眠很不容易,要评估患者引起失眠的原因是否消除,评估患者对睡眠和睡眠障碍的知识是否了解,是否掌握几种行为治疗来缓解焦虑和对失眠后果的恐惧。当失眠再次发生时患者是否能够正确对待,并采取相应的措施改善睡眠,患者对自己的睡眠时间和睡眠质量是否满意,是否感到睡眠充足、醒后无疲倦感。

| 育心铸魂坊 |

良好睡眠,健康之源——世界睡眠日

睡眠是人体的一种主动过程,可以恢复精神和解除疲劳。2001 年,国际精神卫生和神经科学基金会主办的全球睡眠和健康计划发起了一项全球性的活动,将每年初春的第一天,3 月 21 日定为"世界睡眠日"。2003 年中国睡眠研究会把"世界睡眠日"正式引入中国。

国际精神卫生和神经科学基金会在每一年的世界睡眠日都有一个主题,2024 年3 月 21 日是第 24 个世界睡眠日,主题是"健康睡眠,人人共享"。世界睡眠日强调了睡眠健康对于每个人的重要性,以及提高睡眠质量对于改善生活和工作的积极影响,通过科普宣教提高公众对健康睡眠的重视和认知,融入健康生活的理念,促进身心的全面发展。

学习小结

本项目从心理生理障碍相关疾病的概念和流行病学、病因及发病机制入手,主要讲解心理生理障碍相关疾病的临床表现、治疗要点和预后,通过以上内容,学生能够更准确地判断是否患有心理生理障碍相关疾病,以及对患者做出正确的护理评估,并针对患者护理诊断对患者实施具体的护理措施。在此过程中,学生用爱心、细心和同理心与患者建立良好的护患关系,融洽的护患关系让护理措施精准落地,从而达到缓解、控制心理生理障碍相关疾病患者病情的目的。

微课 13-3

能力测验

一、单项选择题

1. 以下关于神经性厌食症叙述正确的是(　　)。

A. 神经性厌食患者多知道自己体重过低、进食过少是病态,常主动就医

B. 多数患者存在体像障碍,即使十分消瘦仍认为自己胖

C. 神经性厌食患者因食欲减退而不愿进食

D. 神经性厌食患者多同时并发抑郁症

扫码看答案

Note

E. 神经性厌食患者病前多存在程度不等的内分泌与代谢障碍

2. 神经性厌食的临床核心症状是（　　　）。

A. 体重减轻 10% 以上

B. 病理性怕胖和对体像的过度关注

C. 内分泌紊乱

D. 消瘦

E. 情感障碍

3. 进食障碍的共同特点是（　　　）。

A. 均有发作性暴食行为　　　　B. 均以器质性病变为基础　　　　C. 均有体重明显下降

D. 均对治疗欠合作　　　　　　E. 进食行为异常

4. 失眠可引起最多的疾病是（　　　）。

A. 糖尿病　　　　B. 高血压　　　　C. 冠心病　　　　D. 焦虑、抑郁　　　　E. 精神分裂症

5. 下列哪项符合失眠障碍的诊断标准？（　　　）

A. 至少每周失眠 2 次，持续 1 个月以上　　　　　B. 至少每周失眠 2 次，持续 2 个月以上

C. 至少每周失眠 3 次，持续 1 个月以上　　　　　D. 至少每周失眠 3 次，持续 2 个月以上

E. 几乎每天发生，并至少已 1 周

6. 下列哪项不适合作为失眠者的健康宣教？（　　　）

A. 有规律的起床　　　　　　B. 保证夜间睡眠时间　　　　　C. 控制在床上的时间

D. 控制过度的烟、茶和咖啡　　　　E. 白天有睡意时睡一会儿觉

7. 睡眠-觉醒节律障碍患者诊断的病程标准是多长时间以上？（　　　）

A. 2 周　　　　B. 3 周　　　　C. 5 周　　　　D. 8 周　　　　E. 10 周

8. 不属于睡眠-觉醒障碍患者临床表现的是（　　　）。

A. 难以入睡　　　　　　B. 睡眠不深　　　　　　C. 多梦，早醒

D. 自感睡眠不足　　　　E. 醒后不易再睡

9. 镇静催眠药可作为治疗失眠障碍的辅助手段，短期使用，避免长期使用，一般以（　　　）为宜。

A. 1～2 周　　　B. 2～3 周　　　C. 4～5 周　　　D. 7～8 周　　　E. 9～10 周

10. 睡眠障碍不包括（　　　）。

A. 适应性失眠　　　　　　B. 矛盾性失眠　　　　　　C. 白天过度睡眠

D. 心理生理性失眠　　　　E. 其他疾病引起的失眠

11. 患者，女性，20 岁。白天总是竭力维持觉醒状态，但无能为力，在进餐、走路时也能入睡，此表现为（　　　）。

A. 猝倒症　　　　　　B. 嗜睡障碍　　　　　　C. 发作性睡病

D. 睡眠瘫痪症　　　　E. 睡梦中呼吸停止

12. 患者，女性，17 岁。近半年来出现情绪不稳、焦虑，常发脾气，一次可进食汉堡 500 g，米饭 2 碗，冰淇淋 6 支，进食后感腹胀痛，恐惧，即到卫生间自行诱发呕吐，该患者最可能的诊断是（　　　）。

A. 焦虑症　　　　　　B. 精神分裂症　　　　　　C. 神经性厌食症

D. 神经性贪食症　　　　E. 人格障碍

13. 患者，女性，16 岁，学生。因被别人嘲笑是胖猪而开始节食，最初不食肉类食品，后拒食米饭和面食，最近只喝水和果汁，体重下降至 35 kg，经常感冒发热，月经停止，因极度虚弱被家长送入院。对该患者最先采取的护理措施是（　　　）。

A. 将患者安排在隔离病房卧床休息

Note

B. 进行心理治疗

C. 指导和监督患者进食,必要时通过鼻饲或静脉补充

D. 安排舒适的病房环境

E. 输氧

14. 患者,男性,62 岁。失眠 10 余年,经常处于入睡困难的状态,几乎要到下半夜才能入睡,往往只能睡 2~3 小时;或者睡着时一有动静就醒,整夜不停地做梦,似睡非睡,睡眠质量差。该患者可能的诊断是(   )。

A. 睡眠不足　　　　　　　B. 睡眠瘫痪症　　　　　　　C. 失眠障碍

D. 嗜睡障碍　　　　　　　E. 睡眠-觉醒节律障碍

15. 患者,男性,35 岁。因工作压力大,近 2 个月出现入睡困难,多梦、早醒,醒后疲乏,白天思睡,晚上焦虑紧张,担心睡不着。该患者可能的诊断是(   )。

A. 失眠障碍　　　B. 睡行症　　　C. 嗜睡障碍　　　D. 抑郁症　　　E. 睡眠-觉醒节律障碍

16. 患者,男性,25 岁,未婚。失眠近 1 年,自服了很多药,但症状都未好转,经检查,未发现器质性问题,最近 1 个月病情又加重,因每天担心失眠睡不着,开始对床感到恐惧。护理人员评估患者病情时,最先评估的是(   )。

A. 引起失眠的主要原因　　　　　B. 既往健康状况　　　　　　　C. 对失眠感到恐惧的程度

D. 失眠时的伴随症状　　　　　E. 服用何种药物

二、名词解释

1. 进食障碍

2. 睡眠障碍

三、简答题

1. 简述神经性厌食症的临床表现。

2. 简述进食障碍患者的护理措施。

3. 简述睡眠障碍患者的健康教育。

(苗　玲)

项目十四　神经发育障碍患者的护理

学习目标

知识目标：

1. 掌握智力发育障碍、孤独症谱系障碍、注意缺陷与多动障碍、抽动障碍的临床表现。

2. 熟悉智力发育障碍、孤独症谱系障碍、注意缺陷与多动障碍、抽动障碍的护理程序。

3. 了解智力发育障碍、孤独症谱系障碍、注意缺陷与多动障碍、抽动障碍的病因、治疗原则。

能力目标：

能识别智力发育障碍、孤独症谱系障碍、注意缺陷与多动障碍、抽动障碍的典型症状，能应用整体护理程序对各种神经发育障碍患者进行护理。

素质目标：

能尊重患者，能理解并接纳患者的疾病相关异常行为，具有关心、爱护患者的情操及建立良好护患关系的意识。

神经发育障碍（neurodevelopmental disorder）是指出现在发育阶段的行为和认知障碍，表现为特定智能、运动、语言或社会功能的获得或执行存在显著困难。首次发作通常在 18 岁之前。

神经发育障碍的病因学假说复杂且广泛，多数个案病因尚不明确，目前主流观点认为主要病因是遗传因素，成长过程中的各种不良因素也可能是致病原因，如缺乏学习机会、中枢神经系统疾病等。

根据 WHO 资料（2019 年）显示，神经发育障碍的患病率在全球 5 岁以下儿童中为 4.1%，在 10～14 岁儿童中则达到了 7.0%，在 15～19 岁年龄段为 6.3%。

任务一　智力发育障碍及其护理

案例导入

患者，男性，10 岁，因学习成绩常年在年级垫底、与同学打架等原因就诊。患者父母因怀孕困难，于四十多岁才生下孩子，怀孕期间产检均无异常，患者出生后各阶段身高、体重均合乎标准，学说话、走路稍晚于同龄幼儿。上学后成绩差，常因随意拿同学的玩具、零食等原因发生冲突，父母爱孩子并不予以责备，升入高年级后这些情况变得严重，因打人遭到其他家长多次投诉。患者沟通过程中能陈述与同学发生冲突的过程、能表达对各科教师的好恶，食欲佳、体型偏胖，能自己洗漱、穿脱衣物、独立如厕。

Note

请思考：

(1)该患者可能患有何种疾病？

(2)该患者目前主要存在哪些问题？

(3)针对该患者应采取哪些护理措施？

一、概念及流行病学特点

智力发育障碍(intellectual developmental disorder)是指个体在发育阶段(通常指 18 岁以前)因先天或后天的各种不利因素导致智力发育停滞或受阻,造成的以智力水平低下和社会适应困难为特征的一组精神障碍。患者的认知、语言、情感意志和社会化均显著落后于正常的同龄儿童。

智力发育障碍是一种比较常见的临床现象,是导致残疾的原因之一。

智力发育障碍的患病率因各国家和地区的调查方法、诊断标准不同而存在差异。西方国家报道的患病率为 1%~3%。我国 29 个省市智力残疾调查显示智力残疾患病率为 1.268%,其中男性为 1.315%,女性为 1.220%。男性患病率高于女性。

二、病因及发病机制

智力发育障碍的病因复杂多样,多数尚不明确。从胎儿期到 18 岁以前影响中枢神经系统发育的因素都可能导致智力发育障碍。目前认为主要有以下两大方面的原因。

(一)遗传因素

1.染色体畸变 包括染色体数目和结构的改变。如唐氏综合征(Down syndrome,先天愚型)、脆性 X 染色体综合征(fragile X syndrome)等。

2.基因异常 单基因遗传疾病较为多见。DNA 分子结构异常使机体代谢所需酶的活性不足或缺乏,如苯丙酮尿症、半乳糖血症等。

(二)环境因素

1.围产期有害因素 如孕期感染各种病毒、细菌、螺旋体、寄生虫等;药物,尤其是作用于中枢神经系统、内分泌和代谢系统的药物;毒物(如铅、汞等)污染;母亲妊娠年龄偏大、营养不良、抽烟、饮酒、长期应激导致情绪抑郁焦虑;妊娠期疾病和并发症如糖尿病、妊娠高血压、先兆子痫等;分娩期并发症如胎盘早剥、胎儿宫内窘迫、产伤等。

2.出生后不良因素 如新生儿、婴幼儿期严重的感染、缺氧、外伤、营养不良及社会心理因素。此外,成长环境中缺乏听觉和视觉刺激、贫困、与社会隔离等因素均可影响智力发展,但此类不良因素造成的智力发育障碍程度较轻,病因一旦消除,患者的智力水平可发生不同程度的改善。

考点提示 各等级智力发育障碍的临床症状。

三、临床症状

不同程度的智力低下和社会适应困难是本病的主要表现。WHO 根据智商(intelligence quotient,IQ)将智力发育障碍分为以下四个等级。

(一)轻度

智商在 50~69 之间,成年后可达到 9~12 岁儿童的心理年龄,占全部患者的 85% 以上。

患者有一定的学习能力,但在抽象思维、需要创造性的活动能力上表现较差,在小学期间难以跟上同龄儿童。经过教育与职业训练,日常生活可以自理,并能在成年后从事简单非技术性工

Note

作以自食其力。

患者一般语言能力发育较好,能进行日常生活交谈,但对语言的理解和使用能力较差。在社交过程中自我调整情绪和行为存在困难,风险预测能力不足,容易受骗。

(二)中度

智商在 35～49 之间,成年后可达到 6～9 岁儿童的心理年龄,约占全部患者的 10%。

患者学习能力差,在小学期间阅读、书写、计算、理解等方面显著落后于同龄儿童,大部分甚至不能学会简单的计算,不能适应普通小学学习。经过长期训练,吃饭、穿衣、排泄等基础日常生活可以在照顾者的帮助下自理,能够从事效率低的简单劳动。

患者语言能力发育水平差,能掌握日常生活用语,但发音含糊不清、词汇贫乏,不能完整表达意思。在社交过程中判断能力与做决定的能力差,缺乏发展友谊交往的能力,但对亲人和常接触的人有感情。

(三)重度

智商在 20～34 之间,成年后可达到 3～6 岁儿童的心理年龄,占全部患者的 3%～4%。

患者躯体检查常有异常,且伴有各种畸形。几乎不能理解文字与数字、数量与时间等概念,无在校学习的能力。在长期反复训练下有可能提高生活自理能力,但各方面都需要照顾者的协助。部分患者在监护下可从事无危险的简单重复型体力劳动。

患者经过训练可以学会单词和短语,能进行简单的语言和手势交流。有的患者避险意识差,甚至出现自伤行为。

(四)极重度

智商在 20 以下,成年后可达到 3 岁以下儿童的心理年龄,占全部患者的 1%～2%。

患者常有严重的染色体畸变、先天遗传代谢病、中枢神经系统病变、躯体畸形等,大多数因这些疾病早夭。日常生活能力极低下,完全依靠他人的照顾,可能在特殊训练下获得极其有限的自理能力。

患者可理解简单的指令和手势,但大多不能说话也不能听懂别人的话,常通过哭闹、叫嚷等表达自己的需求,亦无法识别亲人与环境。极可能出现自伤行为。

知识拓展

智力测验

智力测验是诊断智力发育障碍的主要依据之一,应由经过训练的专业人员使用诊断用量表进行个性测验。

目前国内常用的量表有韦氏智力量表、格塞尔发育量表、中国斯坦福-比奈智力测验量表、雷文推理测验等。

其中韦氏智力量表分为成人、儿童、学前儿童三个版本,成人版(WAIS)适用于 16 岁以上的对象,儿童版(WISC)适用于 6～16 岁的对象,学前儿童版(WPPSI)适用于 4～6.5 岁的对象。

智力测试结果智商低于 70,则可诊断为智力障碍。智商在 70～90 之间则为智力障碍与正常的边缘状态。

四、治疗与预后

智力发育障碍病因复杂,一旦发生,难以逆转,因此重在针对较明确的病因进行预防,相关措施包括优生优育的健康教育,倡导健康的生活方式;遗传疾病监测与咨询;围产期保健;新生儿遗传代谢性疾病筛查;儿童保健等。

智力发育障碍的治疗原则是早发现、早诊断、早干预,以教育培训为主,辅以心理治疗,并对合并精神症状或癫痫的患者进行对症治疗。

五、护理程序

(一)护理评估

1. 健康史 全面了解患者既往的健康状况,特别是生长发育史与既往疾病史。

2. 生理功能 了解体格检查与实验室检查结果,评估身高、体重是否达标;有无躯体畸形;有无营养失调、睡眠障碍等。

3. 心理功能

(1)感知觉:有无感觉障碍、错觉、幻觉与感知综合障碍等。

(2)思维:有无思维过程与思维内容等方面的障碍。

(3)情感:有无焦虑、抑郁、恐惧、易激惹、情感淡漠等表现。

(4)意志行为:有无意志减退、刻板行为、强迫行为、暴力行为、自杀自伤行为、对立违抗行为、品行障碍等表现。

4. 社会功能

(1)生活自理能力:对于进食、洗漱、穿脱衣物、排泄、交通、购物等活动,是否需要帮助。

(2)环境适应能力:是否存在学习困难;能否使用语言表达自己的需求与感受;自我控制能力如何;社交活动能力如何等。

5. 其他 家庭养育方式;家属对疾病的认知情况;有无现存或潜在的家庭危机;家庭内外资源等。

(二)常见护理诊断

1. 营养失调 与智力障碍导致的贪食、食欲减退等有关。

2. 有暴力的风险 与认知功能障碍导致的攻击他人或受到伤害、自伤等有关。

3. 卫生/穿着/进食/如厕自理缺陷 与智力障碍有关。

4. 社交障碍 与智力障碍、语言沟通能力差、社交判断力差有关。

5. 语言沟通障碍 与智力障碍有关。

6. 父母角色冲突 与智力障碍、需要的照顾增多有关。

(三)护理目标

(1)患者营养状态正常。

(2)患者不攻击他人,自身也不受伤害。

(3)患者的生活自理能力逐步改善。

(4)患者的学习、社交能力逐步改善。

(5)患者的语言沟通能力逐步改善。

(6)患者父母角色冲突减轻或消除。

(四)护理措施

1. 生活护理 密切观察患者的活动、饮食、睡眠、大小便等情况,根据患者生活自理程度,选择督促或帮助患者进食、洗漱、穿脱衣物、排泄、修剪指(趾)甲等,保证患者良好的个人卫生状况。

2.安全护理 提供安全的居住环境,制订并严格执行安全措施,定期检查门窗设施有无松动破坏、有无藏匿锐器、药品、打火机等危险物品。

3.教育训练 教育和康复训练需要学校、家庭、医院、社区多方参与,教师、家长、康复训练师、临床心理治疗师等互相配合,目的是使患者能掌握与其智力水平相当的日常生活技能、社交技能与劳动技能。轻度智力发育障碍患者可在普通小学接受教育,若不能适应普通小学,也可进入特殊教育学校或普通小学的特殊教育班级。

4.心理护理 可采取行为治疗,帮助患者建立和巩固正常的行为模式,减少攻击或自伤行为。

5.用药护理 30%～60%的智力发育障碍患者伴有精神症状,需使用不同的精神类药物进行治疗,这些药物危险性较大,且患者对药物引起的不适难以及时准确进行沟通,因此需要严密观察用药情况,及时处理不良反应。

6.健康教育 使患者家属了解疾病相关知识,帮助其减轻焦虑情绪,正确认识疾病和实施对患者的教育和康复训练。

(五)护理评价

(1)患者营养状态是否改善。

(2)患者是否伤人或自伤。

(3)患者的生活自理能力是否改善。

(4)患者的学习、社交能力是否改善。

(5)患者的语言沟通能力是否改善。

(6)患者父母角色冲突是否减轻或消除。

任务二　孤独症谱系障碍及其护理

案例导入

患者,男性,5岁,因语言表达能力差、爱打人等原因就诊。患者父母体健,表示围产期无异常情况,患者出生后身体发育也很标准,听力检查未见异常。但患者至今不会说出完整的句子,也不爱与人玩耍,甚至和父母也少有眼神接触。想要东西时会用手指,高兴了会发出尖叫声,烦躁时会哭闹、砸东西、打人。

请思考:

(1)该患者可能患有何种疾病?

(2)该患者目前主要存在哪些问题?

(3)针对该患者应采取哪些护理措施?

一、概念及流行病学特点

孤独症谱系障碍(autism spectrum disorder),简称孤独症,又称自闭症,是一组疾病的统称,常起病于婴幼儿期,主要表现为不同程度的社交障碍、语言发育障碍、兴趣狭窄和行为方式刻板,多数患者伴有智力障碍。

近年来,孤独症谱系障碍在全球的患病率呈增高趋势。男女患者比例为(2.3∶1)～(6.5∶1),男性患病率显著高于女性,但女性一般较严重。

二、病因及发病机制

孤独症谱系障碍的病因复杂且尚未阐明，目前认为可能与遗传、母孕期不利因素、脑结构与功能异常、神经生化因素、免疫学因素等有关。

考点提示 孤独症谱系障碍的临床症状。

三、临床症状

孤独症谱系障碍主要表现为以下三个方面的核心症状。

(一)社交障碍

患者在建立和维持社交沟通上存在持续的缺陷。表现为对他人的言语、情绪等缺乏兴趣和反应，没有目光的对视，表情贫乏，分不清人与人之间的亲疏关系，甚至与父母也无法建立正常的依恋关系。不主动参与同伴的游戏等活动，即使被迫参与，也不会主动接触同伴和沉浸于活动之中。一些人可能由于害羞等原因表现出社交受限，区别在于害羞者在熟悉后会产生较多的社交行为，而孤独症谱系障碍患者始终难以建立和维持正常的同伴关系。

(二)语言发育障碍

语言发育明显落后于同龄儿童，往往是最早引起家人关注并带患者就诊的主要原因。

患者语言发育迟缓或不发育，可能用简单动作表达自己的基本需求（如脱裤子表示要上厕所等）。2岁以后才开始说单词和简单的句子，有部分患者甚至终身缄默不语。患者不会使用代词或错用代词，尤其是人称代词，如常用"你""他"等指代自己。说话时语句单调、语调平淡、缺乏抑扬顿挫和感情。患者常有模仿言语或刻板言语，如模仿别人说过的话，或反复说一句话等。

(三)兴趣狭窄、行为方式刻板

患者对正常儿童所喜爱的活动、游戏、玩具等不感兴趣，却对非玩具类物品有特殊的兴趣和迷恋，如一段塑料带。还热衷于长时间观察电风扇转动、下水道流水等。

患者难以适应日常行为活动、环境等变化，如要求每天吃同样的饭菜、做同样的事情、用同样的餐具等，若这些行为活动程序、物品等发生变动，患者会产生焦虑不安、哭闹等表现。部分患者还伴有重复刻板的拍手、转圈、跺脚等动作。

除核心症状外，其他可能发生的伴随症状包括智力障碍（智力水平正常或接近正常者称为高功能型孤独症谱系障碍，有明显智能损害者称为低功能型孤独症谱系障碍）、注意缺陷与多动障碍、抽动、癫痫、强迫行为、感觉过敏、异食、焦虑、幻觉、睡眠障碍等。

四、治疗与预后

孤独症谱系障碍目前尚无特效治疗，但多数患者接受综合治疗后有所好转，包括康复训练、心理治疗、药物治疗等。

目前国内外公认康复训练是改善儿童孤独症谱系障碍核心症状、提高患者社会适应能力和生活质量的最有效方法，主要有行为分析法、具有结构化教育特点的治疗和教育课程、人际关系发展干预法等。

知识拓展

世界自闭症日

世界自闭症日（World Autism Awareness Day），全称"世界提高自闭症意识日"，是

2007 年联合国大会设立的国际日,时间为每年 4 月 2 日。

　　该国际日的设定背景源于世界各地日益高发的自闭症,以及公众群体对自闭症患者缺乏了解造成的歧视与污名化。2007 年 10 月 23 日,卡塔尔常驻联合国代表发起"世界提高自闭症意识日"的决议草案。12 月 18 日,联合国通过设立决议,该国际日由此确立。

　　2025 年的主题是"促进神经多样性与联合国可持续发展目标"。强调神经多样性与全球可持续发展努力之间的交集,展示包容性政策和实践如何推动全球自闭症患者的积极变化,并为实现可持续发展目标做出贡献。

五、护理程序

(一)护理评估

1. 健康史　患者既往的健康状况,是否患有躯体疾病。

2. 生理功能　了解体格检查与实验室检查结果,评估身高、体重是否达标;有无躯体畸形;运动协调性如何,运动功能是否受限。

3. 心理功能

(1)认知:有无感觉过敏或减退;语言发育水平;智力发育水平。

(2)情感:有无焦虑、抑郁、恐惧、易激惹、情感淡漠等表现。

(3)意志行为:是否对非玩具类物品有特殊的兴趣和迷恋;有无刻板的生活习惯;是否有多动、冲动攻击、重复刻板或其他奇怪的行为。

4. 社会功能

(1)社交与学习:是否依恋父母,对父母的爱抚是否有相应的情感反应;能否分辨亲疏;是否参加同伴的玩耍;是否对新知识产生兴趣。

(2)语言和交流:婴儿期是否会咿呀学语;发育过程中是一直不说话或很少说话,还是曾经会说话但逐渐退化;能否主动与人交谈;能否正确使用代词;讲话时语音、语调、语速有无异常;有无重复、刻板或模仿言语;是否以尖叫或手势等表达不适或需求。

(3)生活自理能力:能否自行进食、洗漱、穿脱衣物、使用厕所等。

(二)常见护理诊断

1. 营养失调(低于机体需要量)　与自理缺陷、行为刻板有关。

2. 有暴力的风险　与认知功能障碍导致的攻击他人或自伤等有关。

3. 卫生/穿着/进食/如厕自理缺陷　与认知功能障碍有关。

4. 社交障碍　与社交能力差、社交判断力差有关。

5. 语言沟通障碍　与语言发育障碍有关。

6. 家庭运作过程失常　与认知功能障碍、需要的照顾增多、疾病相关知识缺乏等有关。

(三)护理目标

(1)患者营养状态正常。

(2)患者不攻击他人,自身也不受伤害。

(3)患者的生活自理能力逐步改善。

(4)患者的学习、社交能力逐步改善。

(5)患者的语言沟通能力逐步改善。

(6)患者父母获得相关知识,掌握与患者沟通的技巧,角色冲突改善,家庭运作正常。

（四）护理措施

1. 生活护理　保证患者正常的生活需求,密切观察患者的活动、饮食、睡眠、大小便等情况,针对出现的具体问题进行干预,确保患者进食、洗漱、穿脱衣物、排泄、理发、修剪指(趾)甲等活动规律正常地进行,保证患者有良好的个人卫生状况。

2. 安全护理　提供安全的居住环境,制订并严格执行安全措施,定期检查门窗设施有无松动破坏、有无藏匿锐器、药品、打火机等危险物品。患者由于认知功能障碍、易激惹等,可能出现暴力或自伤行为,护理人员应保持耐心、减少刺激、适当引导、及时保护,避免发生不良后果。

> **考点提示**　孤独症谱系障碍的教育训练。

3. 教育训练

(1)生活自理能力训练:根据患者的智力水平与现有的自理水平,制订具体明确的训练计划,将每种需要改善的技能分解成多个步骤,如穿衣一项可分为披衣、穿袖、系纽扣、翻衣领、整理等步骤,依次进行训练。在训练中应及时对患者每一个小的进步进行语言、动作、表情和物质的奖励,以巩固训练效果,直至患者全部掌握并固定下来。

(2)语言能力训练:根据患者的语言能力水平,制订个性化的训练计划,从认物、命名到表述,从音节到句子,锻炼患者用语言表达自己的需要,达到一定程度后,组织语言交流的游戏。此外还应经常带患者接触公园等自然、社会环境,在感知事物的同时进行语言功能的强化。

(3)人际交往能力训练:包括训练注意力、训练模仿动作、训练姿势性语言和表情动作、传话训练、角色扮演游戏等,通过这些训练以改善患者的人际交往能力。

(4)行为矫正训练:针对已经形成的良好行为,采用奖励等方式进行强化。对于影响社交甚至危害自身的异常行为采用系统脱敏、正(负)强化等予以矫正。

①发脾气和尖叫的矫正:找出原因,或带患者离开原环境,或采取不理睬的态度,待患者平静后,立即予以关心、爱抚,并对其停止发脾气、尖叫进行表扬。

②刻板、强迫或不良习惯的矫正:不一味迁就,在患者的日常生活中有意识地做一些小的变动,使其无形中慢慢习惯常规生活的变化。培养患者正常合理的兴趣,积极地从事画画、写字、做家务等有建设性的活动,从而改善其刻板和强迫行为。

③孤独行为的矫正:熟悉患者的喜好和需要,配合语言能力和社交能力的训练,帮助患者逐步接受外界。

④自伤、自残行为的矫正:发生自伤自残等行为时应立即制止,如马上抓住患者的手,或给其戴上手套或帽子,也可要求患者学习"把手放在桌上"等行为,同时创造活动条件,帮助患者充实生活。

4. 用药护理　目前缺乏能够改变孤独症谱系障碍的病程、改善核心症状的药物。只有在患者伴随的神经精神症状明显时,才会使用抗精神病药、中枢兴奋剂、抗抑郁药等进行治疗。这些药物危险性较大,服用时要保证剂量准确,服药后要检查口腔,确保药物服下,并注意观察患者的反应,出现不良反应及时处理并安抚患者。

5. 健康教育　使患者家属了解疾病相关知识,帮助其减轻对疾病的焦虑和恐惧、对患者生病的自责和内疚,建立对治疗所需时间、治疗效果的正确预期,实施对患者的教育和康复训练。

（五）护理评价

(1)患者营养状态是否改善。

(2)患者是否伤人或自伤。

(3)患者的生活自理能力是否改善。

(4)患者的学习、社交能力是否改善。

(5)患者的语言沟通能力是否改善。

(6)患者父母是否掌握与患者沟通的技巧,角色冲突是否减轻或消除,家庭运作是否正常。

任务三 注意缺陷与多动障碍及其护理

案例导入

患者,男性,10 岁,因学习成绩差、与同学打架等原因就诊。患者身体发育情况良好,围产期无异常,幼儿期即活泼爱动,不能安静听故事或看绘本,常因与同学追逐打闹被幼儿园教师批评。进入小学后经常破坏课堂纪律,上课时大声说话、随意走动,不能安心听讲,做作业易分心且粗心大意,成绩差。偶尔不经同意拿取同学的零食、玩具等,经常和同学打架。父亲常年抽烟喝酒不归家,回家时会打骂妻儿。患者能与人正常交流,但时间稍长就很不耐烦。

请思考:

(1)该患者可能患有何种疾病?

(2)该患者目前主要存在哪些问题?

(3)针对该患者应采取哪些护理措施?

一、概念及流行病学特点

注意缺陷与多动障碍(attention deficit hyperactive disorder,ADHD)又称多动症,主要表现为与年龄不相符的明显注意不集中和注意持续时间短暂,不分场合的活动过多和冲动,导致学习效率低下和人际交往困难。

ADHD 的患病率一般报告为 3%～5%,男女比例为(4∶1)～(9∶1),男性明显多于女性。ADHD 的症状基本在学前出现。

二、病因及发病机制

ADHD 的病因和发病机制尚未明确,目前认为由遗传和环境等多因素相互作用所致,可能的因素包括遗传、神经解剖与生理异常、神经生化异常、围产期各种并发症、教养方式不当、受虐待、环境污染等。

三、临床症状

(一)注意障碍

注意难以集中是 ADHD 最主要的症状。表现为上课、做作业或其他活动时容易因外界刺激而分心,注意难以持久,常因粗心发生错误。经常有意回避需要较长时间持续集中注意的任务,如作业、考试等。平时经常丢三落四,忘记日常的活动安排。

(二)活动过多和冲动

患者精力格外旺盛,活动过度大多始于幼儿早期,进入小学后因限制增多,表现更为显著。在要求安静的场合也无法守规矩,任意说话、跑动甚至攀爬。喜欢招惹别人,常因此与同学争吵或打架。也常因为爱插嘴和干扰大人的活动而招致厌烦。行为冲动,不顾及后果,情绪不稳定,需求必须立即被满足,否则就哭闹、破坏东西。

Note

229

(三)学习困难

ADHD 患者的智力水平大部分正常或接近正常,但由于注意缺陷和多动症状影响其听课效果和完成作业、考试的速度与质量,导致其学习困难,成绩低于其智力所应达到的水平。

(四)神经和精神的发育异常

ADHD 患者的精细动作、协调运动、空间位置觉等发育较差,如对指运动、系鞋带、扣纽扣都不灵便。少数患者伴有语言发育延迟、语言表达能力差等问题。

此外,ADHD 患者大多共患其他精神障碍,如对抗障碍、品行障碍、焦虑抑郁障碍、抽动障碍等。

四、治疗与预后

根据患者及其家庭的特点制订综合性治疗方案。哌甲酯、托莫西汀等药物能短期内改善注意缺陷,减轻活动过多症状,在一定程度上提高学习成绩,改善患者在学校与家庭中的处境。长期则需要坚持行为治疗和认知行为治疗等心理治疗、家长培训、学校干预、社会化技能培训等。

ADHD 预后较好,大多数患者在上小学后因注意缺陷导致学习困难,或因活动过多和冲动不能遵守学校规范而就诊,部分患者随着年龄的增长症状可减轻甚至消失,但多数患者的症状持续到成年阶段。

五、护理程序

(一)护理评估

1. 健康史 了解患者既往的健康状况,特别是生长发育史与既往疾病史。

2. 生理功能 了解体格检查与实验室检查结果,评估身高、体重是否达标;有无躯体畸形和功能障碍;有无营养失调、睡眠障碍等。

3. 心理功能

(1)认知:上课时注意是否涣散;做作业是否边做边玩,需要更多时间;注意是否容易受外界干扰;有无记忆和智能障碍。

(2)情感:有无焦虑、抑郁、恐惧、易激惹、情感淡漠等表现;有无自尊低下、自卑心理。

(3)意志行为:相较于同龄儿童是否活动量明显增多;在应该安静的场合能否安静下来;是否喜欢招惹别人;从事感兴趣的游戏时是否能安静下来,能持续多长时间;是否容易受外界刺激而兴奋;行为是否冲动不顾后果;是否有玩得好的伙伴;是否有撒谎、偷窃、逃学等品行问题。

4. 社会功能

(1)环境适应能力:学习成绩如何,有无学习困难;有无语言沟通障碍;有无自我控制力和自我防卫能力的下降;有无人际交往障碍,是否合群。

(2)生活自理能力:进食、洗漱、穿脱衣物、如厕等方面是否存在问题。

5. 其他 有无家庭教养方式不当、父母不称职;有无现存或潜在的家庭矛盾与危机;家庭能否实施既定的治疗方案等。

(二)常见护理诊断

1. 营养失调(低于机体需要量) 与活动过度、消耗过多有关。

2. 有暴力的风险 与情绪不稳定有关。

3. 卫生/穿着/进食/如厕自理缺陷 与活动过度、注意缺陷有关。

4. 社交障碍 与注意缺陷、活动过度有关。

(三)护理目标

(1)患者营养状态正常。

(2)患者不攻击他人,自身也不受伤害。

(3)患者的生活自理能力逐步改善。

(4)患者的学习、社交能力逐步改善。

(四)护理措施

1.生活护理 密切观察患者的活动、饮食、睡眠、大小便等情况,对存在的问题采取干预措施,提供高热量、富含维生素的食物,督促患者多饮水。保证患者洗漱、穿衣、排泄、修剪指(趾)甲等个人卫生活动。合理安排作息时间,保证充足的睡眠,培养规律良好的生活习惯。

2.安全护理 提供安全的居住环境,制订并严格执行安全措施,定期检查门窗设施有无松动破坏、有无藏匿锐器、药品、打火机等危险物品。关注患者情绪的变化,安排恰当的活动引导患者宣泄多余的精力。

3.教育训练

(1)生活自理能力训练:督促指导患者遵守作息时间,保持个人卫生,培养按时洗漱、饭前便后洗手等良好的生活习惯。

(2)注意的训练:通过游戏、比赛等形式对患者的注意进行训练,设立适当的目标,使患者注意集中的时间能够逐渐延长,改善注意障碍。

4.用药护理 指导患者严格遵医嘱服药,密切观察服药后可能出现的不良反应。对于哌甲酯等中枢兴奋剂,加强管理,避免出现滥用。

5.健康教育 使患者的家属、教师了解疾病相关知识,正确认识患者的症状,不要歧视、打骂患者,正确实施对患者的教育和康复训练,耐心细心,给予正面强化,培养良好习惯。

(五)护理评价

(1)患者营养状态是否正常。

(2)患者是否伤人或自伤。

(3)患者的生活自理能力是否改善。

(4)患者的学习、社交能力是否改善。

任务四 抽动障碍及其护理

案例导入

患者,女性,9岁,因不自主的斜颈与头部抽动一年多就诊。患者出生时因难产而使用产钳助产,新生儿评分8分,患者出生后各阶段身高、体重均合乎标准。口齿伶俐,学习成绩好,父母平时对其较为溺爱。一年多前无原因地出现不自主的斜颈与头部抽动,几分钟一次,且在父母特别关注时频率明显增加。患者因不能克制而感到苦恼,近期因此不愿上学,在家休息。

请思考:

(1)该患者可能患有何种疾病?

(2)该患者目前主要存在哪些问题?

(3)针对该患者应采取哪些护理措施?

一、概念及流行病学特点

抽动障碍(tic disorder)是发病于18岁前,表现为运动肌肉和发声肌肉抽动的一组疾病。根据发病年龄、病程、临床表现分为短暂性抽动障碍、慢性运动或发声抽动障碍、抽动秽语综合征三种临床类型。

抽动障碍大多起病于学龄期,发病高峰在 6～10 岁。国外报道学龄儿童患病率为 3％～16％。国内报道学龄儿童短暂性抽动障碍患病率为 0.34％～7.70％,慢性运动或发声抽动障碍患病率为 0.27％～4.72％。男性明显多于女性。

二、病因及发病机制

抽动障碍的具体病因不清,可能与遗传、中枢神经系统损伤及病理改变、心理因素、免疫、中枢兴奋剂等药物有关。短暂性抽动障碍可能以生物学因素或心理因素之一为主要发病原因,也可能两种皆有。若以生物学因素为主,则容易发展成慢性抽动障碍或抽动秽语综合征;若以心理因素为主,则可能是暂时性应激或情绪反应,在短期内自然消失。

> **考点提示** 抽动障碍临床表现。

三、临床表现

抽动是一种突发、快速、不可自控、一般无目的性的肌肉运动。在受到心理刺激、情绪紧张或其他应激情况下发作较频繁,睡眠时症状减轻或消失。

抽动障碍的主要症状是运动抽动和发声抽动。发生在单个部位称为简单抽动,发生在多个部位称为复杂抽动。运动抽动的简单形式是眨眼、耸鼻、歪嘴、耸肩等,复杂形式如蹦跳、跑跳和拍打自己等。发声抽动的简单形式是清理喉咙、嗤鼻子、吼叫等,复杂形式是重复语言、模仿语言、秽语(骂脏话)等。

抽动障碍根据发病年龄、病程、临床表现分为短暂性抽动障碍、慢性运动或发声抽动障碍、抽动秽语综合征三种临床类型。

(一)短暂性抽动障碍

短暂性抽动障碍(transient tic disorder)又称抽动症,是最常见的类型。主要表现为简单的运动抽动症状,多首发于头面部。少数表现为简单的发声抽动症状。短暂性抽动障碍起病于学龄早期,好发于 4～7 岁的男性儿童,症状时重时轻,病程不超过一年,预后一般较好。

(二)慢性运动或发声抽动障碍

慢性运动或发声抽动障碍(chronic motor or vocal tic disorder)主要表现为一种或多种运动抽动或发声抽动,但运动抽动和发声抽动并不同时存在,有些患者的运动抽动和发声抽动在病程中交替出现。运动抽动部位涉及头面部、颈部和肩部,也可发生于上下肢和躯干肌群,且表现相对单一、刻板。病程在一年以上,可持续数年甚至终生。

(三)抽动秽语综合征

抽动秽语综合征又称发声与多种运动联合抽动障碍,以进行性发展的多部位运动抽动和发声抽动为主要特征。始发症状通常在 5～8 岁出现,表现为面部的简单抽动。随着时间的推移,抽动部位越来越多,形式也由简单抽动发展为复杂抽动,由单一运动抽动或发声抽动发展成两者兼有。部分患者伴有猥亵行为、重复语言动作、刻板语言动作等。病程持续迁延,治疗困难。

四、治疗与预后

短暂性抽动障碍和症状较轻的慢性抽动障碍采用支持性治疗、家庭治疗、行为治疗、认知治疗等心理治疗,预后较好。对于症状较重的慢性抽动障碍和抽动秽语综合征,以药物治疗为主,结合心理治疗。所用药物包括硫必利、氟哌啶醇、可乐定和非典型性抗精神病类药物。

五、护理程序

(一)护理评估

1. 健康史　患者既往的健康状况,特别是生长发育史与既往疾病史。

2. 生理功能　了解体格检查与实验室检查结果,评估身高、体重是否达标;有无躯体畸形;有无营养失调、睡眠障碍等。

3. 心理功能

(1)认知功能:有无注意障碍、记忆障碍和智能障碍。

(2)情感:有无焦虑、抑郁、恐惧、易激惹、情感淡漠等表现;有无自卑心理。

(3)行为:有无肌肉抽动、异常发声等无法自控的行为。

4. 社会功能

(1)环境适应能力:学习成绩如何,有无学习困难;有无语言沟通障碍;有无自我控制力和自我防卫能力的下降;有无人际交往障碍,是否合群。

(2)生活自理能力:进食、洗漱、穿衣、如厕等方面是否存在问题。

5. 其他　有无家庭教养方式不当;家长对疾病的认知情况;家庭内感情交流情况;有无现存或潜在的家庭矛盾与危机;家庭能否实施既定的治疗方案等。

(二)常见护理诊断

1. 长期自我贬低　与抽动症导致患者的低自尊有关。

2. 有受伤的风险　与运动抽动症状有关。

3. 家庭运作过程失常　与家庭成员缺乏疾病知识有关。

(三)护理目标

(1)患者能够正确评价自己。

(2)患者未发生受伤。

(3)患者和家属能了解疾病治疗与康复相关知识。

(四)护理措施

1. 生活护理　做好患者的饮食、睡眠、排泄、个人卫生等各方面的护理工作,尤其是患者的食物要避免使用人工添加剂、色素、咖啡因等,避免加重患者的抽动症状。

2. 安全护理　提供安全的居住环境,避免患者由于运动抽动而碰伤摔伤。

3. 心理护理　与患者建立良好的护患关系,获取患者的信任与合作。为患者提供心理支持,帮助患者消除心理困扰,减少情绪波动,提升社会适应能力,从而缓解抽动症状,进而减轻患者的自卑心理。

4. 对症护理　密切观察病情变化,当患者发生抽动症状时及时采取分散注意的方式弱化其行为。遵医嘱实施药物治疗并正确处理可能的不良反应。

5. 健康教育　使患者家属了解疾病相关知识,掌握正确的应对技巧,不要过度关注患者的抽动症状,既不要批评指责,也不要时刻关心、激烈反应。

(五)护理评价

(1)患者能否正确认识疾病;能否正确评价自己。

(2)患者是否受伤。

(3)患者和家属是否了解疾病治疗与康复的相关知识。

Note

学习小结

　　本项目包括神经发育障碍的四种疾病：智力发育障碍、孤独症谱系障碍、注意缺陷与多动障碍、抽动障碍，主要介绍了这四种疾病的概念、流行病学特点、病因与发病机制、临床表现、治疗与护理要点。希望学生通过对以上内容的学习，能识别这四种疾病的典型症状，能应用整体护理程序为各种神经发育障碍患者制订护理计划。在此过程中能尊重患者、理解并接纳患者的疾病相关异常行为，展现出关心、爱护患者的情操及建立良好护患关系的意识，从而达到帮助患者治疗疾病、重返社会的目的。

能力测验

一、单项选择题

1. 轻度智力发育障碍患者的智商为（　　　）。

A. ＜20　　　　　B. 20～34　　　　C. 35～49　　　　　D. 50～69　　　　E. 70～90

2. 重度智力发育障碍患者的智商为（　　　）。

A. ＜20　　　　　B. 20～34　　　　C. 35～49　　　　　D. 50～69　　　　E. 70～90

3. 轻度智力发育障碍患者成年后可达到（　　　）的心理年龄。

A. 0～3 岁　　　B. 3～6 岁　　　C. 6～9 岁　　　　D. 9～12 岁　　　E. 18 岁

4. 中度智力发育障碍患者成年后可达到（　　　）的心理年龄。

A. 0～3 岁　　　B. 3～6 岁　　　C. 6～9 岁　　　　D. 9～12 岁　　　E. 18 岁

5. 极重度智力发育障碍患者成年后可达到（　　　）的心理年龄。

A. 0～3 岁　　　B. 3～6 岁　　　C. 6～9 岁　　　　D. 9～12 岁　　　E. 18 岁

6. 极重度智力发育障碍患者的语言发育情况为（　　　）。

A. 语言能力发育较好，能进行日常生活交谈，但对语言的理解和使用能力较差

B. 语言能力发育水平差，能掌握日常生活用语，但发音含糊不清、词汇贫乏，不能完整表达意思

C. 经过训练可以学会单词和短语，能进行简单的语言和手势交流

D. 可能理解简单的指令和手势，但大多不能说话也不能听懂别人的话，常通过哭闹、叫嚷等表达自己的需求，亦无法识别亲人与环境

E. 语言发育水平正常

7. 下列哪一项不是注意缺陷与多动障碍患者的主要症状？（　　　）

A. 注意不集中　　　　　　　　B. 活动过多　　　　　　　　C. 行为冲动

D. 学习困难　　　　　　　　　E. 焦虑抑郁

8. 下列哪一项是针对注意缺陷与多动障碍患者进行长期治疗的较好方式？（　　　）

A. 药物治疗＋行为治疗　　　　　　　　　　　B. 药物治疗＋家长培训

C. 行为治疗＋认知治疗　　　　　　　　　　　D. 行为治疗＋认知治疗＋家长培训

E. 药物治疗＋行为治疗＋认知治疗＋家长培训＋学校干预＋社会化技能培训

9. 注意缺陷与多动障碍患者在（　　　）更难以集中注意。

A. 玩游戏时　　　　　　　B. 外出购物时　　　　　　　C. 上体育课时

D. 完成家庭作业时　　　　E. 班级春游时

10. 注意缺陷与多动障碍常见共患的疾病不包括（　　　）。

A. 对抗障碍　　　　　　　B. 紧张综合征　　　　　　　C. 品行障碍

D. 焦虑抑郁障碍　　　　　E. 抽动障碍

11. 注意缺陷与多动障碍常用的治疗药物是（　　）。

A. 碳酸锂　　　　　　　　B. 氯丙嗪　　　　　　　　　C. 纳洛酮

D. 艾司西酞普兰　　　　　E. 哌甲酯

12. 患者，男性，8岁。5年前确诊为孤独症谱系障碍，近来患者日常使用的水杯被打破了，他拒绝用别的水杯喝水，并表现出严重的焦虑和对抗情绪。患者最可能的症状是（　　）。

A. 社交障碍　　　　　　　B. 语言交流障碍　　　　　　C. 兴趣狭窄

D. 刻板行为　　　　　　　E. 智力障碍

13. 针对一过性抽动障碍的患儿，治疗的较好方式是（　　）。

A. 严格约束其行为　　　　　B. 时刻关注症状是否出现

C. 中枢兴奋剂治疗　　　　　D. 给予抗精神病药治疗

E. 给予宽松的环境，暂不使用药物

14. 患者，男性，9岁。半年前开始无原因地出现不自主耸肩、点头、犬叫，并因无法克制而经常自责哭泣。护理人员告诉家长下列哪项措施应当避免？（　　）

A. 督促孩子认真准备奥数比赛　　B. 让孩子遵医嘱服药　　　　C. 带孩子到公园打球

D. 与孩子一同参加家庭治疗　　　E. 观察孩子服药后的反应

二、名词解释

1. 注意缺陷与多动障碍

2. 抽动障碍

3. 智力发育障碍

4. 孤独症谱系障碍

三、简答题

1. 简述神经发育障碍的常见类型。

2. 如何对孤独症谱系障碍患者进行教育训练？

（黄　路）

Note

项目十五　精神障碍患者的社区护理及家庭护理

扫码看课件

项目十五 思维导图

学习目标

知识目标：

1. 掌握精神障碍患者社区康复的目的、原则与基本内容。
2. 熟悉不同层次精神障碍防治工作的范围。

能力目标：

1. 能运用护理程序为精神障碍患者提供家庭护理。
2. 能有效开展社区精神卫生预防工作。

素质目标：

能够接纳和尊重患者，具有主动为社区精神障碍患者提供服务的意识。

案例导入

"我和我的祖国，一刻也不能分割……" 10月10日是"世界精神卫生日"，在这天早晨，一群患有精神障碍的孩子在江苏省徐州市铜山街道尽情歌唱。曾经的这些孩子，或失去自理能力，或与人沟通交流困难，或语言行为异常；而如今，他们却能唱歌，有些还会主持，会读书朗诵，他们发生了较大的变化得益于接受了精神障碍社区康复服务。

请思考：

(1)社区精神卫生服务的特点有哪些？

(2)精神障碍社区康复的内容包括哪些？

任务一　精神障碍患者的社区护理

社区精神卫生护理是精神科护理学的一项重要内容，是应用精神病学、护理学和其他学科的理论、技术和方法，在一定区域内开展精神障碍的预防与护理，促进患者的康复，提高患者的社会适应能力，并维护该区域正常人群精神健康的精神卫生服务工作。

一、社区精神卫生护理的工作范畴

（一）一级预防（primary prevention）

一级预防为病因预防，通过减少或消除致病因素来防止和减少精神障碍的发生，属于最积极、最主动的预防措施。其护理目标是预防精神障碍的发生。护理服务对象是心理健康者，即精

微课 15-1

Note

神障碍、心理问题发生前的人群。一级预防中社区护理人员的服务内容如下。

1.健康教育 包括各生理阶段的精神卫生指导,注重从青春期到老年期的心理卫生教育;培养个人的应变能力等。

2.心理咨询 包括各种心理咨询工作,如青少年心理咨询、家庭咨询、婚姻咨询、父母咨询等。

3.促进精神健康的保健工作 开展各种促进精神健康的服务,如社会及环境精神卫生工作,为服务对象创造良好的工作和劳动条件,提倡适宜的锻炼和劳逸结合等。

4.特殊预防工作 积极开展疾病监测、预防工作,减少或消除精神障碍或疾病诱因,提高个体及家庭成员的适应能力,保护高危人群。

(二)二级预防(secondary prevention)

二级预防为疾病发生前或发展期的护理工作,即早发现、早诊断、早治疗精神障碍,争取良好的预后,防止复发。护理服务对象是精神健康危害发生前及发病早期的患者或需紧急照顾的急性期和危重症患者。二级预防中社区护理人员的服务内容如下。

1.定期对社区居民进行精神健康调查 定期对社区居民进行健康筛查,指导居民进行自我精神健康评估,及早发现精神疾病边缘状态者及精神障碍者。

2.确定精神健康危险因素 收集影响精神健康并造成精神障碍或疾病的危险因素。

3.重点照顾精神障碍患者 社区护理人员要根据患者症状的严重程度联系会诊、转诊。对出院的患者,要定期家访,指导患者坚持用药,并向家庭成员提供预防精神障碍或疾病复发的医学常识。

4.向问题家庭宣传精神卫生知识 帮助家庭成员分析问题的症结,寻求解决问题的途径,与有关部门协作,争取社会支持系统的帮助。

(三)三级预防(tertiary prevention)

三级预防是对临床期及康复期患者采取各种治疗和康复措施,帮助患者最大限度地恢复社会功能,减少疾病复发的护理工作。护理对象是需要进行康复训练和长期照顾的患者,如慢性精神障碍患者、康复期精神障碍患者。三级预防中社区护理人员的服务内容如下。

1.巩固治疗 对于慢性精神障碍患者,社区护理人员要定期家访,指导患者坚持治疗,督促患者按时按量服药等。

2.预防残疾 社区护理人员应采取有效护理措施,尽可能地帮助患者恢复心理和社会功能,减少后遗症和并发症。

3.康复护理 社区护理人员为本社区患者提供终身健康服务,指导或协助患者进行生活和社会技能训练,同时增设健康教育、咨询等服务内容。

4.管理工作 包括康复之家、寄宿之家、患者公寓的管理,如规章制度、环境布置、设施装备等管理。管理好这些机构,使其正常运行,可帮助患者充分享受社会生活,从而预防疾病复发,减轻医院和家庭的负担。

二、社区精神卫生服务的特点

社区精神卫生工作除了对患病个体进行早期诊断治疗和后期康复外,还要面向整个社区,提高群体的精神卫生水平,减少社区内精神疾病的诱发因素。做好社区精神卫生工作,必须争取社会支持,多方面配合。社区精神卫生服务的特点可概括为以下几个方面。

(一)面向社区所有居民提供全面精神卫生服务

精神卫生服务机构设在各城、乡社区中,便于患者就医,尤其为拒绝就医者提供方便,同时也能为尚未形成精神疾病的心理障碍者提供及时的服务。服务内容包括宣传教育、卫生咨询、治疗预防等。

(二)提供持续性精神卫生服务

社区精神卫生服务要对每一位患者做到持续性服务,服务内容主要包括门诊、入院前评定、住院、咨询、出院后随访、社会功能康复训练等。

(三)根据社区居民的实际需要,开展多种精神卫生服务

社区精神卫生服务队伍一般由精神科医生、精神科护理人员、社会工作者、心理学家等组成,根据患者需要设置多种服务,如少年儿童行为指导、老年精神卫生保健、情感障碍危机干预、社会适应障碍训练、精神分裂症康复以及各类精神障碍患者家属的心理健康教育等。

(四)社区精神卫生服务强调公众、家庭及患者的共同参与

公众、家庭及患者既是服务对象,又是计划的制订者、执行者及评定者,能更多地发现与心理健康相关的各种因素及其之间的相互作用。

(五)社区精神卫生服务是多部门协调的综合性服务

社区精神卫生服务应争取各级政府及有关部门的支持,与基层保健机构及其他社会机构广泛联系,并与地方行政机构、学校、群众团体、患者工作单位和家庭等形成广泛的联系网络,利用现有的条件和资源,构建理想的精神卫生服务系统。

知识拓展

其他形式的精神康复机构

其他精神康复机构是指在职能与工作范围上衔接于各类专业精神卫生服务机构之间,且作为此类专业机构有效的康复服务载体。其中,专业机构主要包括社区保健机构、工疗站、福利工场、精神障碍专科医院及综合医院精神卫生相关科室等。这类机构通过承接专业机构服务之外的康复需求,在精神障碍康复服务体系中承担着衔接与延伸功能,作为对专业机构服务的有效补充。

(1)群众性看护小组:一种群众性、社会性的支持系统,属于自助性组织。其主要职能包括定期访视、观察和记录病情;督促患者按时、按量服药;指导家属护理和照顾患者;及时发现病情变化并与医务人员联系等。

(2)日间医院和夜间医院:在日间医院,患者夜间回家,白天继续接受治疗和康复训练,并对遇到的社会问题进行心理治疗。夜间医院主要适用于一些家庭一时不能或不愿意接受白天治疗的患者,或在当地无家庭但患者病情已处于稳定状态的患者。患者白天正常工作,晚上回到医院,既可接受正规治疗,也可以及时解决一些社会心理问题。

(3)长期看护所:即国内的"精神病康复站"。对象为慢性、社会功能明显衰退,或可能对社会造成危害,病情无法得到控制的患者。

(4)家庭联谊会(家属资源中心):社区患者家属自发组织的团体。其活动形式是邀请专业人员定期为患者及家属讲授精神障碍的相关知识。使家属间有机会交流护理和康复训练方面的心得,或获得家庭之间的互助。

三、精神障碍社区康复护理的基本内容

1.普查社区内精神障碍患者的基本情况 包括精神障碍患者的一般资料、残疾史、康复需求、家庭支持及在社区中的分布情况,并进行汇总分析,确定个体和整体的康复护理计划。

2.指导和实施各种康复训练 为了延缓精神障碍患者的人格衰退,促进健康恢复,必须进行康复训练。如生活自理训练、社交技能训练、学习行为训练、职业技能训练等。有效的康复训练能为患者提供所需的支持,提高其社会与家庭的适应能力,改善生活质量。

3.给予精神障碍患者良好的心理支持 主要通过心理咨询和心理治疗实施,要求实施者经过正规训练,坦诚、有耐心,有良好的理解沟通能力,尊重患者。要不断鼓励患者,肯定患者的每一点进步,使其树立信心,改善心理环境。

4.开展家庭康复 通过患者及其家庭情况评估,与家属一同制订和实施康复计划。主要内容为帮助家属认识患者目前存在的问题和解决问题的方法,传授相关疾病知识,在家庭中为患者康复创造条件。

5.精神障碍患者的用药指导 针对不同患者采取不同方法,如对无自知力患者,可找患者最信任的人来劝说;对恢复期患者,加强其对坚持服药重要性的认识;为避免患者藏药扔药现象发生,应监督患者把药服下方可离开。此外,需注意观察用药的反应,适时遵医嘱调整服药剂量,使药物既显效明显,不良反应又降到最低限度。

| 育心铸魂坊 |

社区精神卫生服务要求之"以人为本"

国务院发布的《国务院关于发展城市社区卫生服务的指导意见》实现了在省、市和地区政府的领导与支持下,由所属卫生行政、公安和民政部门的负责人组成多部门的协作领导小组,全面负责和统筹安排本地区的精神卫生保健工作,给予社区精神卫生服务政策上的大力支持。同时在资源支持、完善组织管理、工作程序系统化等方面提出了具体要求。其中指出社区精神卫生服务要求做到"以人为本",其内涵为尊重社区人群的生命、权利和尊严;尊重社区人群的信仰、价值观和风俗习惯;尊重社区人群的基本需要和愿望。保护服务对象的隐私,谨慎地使用护理对象的资料;执行护理工作时应确保护理对象的安全,需要全社会共同参与,努力做好社区精神卫生服务工作。

四、精神障碍患者社区康复护理的注意事项

1.精神障碍患者康复过程中的四大禁忌 即盲目停药、生活无序、情绪波动、孤独离群。

2.评定贯穿康复护理全过程 护理人员需定期评定患者的康复程度,主要从以下三个方面进行判断:精神症状是否已经消失;自知力是否全部恢复;工作与生活能力是否恢复。若患者精神症状已全部消失,自知力已完全恢复,工作与生活能力已恢复如初,则可认为是真正的康复(临床上称"痊愈")。假如以上三方面都有明显恢复,但均不彻底,或某一个方面恢复得不彻底,应判定为显著康复(或称显著好转)。若以上三个方面或其中某一、两个方面只是有所改善,而改善得不很理想,只能判定为部分康复(或称"好转")。倘若三个方面均无改善或某方面还趋于恶化,即判定为未康复(或称"无效")。

任务二　精神障碍患者的家庭护理

家庭护理(home care)是以家庭为服务对象,以护理理论为指导,以护理程序为工作方法,护理人员与家庭共同参与,确保家庭健康的一系列护理活动。其目的是促进和保护家庭健康,维护家庭稳定,预防家庭成员发生疾病和帮助家庭成员治疗、护理疾病,以发挥家庭最大的健康潜能。具体做法是以护理人员为主体,直接指导患者家属对患者进行护理,协助患者巩固治疗效果,防止疾病复发,恢复社会适应能力,提高生活质量。

一、护理评估

护理评估包括对患者及其家庭系统两方面的评估。

(一)对患者的评估

1.一般资料与健康史　包括患者的一般人口学资料、文化背景、工作经历、个人爱好、宗教信仰等;曾患有哪些急性或慢性躯体疾病;精神障碍病史等。

2.生理功能　包括生命体征、营养状况、排泄情况、饮食睡眠情况、日常活动状况、意识状况、躯体功能状况、服药情况等。

3.心理功能

(1)感知觉:有无感觉过敏和减退、错觉、幻觉及感知综合障碍等。

(2)思维:有无思维联想、连贯性、逻辑和思维内容等方面的障碍。

(3)情感:有无焦虑、抑郁、恐惧、喜怒无常、情绪不稳、易激惹或淡漠、迟钝等异常情绪。

(4)认知功能:有无注意障碍,有无记忆和智能障碍。

(5)意志和行为:有无病理性意志增强与减退,有无怪异行为、有无刻板、仪式化或强迫行为,有无攻击冲动、自杀、自伤行为,有无对立违拗或品行问题等。

(6)自知力:对自身疾病有无认识能力,是否愿意接受治疗。

4.社会功能

(1)生活自理能力:有无穿衣、吃饭、洗澡、大小便不能自理等。

(2)适应环境的能力:①学习、工作能力。有无现存和潜在的学习或工作困难。②语言能力。有无语言交流和表达障碍,若有,程度如何。③自我控制与自我保护能力。有无现存或潜在的自我控制能力、自我防卫能力下降而出现伤害别人或被别人伤害的危险,对压力的应对能力如何。④社交活动。有无人际交往障碍,是否合群,是否主动与人交往,有无社会退缩行为等。

(二)对家庭的评估

(1)家庭结构:家庭结构是否健全,每一个家庭成员在家庭中的位置、角色、承担的责任与权力,家庭系统运转的规则和价值观等。

(2)家庭功能:家庭功能是否健全,能否提供患者生存、成长等生理、心理、社会方面的基本需求。

(3)家庭环境:家庭的情感气氛如何,是否属于高情感表达家庭,家属对疾病的态度如何,有无不正确的认知和偏见;家属对疾病的治疗,护理计划的态度如何,有无无法实施既定的治疗方案的可能性存在;是否有不恰当的家庭养育方式;有无现存的或潜在的家庭矛盾和危机;家庭是否具有观察病情及预测病态行为的能力。

(4)家庭成员的精神健康水平如何。

二、常见护理诊断/问题

1.家庭运作过程失常 与家庭成员缺乏有关疾病预后的知识有关。

2.穿着自理缺陷 与精神疾病有关。

3.进食自理缺陷 与精神疾病或精神药物不良反应有关。

4.社交障碍 与家庭成员的过分情绪化、冷漠、放任自流、不与患者交流有关。

5.知识缺乏 缺乏疾病相关知识。

三、护理目标

(1)家庭能够提供适合患者病情需要的生活环境,家庭成员能在医护人员的指导下,为患者合理安排作息时间,患者的家庭功能逐渐恢复,能承担必要的家庭角色。

(2)家庭成员能督促或协助患者做个人卫生,保持患者穿着整洁干净,日常生活能力逐渐恢复。

(3)家庭成员能帮助患者做好饮食照顾,保证患者的进食量,注意营养搭配,不暴饮暴食。

(4)患者精神症状好转或维持稳定,在家庭成员的帮助下,患者的社交能力逐渐恢复。

(5)家庭成员能掌握疾病的相关知识,能掌握药物治疗的相关知识,及时识别药物治疗过程中的不良反应并给予相应的处理,能识别疾病复发的先兆症状。

四、护理措施

1.日常生活护理

(1)个人卫生:督促或协助患者做好个人卫生,尽量让患者自己完成,康复期患者应尽快摆脱"患者角色",调整心态。可采取简单的行为强化手段,如奖励、适当的惩罚、代币疗法等来培养患者健康的生活习惯。

(2)饮食:要保证进食量,注意营养搭配。不暴饮暴食,不随意进补,不饮浓茶,不饮酒,不吸烟。对年老体弱者要注意饮食的软硬程度;对吞咽困难者,要劝慰缓慢进食,谨防窒息。

(3)睡眠:创造良好的睡眠环境,避免强光和噪声刺激。合理安排患者的作息时间,按时起床。睡前不饮茶和咖啡等刺激性饮品,不观看能引起情绪剧烈变化的电影电视剧或参加能引起情绪剧变的活动。入睡困难的患者可做松弛训练或听催眠曲,必要时可合理使用安眠药。

(4)居室布置:患者的居室布置力求安全、安静、简洁、大方。病情稳定、无攻击行为的患者最好同亲人住在一起,不要独居或关锁。独居或关锁会增加患者的精神压力,易使患者产生猜疑、嫉妒,甚至被害妄想和关系妄想。室内不放可能造成自伤或伤人的危险品,如热水瓶、绳索、铁锤、钳子、刀剪、农药等,也最好不放易损坏的家具。

(5)安全防范:时刻警惕患者的行为,不能疏忽,防止自杀、伤人、出走、噎食等事件的发生。

2.用药护理 药物维持治疗是预防某些重型精神障碍,如精神分裂症、心境障碍等复发的主要措施之一。因此,维持用药护理是家庭护理中的一个重要内容。长期服药会给患者生活带来许多不便,也可能会有各种不良反应等,很多患者不愿意服药。护理人员要教会家属有关药物治疗的知识,如药物治疗的必要性、药物治疗的疗程和方法、药效与不良反应的识别与处理等,并做好解释教育工作,提高患者服药依从性。注意防止患者把药扔掉或压在舌下又吐出,还要防止患者积攒药物自杀。药物的更换和药量的增减一定要由医生来定。遇到不能处理的情况应及时寻求医生的帮助。

3.特殊症状护理 部分精神障碍患者可能保持带着症状生活的常态。对于患者的异常行为,护理人员和家属不能讽刺、讥笑和歧视,要予以理解、包容、接纳,维护患者的尊严和权利。虽然居家生活的精神障碍患者精神症状较轻,但依然可能对患者的生活造成显著影响,甚至可能出现危害自身及他人安全的行为。社区护理人员必须对居家照顾者就某些特殊精神症状(如兴奋躁动、幻觉、妄想、自杀、自知力缺乏等)提供健康教育及指导。

4.心理护理

(1)尊重、关心患者:对于患者因疾病出现的令人尴尬的言行,家属切记不要一味指责,要从患者的角度去感受理解他们,加以援助和关爱,但对于患者的要求也不能一味迁就。家庭和睦的气氛,家人与患者之间良好的关系,有利于缓解患者内心的痛苦。过度的指责和过分的包容都不利于疾病的康复。

(2)鼓励患者表达情感:经常与患者谈心,鼓励患者表达内心情感。家属要及时发现患者可能存在的心理问题并加以疏导,合理的交流不仅能给患者以情感上的满足与支持,还可以强化患者思维活动的过程,减少思维的退化。

(3)教会患者应对应激的技巧:教会患者学会自我解脱,正确处理负性情绪,树立正确的人生观和生活态度。具体的方法如下:培养患者的业余爱好;帮助患者分析压力产生的原因(如工作紧张、工作难度太大、自己的要求和期望值过高等);教会患者应对技巧(如倾诉、自我安慰等);改变患者不正确的认知思维模式(如以偏概全,走极端等)。

(4)鼓励患者参加社交活动:家属要鼓励和创造条件让患者多参加社会活动,指导患者正确应对学习、工作所带来的压力,帮助患者克服各种困难,重建社交能力,让亲友一同为患者分忧解愁。

5.病情观察　病情观察是家庭护理中不容忽视的重要环节。家庭成员应特别注意患者自知力的变化,如不认为自己有精神疾病、开始拒绝服药、自知力下降往往是精神疾病复发的重要指征。同时注意观察患者睡眠规律、情绪、自理能力等的变化,观察患者有无幻觉、妄想、言行异常等,及时与医生联系并加强安全防范。

6.意外事件的紧急处理　大多数患者的消极、冲动行为可以防范,但部分患者的冲动、消极意念和行动是突如其来的,防不胜防。有些患者则企图隐瞒,采取周密的、有计划的行动。因此,家属还应了解意外事件的急救和处理技术,遇有意外事件时,切勿慌乱,请人联系急救站或附近医院,同时迅速进行现场抢救。

> **考点提示**　简述精神患者自缢时的急救措施。

(1)自缢:自缢是较为常见的意外事件。一旦发现,家属应立即抱住患者身体向上托举,迅速解脱绳套,顺势将患者轻轻放下(防止猛力摔下),平卧于地,解开领扣和裤带,立即检查脉搏和呼吸情况。若呼吸、心跳微弱或已停止,应立即就地抢救,进行心肺复苏,不要轻易放弃抢救,直到患者恢复呼吸或医护人员到来。

(2)外伤:当发现患者外伤出血时,要检查出血的部位和种类,迅速采取止血措施后送医院进一步处理。头部、上肢、下肢等较小的动脉出血,可采用指压止血法,即按压受伤动脉的同侧近心端,阻止血流。如前额及头皮出血,可在同侧耳前下颌关节处压迫颞动脉。上肢出血可压迫同侧锁骨下动脉(在锁骨上凹内1/3处)或压迫同侧肱动脉;下肢出血可压迫同侧股动脉。对四肢较大的动、静脉出血,可采用止血带止血,垫以毛巾后用橡皮带或布条扎在受伤部位近心端,做好明显标记并记录时间,每半小时放松一次,防止肢体缺血坏死。

(3)吞食异物:发现此种情况时不要按摩腹部,先安慰患者,了解异物的种类,检查口腔和咽部有无外伤,异物是否卡在咽喉部。如卡在咽喉处,要设法取出。若吞下的异物较光滑,一般可随粪便排出体外,家人可让其吞食大量富含膳食纤维的食物,如韭菜、芹菜等(切成寸长,不要烧得过熟),以促进异物排出。患者每次大便后,仔细检查便中有无异物。若为金属类异物,可到医院进行 X 光检查,确定异物所在的部位,并观察患者有无内出血症状,若发生内出血应立即手术。

(4)服毒:精神障碍患者服毒多为蓄意自杀。积藏大量药物一次吞服或服农药。清醒的患者可进行催吐(让患者喝水后,抠咽喉处,使其呕吐),并将患者立即送就近医院抢救,进行洗胃、解毒等处理。

7.家庭健康教育 加强对患者特别是患者家属的健康教育和指导是家庭护理的重要内容。医护人员向患者及其家属提供有利于疾病康复的知识,强调家庭在精神疾病康复过程中的作用等,消除他们对疾病的某些偏见和误解,使他们对治疗的态度从单纯的被动变为主动参与。

五、护理评价

(1)患者的家庭提供的生活环境适合患者的病情,患者的家庭功能逐渐恢复,能承担必要的家庭角色。

(2)患者在家庭成员的督促和协助下,穿着整洁干净,日常生活能力逐渐恢复。

(3)患者在家庭成员的督促和协助下,保证有足够的营养摄入,不暴饮暴食。

(4)患者的精神症状好转或维持稳定,患者的社交能力逐渐恢复。

(5)家庭成员与患者是否能积极主动参与各种康复知识的系统培训,掌握必要的精神疾病知识,药物名称、用法、不良反应和护理技巧。

🔲 学习小结

社区精神障碍康复是社区卫生工作的重点之一。社区精神障碍患者的康复工作应结合每个患者的特点,制订合理的康复护理计划。对于整个社区精神障碍患者,应该有整体的管理规划,要组织和协调相关部门的力量配合合作。无论是针对个人的服务措施,还是整个社区的康复规划,都应该注意长期坚持,逐步完善与提高。

家庭护理是以家庭系统为单位,以护理人员为主体,直接实施和指导,帮助患者的家庭成员对患者进行照护。精神障碍患者家属的心理、健康问题也应引起社会的广泛关注,对该人群实施必要的健康教育是患者痊愈、家庭的需要,同时也是精神障碍护理的需要。

微课 15-2

🔲 能力测验

一、单项选择题

1.以下不属于精神障碍社区康复护理的基本内容的是( )。

A.普查社区内精神障碍患者的基本情况　　　B.精神障碍患者的用药指导

C.指导和实施各种康复训练　　　D.给予精神障碍患者良好的心理支持

E.为精神障碍患者进行治疗

2.以下哪项不是精神障碍患者家庭护理的主要目的?( )

A.减轻适应困难　　　B.巩固治疗效果　　　C.防止疾病复发

D.恢复社会功能　　　E.提高患者家属生命质量

3.社区护理人员依靠各方面力量可以为患者开展的服务不包括下列哪项?( )

A.药物治疗　　B.文娱治疗　　C.外出旅游　　D.心理治疗　　E.康复指导

4.某小区的患者,40岁。近6个月来总是觉得有人在跟踪自己,觉得有人在屋子里放了窃听器不敢大声说话,经常听见有人在议论如何对付自己,因此每天闷闷不乐,不愿意出家门,拨打110请求保护,此患者最有可能出现的精神障碍是( )。

A.青春型精神分裂症　　　B.偏执型精神分裂症　　　C.单纯性精神分裂症

D.偏执性精神障碍　　　E.紧张型精神分裂症

扫码看答案

Note

5.患者,女性,35岁。患抑郁症住院治疗2个月后好转出院,在家按时服用氟西汀,出现便秘。以下措施不正确的是(　　)。

A.鼓励患者选择富含膳食纤维的食物　　　　B.立即使用泻药

C.养成定时排便的习惯　　　　D.鼓励患者少量多餐

E.鼓励患者多运动

6.患者,男性,46岁。三年前患精神分裂症住院,给予口服氯氮平和氯丙嗪治疗,3个月好转出院,目前和妻子女儿一起居住。近1个月在家里没有人的时候经常听到有人说让他去死,患者感到恐惧害怕,不敢出门。

(1)对患者妻子的评估内容,以下不正确的是(　　)。

A.对患者本人及疾病的态度和心理接受程度　　　　B.对疾病治疗的认识程度

C.照顾患者日常生活的能力　　　　D.有无工作能力

E.对患者药物治疗重要性的认识程度

(2)为保证患者安全,不能采取的措施是(　　)。

A.创造安全舒适的家庭环境　　　　B.可让患者单独留在家里

C.尽量不与患者争辩,减少外界环境刺激　　　　D.避免患者接触剪刀、火、绳子等危险物品

E.病情严重时,协助亲属将患者送医院治疗

二、名词解释

社区精神卫生护理

三、简答题

1.请思考精神障碍患者的医院康复与社区康复有何异同?

2.如何提高社区精神障碍患者及其家庭的生活质量?

(邓菲菲)

主要参考文献

[1] 刘哲宁,杨芳宇.精神科护理学[M].5版.北京:人民卫生出版社,2022.

[2] 赵丽俊.精神科护理学[M].上海:上海交通大学出版社,2016.

[3] 张玉洁,和美清.精神障碍护理[M].武汉:华中科技大学出版社,2020.

[4] 高健群,马文华.精神科护理[M].2版.北京:人民卫生出版社,2020.

[5] 雷慧.精神科护理学[M].3版.北京:人民卫生出版社,2014.

[6] 陆林.沈渔邨精神病学[M].北京:人民卫生出版社,2018.

[7] 郭召良.认知行为疗法入门[M].北京:人民邮电出版社,2020.

[8] 郝伟,陆林.精神病学[M].8版.北京:人民卫生出版社,2018.

[9] 周英华.精神疾病护理学[M].2版.北京:人民卫生出版社,2017.

[10] 司天梅.精神障碍护理学[M].北京:北京大学医学出版社,2024.

[11] 方贻儒,洪武.精神病学[M].2版.上海:上海交通大学出版社,2023.

[12] 李红梅,韩玉霞.精神科护理[M].2版.西安:西安交通大学出版社,2021.

[13] 曹新妹.精神科护理[M].上海:复旦大学出版社,2015.

[14] 张自珍,陈争春.精神科护理[M].北京:人民卫生出版社,2021.

[15] 余雨枫.精神科护理学[M].3版.北京:人民卫生出版社,2021.

[16] 马辛,马富强.精神病学[M].4版.北京:北京大学医学出版社,2019.

[17] 雷慧,岑慧红.精神科护理学[M].4版.北京:人民卫生出版社,2018.

[18] 井霖源,张渝成.精神科护理[M].北京:中国医药科技出版社,2021.

[19] 褚梅林,井霖源.精神科护理学[M].北京:北京大学医学出版社,2019.

[20] 熊琳,成叶,周敖,等.创伤后应激障碍的研究进展[J].重庆医学,2024,53(4):623-627,640.

[21] 陈光耀,方锦颖,何亚琳,等.创伤后应激障碍中医药相关研究进展[J].时珍国医国药,2018,29(2):418-420.

[22] 世界卫生组织.ICD-11精神、行为与神经发育障碍临床描述与诊断指南[M].王振,黄晶,译.北京:人民卫生出版社,2023.

[23] Huang Y Q,Wang Y,Wang H,et al.Prevalence of mental disorders in China:a cross-sectional epidemiological study[J].Lancet Psychiatry,2019,6(3):211-224.

[24] Silove D,Alonso J,Bromet E,et al.Pediatric-onset and adult-onset separation anxiety disorder across countries in the World Mental Health Survey[J].American journal of psychiatry,2015.172(7):647-656.

[25] 陈东,周娜,张欣,等.广东省双相情感障碍患者危险行为的流行病学特征及其影响因素[J].吉林大学学报(医学版),2021,47(6):1562-1569.

[26] 李茂生,邬志美,李小松,等。湖南省≥15岁居民双相情感障碍流行病学调查[J].中国公共卫生,2018,34(8):1065-1069.

[27] 高玉军,孙杰,郭鑫,等.静息态脑功能磁共振成像在双相障碍辅助诊断和早期疗效预测中的研究进展[J].磁共振成像,2023,14(12):111-115.

[28] 康鹏丽.抑郁障碍和双相情感障碍抑郁发作的脑电功率谱差异研究[D].太原:山西医科大学,2022.